Erfolgsorientiertes HANTEL TRAINING

- Die besten Übungen mit Kurz- und Langhanteln
- Techniken & Varianten
- Profi-Trainingspläne

novagenics

Klaus Arndt

Wichtiger Hinweis für den Leser
Die Erkenntnisse der Sportwissenschaft und Medizin unterliegen laufendem Wandel durch Forschung und Erfahrung. Alle in diesem Buch getroffenen Empfehlungen wurden vom Autor mit großer Sorgfalt erarbeitet und geprüft. Das entbindet den Nutzer dieses Werkes jedoch nicht von der Verpflichtung, präventive und therapeutische Entscheidungen in eigener Verantwortung zu treffen.

ISBN 13: 978-3-929002-51-5

Bibliographische Information der Deutschen Nationalbibliothek
Die Deutsche Nationalbibliothek verzeichnet diese Publikation in der Deutschen Nationalbibliographie; detaillierte bibliographische Daten sind im Internet über http://dnb.d-nb.de abrufbar

Klaus Arndt:
Erfolgsorientiertes Hanteltraining – die besten Übungen mit Kurz- und Langhanteln, Techniken & Varianten, Profi-Trainingspläne

1. Auflage Novagenics-Verlag 2013

Die Übungen im Buch wurden von Vitalij Mantler demonstriert, mit Ausnahme der Bilder auf Seite 31, auf denen Christian Kierdorf abgebildet ist und den Bildern auf Seite 89, die Vitalij mit Waldemar Weis zeigen. Alle Rechte an den Abbildungen im Buch: Klaus Arndt.

Danksagung

Autor und Verlag bedanken sich bei Alessia und Alexander Homann vom Fitness-Studio »Sam's«, Sternstraße 6-8 in 59755 Arnsberg für die freundliche Genehmigung, die Fotoarbeiten für das vorliegende Buch in ihrem Studio durchzuführen und für die umfangreiche Unterstützung des gesamten Vorhabens.

Bei Vitalij Mantler bedanken wir uns für die spontane Bereitschaft, die Übungen dieses Buches zu demonstrieren sowie für seine Geduld und professionelle Haltung während der Fotoarbeiten. Waldemar Weis hat durch seine umsichtige Assistenz die Erstellung der Aufnahmen sehr erleichtert; dafür gebührt auch ihm unser Dank.

Ganz herzlich bedanken wir uns bei Dr. Andreas Müller aus Werdau in Sachsen, der trotz hoher Arbeitsbelastung und Wettkampfvorbereitungen das Manuskript geprüft hat. Sein enormes Fachwissen und sein guter Rat haben zur Entstehung dieses Buches entscheidend beigetragen.

INHALT

Verzeichnis der Tabellen

*

1. Einleitung

1.1 Die Vorteile des Hanteltrainings

Wenn Sie dieses Buch in den Händen halten, dann müssen Sie von den positiven Wirkungen des Hanteltrainings wohl kaum noch überzeugt werden. Vor Ihrem inneren Auge sehen Sie sich vermutlich bereits mit kräftigen Armen und einer sportlichen Figur. Tatsächlich kann ich Ihnen das versprechen, und dafür müssen Sie gar nicht soviel tun; zwei- bis dreimal pro Woche 30-45 Minuten Training reichen dafür völlig aus. Und die vielen weiteren Vorteile des Muskeltrainings, die Ihnen bis jetzt vielleicht noch nicht in den Sinn gekommen sind, die bekommen Sie gratis dazu. Sie werden überrascht sein, *wie* gut es für den Körper ist.

Ein selbstbewußter, aufrechter Gang stellt sich durch korrektes Training von allein ein. Eine ausgeprägte Muskulatur stützt das Skelett optimal. So werden nicht nur Haltungsschäden, sondern auch viele vermeintlich unabwendbare Erkrankungen vermieden, oder, falls schon eingetreten, schnell wieder gelindert. Das gilt besonders für die verbreiteten »Rückenprobleme«. Natürlich gibt es körperlich hart arbeitende Menschen, bei denen sich im Laufe eines langen Arbeitslebens Rückenschmerzen als echte Verschleißerscheinung eingestellt haben. Diese sind natürlich nicht einfach zu heilen. Doch bei den meisten Fällen von Rückenschmerzen handelt es sich um akute Ausprägungen einer degenerativen Erkrankung, die sich leicht vermeiden läßt.

Abgesehen von den ungeheuren Kosten, welche die ärztliche Behandlung dieses Problems verursacht und den ungezählten Fehlstunden bei der Arbeit, welche zunächst die Arbeitgeber zu tragen haben, wird das Ganze zu einem großen gesellschaftlichen Problem: Die Gesunden zahlen für die Rückenkranken mit, in Form höherer Krankenkassenbeiträge und die verteuerte Produktion durch ausfallende Mitarbeiter äußert sich in höheren Warenpreisen.

Wenn keine Verschleißerscheinungen vorliegen, so beugt man Rückenproblemen einfach vor, indem man sich etwas sportlich betätigt. Dafür reicht ein sehr kurzes Frühsportprogramm in Form von Kniebeugen ohne Gewicht und Extensionen für den Rücken bereits aus (eventuell ergänzt durch ein wenig Bauchtraining). Diese Übungen, regelmäßig durchgeführt, stärken die Erektorenmuskeln, die entlang der Wirbelsäule verlaufen. Dabei handelt es sich um schmale, aber ausgesprochen starke Muskeln, welche die Wirbel des unteren Rückens sicher stützen und deren seitliche Bewegungen, die im Wirbelkanal verlaufende Nervenbündel des Rückenmarks quetschen könnten, zuverlässig verhindern. Und wer regelmäßig Hantelübungen für den Rükken und die Beine trainiert, der braucht sich vor Rückenproblemen gar nicht mehr zu fürchten, auch bereits eingetretene »Schäden« lassen sich so fast immer beheben.

Ein weiterer Vorteil des Körpertrainings mit Hanteln erschließt sich ebenfalls erst auf den zweiten Blick. Durch eine trainierte Muskulatur und einen aufrechten Gang ergibt sich, wie von selbst, eine korrekte Fußstellung und damit ein anatomisch richtiger Gang. In aller Regel ist nicht nur Übergewicht dafür verantwortlich, wenn Kinder bereits X-Beine haben und die Fußgewölbe schon vor Erreichen der Pubertät eingebrochen sind, was einen »Plattfuß« zur Folge hat. Es mangelt vor allem an einer normalen Ausprägung der Muskulatur der Oberschenkel und Waden. Denn nur das führt zu einer korrekten Kniestellung und einem Abrollen auf den Außenballen der Füße. Was sich früher automatisch einstellte, wenn man als Kind draußen herumgetollt ist (»Stubenhocker« galt einmal als Schimpfwort), wird durch lange Sitzungen vor dem Computer oder TV eben nicht mehr entwickelt. Wer die Beine regelmäßig mit Gewichten trainiert, muß über seine Bein- und Fußstellung nicht mehr nachdenken. Auch bereits eingetretene Fehlentwicklungen lassen sich so fast immer korrigieren.

Ein trainierter Körper verzeiht auch Fehler deutlich besser als ein untrainierter. Ein »umgeknickter« Fuß muß nicht zum Bänderriß führen, wenn die Muskeln und Sehnen der Beine durch regelmäßiges Muskeltraining gestärkt und gleichzeitig elastischer sind. Ein falsch gehobener Kasten Limonade verletzt nicht automatisch den Rücken, ebensowenig wie eine falsche Hand- oder Beinstellung sofort zu einer schmerzhaften Zerrung führen muß. All diese Verletzungen deuten in Wirklichkeit auf einen durch Vernachlässigung degenerierten Bewegungsapparat hin. Regelmäßiges Hanteltraining schafft hier schnell Abhilfe.

Die Liste der Vorteile ließe sich beinahe endlos fortsetzen: Hanteltraining hilft, überhöhte Blutzuckerspiegel zu senken; trainierte Muskeln ziehen den Zucker aus dem Blut und lagern ihn ein. Das beugt der Entstehung von Diabetes Typ II vor und unterstützt die Behandlung der Erkrankung. Hanteltraining verbrennt nicht nur Kalorien, während Gewichte gehoben werden: Selbst in Ruhe, auch im Schlaf, sorgen trainierte Muskeln für einen höheren Grundumsatz und damit für einen gesteigerten Kalorienverbrauch. Wer es darauf anlegt, kann also mit Hanteltraining deutlich schneller abnehmen und eine schlanke Figur auch besser halten. Hanteltraining hilft, den Blutdruck zu stabilisieren, und durch den positiven Einfluß auf den Kalorienverbrauch kann Übergewicht gut abgebaut werden. Beides führt dazu, daß sich in der Folge Medikamente gegen Bluthochdruck entweder reduzieren lassen oder daß darauf ganz verzichtet werden kann (bitte keine unkontrollierten Selbstversuche; sprechen Sie diesbezüglich zunächst mit Ihrem Arzt). Darüber hinaus hat regelmäßig durchgeführtes Muskeltraining auch deutliche Auswirkungen auf die Ausdauerleistungsfähigkeit. Diesbezügliche Einflüsse des Trainings der Armmuskulatur auf das Herz sind bekannt. Doch man muß auch in Betracht ziehen, daß Grundübungen wie Kniebeugen und Kreuzheben durch die deutliche Erhöhung des Pulses gleich nach dem Satz und die Ausbildung einer Vielzahl neuer Blutgefäße, sog. Kapillaren, das Herz-Kreislaufsystem stärken.

Regelmäßiges Hanteltraining bringt auch die Hormone in Wallung: Männer und Frauen in mittleren, ja sogar in hohen Jahren erreichen so problemlos die Testosteron- und Wachstumshormonspiegel deutlich jüngerer Menschen. Statt sich beim Arzt also künstliche Hormone gegen die männlichen »Wechseljahre« verschreiben zu lassen, kann man seinen Hormonspiegel ohne Schwierigkeiten selbst positiv beeinflussen. Das Beste daran ist aber: Es geschieht ganz ohne Nebenwirkungen! Das kann Ihnen die bequeme Pille oder Spritze beim Arzt nicht bieten: Eine Therapie mit Androgenen oder Steroiden, ja selbst deren Vorläufern wie Prohormonen oder DHEA hat beim Mann immer auch Einfluß auf die Prostata, die zwar ungewollt, aber als muskulöse Drüse auf die Therapie anspricht und ebenfalls wächst. In mittleren und höheren Jahren, wenn sich ohnehin Probleme beim Wasserlassen einstellen, ist dieses das Letzte, was man sich wünscht. Beide Geschlechter müssen bei einer Hormontherapie auch mit einem erhöhten Krebsrisiko rechnen: Wenn mit zunehmendem Alter die Reparatursysteme der Zellen nicht mehr so effektiv arbeiten, bringt die Anwendung von Androgenen oder ihren Vorläufern selbst langsam wachsende hormonabhängige Tumore auf Trab. Keines dieser Probleme birgt dagegen das Körpertraining mit Hanteln, das tatsächlich wie eine natürliche Hormonkur wirkt.

Das Immunsystem wird durch Muskeltraining ebenso gestärkt wie die psychische Verfassung. Man fühlt sich besser und wird auch nicht so schnell krank. Krafttraining hält jung, besser als alle Nahrungsergänzungen, Vitamintabletten und Medikamente das jemals könnten. Und regelmäßiges Hanteltraining verhindert im Alter nicht nur den Verlust von Muskelmasse (ab 40 verliert der untrainierte Mensch etwa 1 % seiner Muskulatur pro Jahr); man kann selbst im hohen Alter durch regelmäßiges Training noch deutlich Muskeln und Kraft aufbauen. Ein regelmäßiges Krafttraining würde es unseren Senioren möglich machen, bis ins höchste Alter selbstbestimmt und voll beweglich zu bleiben. Dazu kommt eine durch das Muskeltraining verbesserte Körperkontrolle, die Stürze vermeiden hilft. Und falls es doch geschieht, dürften die Folgen weniger dramatisch ausfallen, denn trainierte Knochen brechen nicht so leicht. Mehr an Lebensqualität bietet kein Medikament der Welt! Da überrascht es auch nicht mehr, daß heute die Abnahme an Muskulatur im Alter als Mortalitätsfaktor Nr. 1 erkannt ist.

Eine weitere Tatsache sollte ein für allemal das Vorurteil von den »nutzlosen« Muskeln beerdigen. Die dänische Forscherin Bente Pedersen und ihr Team haben erst vor wenigen Jahren herausgefunden, daß regelmäßiges Muskeltraining verschiedene sog. Myokine freisetzt, die im Körper eine Vielzahl von Stoffwechselvorgängen positiv beeinflussen. Diese Myokine wirken den sog. Adipokinen entgegen, Botenstoffen, welche im Fettgewebe gebildet werden und im Körper eine Reihe negativer Folgen auslösen. So gibt es hormonähnliche Myokine, die die Bauchspeicheldrüse durch Abbau von Glukose in der Leber unterstützen. Andere fördern die Neubildung von Muskelzellen und Blutgefäßen, wirken entzündungshemmend oder beugen Herz-Kreislauferkrankungen vor.

Gerade die entzündungshemmende Wirkung des Körpertrainings ist offensichtlich so ausgeprägt, daß selbst Rheuma-Patienten, denen früher strikte Schonung verordnet worden wäre, heute empfohlen wird, sich viel zu bewegen bzw. ein moderates Kraft- und Ausdauertraining aufzunehmen (ausgenommen an jenen Tagen natürlich, an denen ein akuter Schub auftritt). Denn regelmäßiges Muskeltraining führt zu einem Abbau von Körperfett, dessen Adipokine als entzündungsfördernde Botenstoffe gelten. Weniger Körperfett bedeutet also eine Abnahme von entzündlichen Prozessen im Körper!

Regelmäßiges Training schützt selbst vor Demenz, eine Fähigkeit, die man den Muskeln nun wirklich nicht zugetraut hätte, oder? Doch arbeitende Muskeln schütten einen Botenstoff aus, der den Abbau von Nervenzellen im Gehirn verhindert. Deshalb, und wegen der vielen anderen Vorteile körperlichen Trainings, bezeichnen manche Mediziner die Skelettmuskulatur heute als »größtes Organ« des Körpers.

Abgesehen von diesen vielen Vorteilen verhilft Ihnen das Hanteltraining natürlich auch zu einer sportlichen Erscheinung und, falls gewollt, zu einem »Sixpack« in Form gut entwickelter Bauchmuskeln.

1.2 Wieviel Training ist nötig?

Der Körper des Menschen ist darauf angelegt, perfekt zu funktionieren und unglaublich leistungsfähig zu sein, wenn er wie vorgesehen eingesetzt wird. Wer mit Auto, Bus oder Bahn überall hinfährt, im Büro auf einem ergonomischen Stuhl Platz nimmt und zu Hause gleich in die Sofakissen sinkt, der fordert seinen Körper einfach zuwenig. Da wir heute nicht mehr in der Steppe jagen und das erlegte Wild ins Lager schleppen, muß für die fehlende Bewegung und die ausbleibende Beanspruchung der Muskulatur ein Ausgleich geschaffen werden. Dafür sind nicht einmal Spitzenleistungen nötig: Die positiven Wirkungen des Trainings stellen sich schon bei geringem Zeitaufwand und einer mittleren bis mittelschweren Belastung ein.

Zwei oder dreimal 30-45 Minuten Hanteltraining pro Woche reichen völlig aus. Wer darüber hinaus noch die eine oder andere Strecke zu Fuß geht oder Rad fährt, der hat bereits genug getan, um von den vielen Vorteilen des Körpertrainings bestmöglich zu profitieren. Häufigeres oder längeres Hanteltraining bzw. weitere Sportarten und Bewegung bringen nur wenig mehr an positiven Wirkungen. Zwar werden mehr Kalorien verbrannt, doch es scheint so, als wenn andere Vorteile wie z.B. der Myokinausstoß oder die günstigen Auswirkungen auf Psyche und Gesundheit nur unwesentlich zunehmen.

Gleichzeitig muß auch die Intensität der sportlichen Belastung nicht besonders hoch sein. Es bringt nicht viel, sich beim Hanteltraining immer an den schwersten Gewichten abzumühen; das führt schnell ins Übertraining (das ist ein Zustand der Überlastung, der die positiven Wirkungen des Körpertrainings ins Gegenteil verkehrt). Besser ist es, die Anforderungen intelligent zu verteilen und in einer Trainingseinheit schwere, mittelschwere und sogar leichte Übungen zu kombinieren. Mehr dazu im nächsten Abschnitt.

*

2. Grundlagen

2.1 Die Vorteile ausgewogenen Trainings

Jeder Kraftsportler hat vermutlich mit dem Training der vorderen Armmuskulatur seine sportliche Laufbahn begonnen. Wie kein anderer Muskel ist ein ausgeformter Bizeps das Symbol für Kraft und Vitalität. Wer aber für längere Zeit allein die Bizepse trainiert, der macht zwar rasche Fortschritte beim Aufbau dieser Muskeln, handelt sich aber ein Ungleichgewicht in der Gesamtentwicklung ein. Während die Bizepse wachsen, reagieren zwar auch die Unterarme auf das regelmäßige Training; sogar die Brust wird etwas voluminöser. Doch vor allem die vorderen Deltamuskeln wachsen gut mit, was den Trainingsneuling natürlich mit Stolz erfüllt. Dabei entgeht ihm, daß die Muskeln der Körperrückseite, also die des Rückens und der hinteren Schultern, bei diesem einseitigen Training vernachlässigt werden. Wenn jetzt, wie so häufig, noch das beliebte Bankdrücken als weitere Übung hinzukommt, dann werden die Bizepse, Trizepse und sogar der M. latissimus dorsi gefordert, was auch diese Muskeln dankbar mit Wachstum quittieren. Doch wiederum bleiben die hinteren Schultern dabei fast unbehelligt.

Das führt nach einiger Zeit dann zu der merkwürdigen Körperhaltung mancher junger Leute, die auf den ersten Blick einen schlanken, sportlichen Eindruck machen. Bei genauem Hinschauen fällt aber auf, daß sie unter einer Fehlstellung des Oberkörpers leiden: Die Schultern hängen vor und der Rücken ist, von der Seite gesehen, eher rund als gerade. Schuld daran sind die durch das einseitige Training gut entwickelten vorderen Schultermuskeln und die Brust, welche den Schultergürtel nach vorn ziehen und so den Eindruck eines »Scheuermanns« vermitteln.

Abgesehen davon, daß diese Oberkörperfehlstellung bemitleidenswert aussieht (wir trainieren ja nicht, um einen Buckel zu bekommen), so kann sich diese Fehlentwicklung noch Jahre später äußerst schmerzhaft bemerkbar machen. Denn selbst wenn später andere Übungen dazukommen und der Körper damit umfassend trainiert wird, so ist der Vorsprung der früh trainierten Muskulatur nur schwer aufzuholen. Das führt dann zu einer ungleichmäßigen Belastung des Schultergelenks, was sich in starken Schmerzen äußern kann. Einem guten Freund des Autors ist genau das passiert: Viele Jahre lang ist er wegen nicht nachlassender Schulterschmerzen von Arzt zu Arzt gezogen; keiner konnte ihm helfen. Das Training mußte er immer wieder ausfallen lassen; selbst nach langer Schonung stellten sich die Schmerzen nach wenigen Wochen Training immer wieder ein. Erst eine gut geschulte Physiotherapeutin gab ihm den entscheidenden Hinweis: Ein Ungleichgewicht in der Entwicklung der Schultermuskulatur; entstanden durch das zuvor beschriebene, einseitige Training.

Sie sollten den Körper stets ausgewogen trainieren. Für eine aufrechte Körperhaltung sollten Sie sowohl die Vorder- als auch die Rückseite des Oberkörpers belasten. Und um nicht wie ein Michelinmännchen auszusehen, dürfen auch die Beine nicht vernachlässigt werden. Nichts wirkt lächerlicher als ein muskulöser Oberkörper auf »Streichholz«-Beinen. Im vorliegenden Buch werden Ihnen daher Übungen für das Training des gesamten Körpers vorgestellt.

Die meisten dieser Übungen können allein mit Kurzhanteln ausgeführt werden. Für manch andere reicht das Körpergewicht aus und einige erfordern eine Langhantel.

2.2 Wieviel Muskeln baut man auf?

Nicht wenige Hantelsportler träumen davon, ordentlich Muskeln aufzupacken und sich den Vorbildern in den Muskelmagazinen anzunähern. Andere dagegen möchten zwar muskulös wirken, aber auf keinen Fall wie ein Bodybuilder aussehen. Die Angst vor »zuviel Muskeln« soll tatsächlich so manchen Sportler vom Training mit Gewichten abhalten.

Wer sich davor fürchtet, der kann beruhigt werden. Muskelaufbau erfordert harte und kontinuierliche Arbeit; von ein wenig »Hanteln schwingen« ist noch keiner zum Schwarzenegger geworden. Es gibt darüber hinaus ein ganz einfaches Korrektiv, das einen übermäßigen Muskelaufbau verhindert: Die Ernährung. Egal wie hart und wie lange Sie trainieren, wenn Sie die Kalorienzufuhr nicht über Gebühr ausweiten, dann werden Sie zwar sehr muskulös und recht stark werden, aber niemals »zuviel« Muskeln bekommen. Der Körper wächst immer im Bereich seiner Möglichkeiten: Wird er durch das Hanteltraining gefordert, strengt er sich an, um Muskeln zu bilden. Doch nur in dem Umfang, in dem Sie dafür essen. Die extrem muskulösen Figuren, die dem moderaten Athleten ein Graus sind, erreicht man erst nach vielen, vielen Jahren harten Trainings und auch nur dann, wenn man dafür sehr lange mehr Nahrung zuführt als der Normalbürger. Sie haben es also in der Hand, Ihren Körper wie gewollt zu verändern: Entweder mit normaler Ernährung und Hanteltraining zum normal wirkenden, sportlichen Typ. Oder mit ausgedehntem Hanteltraining und erweiterten Mahlzeiten zum Bodybuilder.

Auch die Damen müssen sich vor den Hanteln nicht fürchten. Sie verfügen ohnehin über deutlich weniger männliche Hormone, die den Muskelaufbau steuern. Daher ist ihre Figur in der Regel weniger muskulös, aber insgesamt runder und harmonischer als der Männerkörper. Muskeltraining verhilft mit wenig Mühe zu der Figur, die sich viele Frauen immer erträumt haben. Die Ernährung steuert auch hier den Zuwachs: Wer eher abnehmen möchte, der schränkt sich etwas ein. Eine starke Kalorienreduktion ist nur selten nötig, da die aufgebaute Muskulatur jetzt hilft, mehr Fett zu verbrennen. Wer als Frau gern etwas zulegen möchte, der ißt auch etwas mehr. Dabei ist die Ernährung für den Muskelaufbau nicht so kompliziert, wie es auf den ersten Blick scheinen mag; dazu später mehr.

Andere Faktoren beeinflussen den Muskelaufbau ebenfalls: Wer zwar regelmäßig, aber nur mit leichten bzw. gleichbleibenden Gewichten trainiert, der wird sehr schnell ein Plateau erreichen, d.h. die aufgebaute Muskulatur wird erhalten, doch der Zuwachs kommt zum Erliegen. Das ist die Crux beim Muskelaufbau: Man muß sich ständig stärker, bzw. anders fordern, sonst fehlt dem Körper die Notwendigkeit, mehr Muskeln aufzubauen. Das geschieht in der Regel über höhere Gewichte und andere bzw. veränderte Übungen. Der Muskelzuwachs läßt sich also auch über die Belastung steuern: Wer allein das Erreichte halten will, der wird häufiger ein leichtes Training mit mehr Wiederholungen absolvieren, öfter einmal ein Zirkeltraining einschieben oder er bleibt ganz einfach bei den gewohnten Gewichten. Der Spiegel und die Waage geben Aufschluß darüber, ob das gewünschte Ziel erreicht wird.

2.3 Die Ernährung für den Hantelsport

Muskeln bestehen neben Wasser überwiegend aus Protein, auch Eiweiß genannt. Wer an Muskulatur zulegen möchte, dem wird ein gesteigerter Proteinverzehr empfohlen. Die moderne Sporternährung ist aber ein weites Feld. Da gibt es nicht nur viele unterschiedliche Ansichten, sondern selbst in Grundfragen keinen echten Konsens, wie z.B. darüber, wieviel Protein ein Hantelsportler pro Tag benötigt. Während einige Wissenschaftler von bis zu vier Gramm (g) pro Kilogramm (kg) Körpergewicht ausgehen, schwören andere auf die Vorgaben der Deutschen Gesellschaft für Ernährung (DGE), die 0,8 g pro kg Körpergewicht, mit einem kleinen »Risikozuschlag«, für ausreichend hält. Da die durchschnittliche Eiweißaufnahme in Deutschland heute bei 1,2 g pro kg Körpergewicht liegt, braucht der Sportler laut DGE kein zusätzliches Protein. So kommen wir bei einem 75 kg schweren Mann auf eine Schwankungsbreite der Empfehlungen von 90 (1,2 g pro kg) bis 300 (4 g pro kg) Gramm pro Tag.

Wie sich schon vermuten läßt, neigen Bodybuildingprofis eher zur hohen Proteinempfehlung. Allerdings sind diese Athleten auch bestrebt, keinen Aspekt ihres Sports dem Zufall zu überlassen. Deswegen planen sie jede Mahlzeit präzise und nehmen darüber hinaus auch eine Vielzahl weiterer Supplements ein, wie z.B. Creatin, Vitamine, Mineralien und vieles mehr. Dahinter steckt die Überlegung, bei totaler Ausrichtung auf den Sieg im Wettkampf dem Gegner selbst den kleinsten Vorteil, z.B. in Form einer etwas höheren Zinkaufnahme, nicht zu gönnen, egal, in welcher geringen Prozentzahl dieser zu bewerten wäre.

Selbst als ambitionierter Hantelsportler müssen Sie den Profis dabei nicht folgen. Der Autor kennt Naturalathleten (das sind Kraftsportler, die auf Hormondoping verzichten), die selbst bei internationalen Wettkämpfen ohne Nahrungsergänzungen antreten, ja nicht einmal Proteinpulver verzehren. Sondern sich seit vielen Jahren – ohne Mangel – mit normalen Lebensmitteln ernähren. Einer von ihnen, mehrfacher deutscher und internationaler Meister im Natural Bodybuilding, ist sogar Vegetarier! Für ein erfolgreiches Hanteltraining braucht man keine Nahrungsergänzungen; allein die Empfehlung, sich proteinreich zu ernähren, reicht aus. Sport sorgt bereits für einen gesunden Appetit, so daß Sie vermutlich automatisch etwas mehr essen als normal. Wer zudem versucht, bei jeder Mahlzeit auch einen Proteinträger zu verzehren wie z.B. Milchprodukte, Käse, Eier, Fleisch, Fisch oder Geflügel, der ist allemal auf dem richtigen Weg. Und über den Mehrkonsum an tierischen Nahrungsmitteln werden auch ausreichend Vitamine und Mineralien zugeführt, da braucht es keine Nahrungsergänzungen! Wer andererseits auf vegetarische Ernährung schwört, der muß sich etwas mehr Mühe geben, um alle Nährstoffe und genug Protein zu bekommen, doch auch das gelingt mit etwas Planung.

Eine Kalorientabelle mit Auflistung der Anteile an Protein, Kohlenhydraten und Fetten der gängigen Lebensmittel bekommt man für wenig Geld im Buchhandel; damit läßt sich die Ernährung hinsichtlich Kalorien und Protein einfach gestalten. Studieren Sie diese und überprüfen Sie die Lebensmittel, die sie bislang verzehrt haben. Erhalten Sie nach Ihrer Meinung zuwenig Protein, dann essen Sie mehr proteinreiche Nahrungsmittel. Legen Sie sich auf eine Proteinmenge fest, die Sie jeden Tag erreichen wollen und planen Sie Ihre Mahlzeiten entsprechend. Wenn Sie keine Karriere im Profi-Bodybuilding anstreben, kommen fast alle Hantelsportler mit einer Proteinzufuhr zwischen 1,2 g und 2 g pro kg Körpergewicht gut zurecht. Das entspricht für einen 75 kg schweren Mann zwischen 90 g und 150 g Protein pro Tag. Und wenn man diese Menge an einem Tag nicht erreicht, dann ist das auch kein Problem: Über einige Tage gleicht sich das spielend wieder aus.

Über zuwenig Kohlenhydrate müssen Sie sich keine Gedanken machen. Der Mensch braucht eigentlich gar keine Kohlenhydrate; das Wenige, was wirklich benötigt wird, kann problemlos durch den Umbau von Proteinen im Körper hergestellt werden. Wie Dr. Mauro Di-Pasquale einmal gesagt hat: »Es gibt essentielle Proteine und essentielle Fette, aber *keine* essentiellen Kohlenhydrate.« Kohlenhydratreiche Nahrungsmittel sollten Sie eher als »Sättigungsbeilage« sehen. Solange Sie keine Gewichtsprobleme haben oder den Rettungsring am Bauch reduzieren wollen, um die Bauchmuskeln »freizulegen«, müssen Sie über Kohlenhydrate nicht nachdenken.

Wenn Sie aber abnehmen möchten, dann hilft es ungemein, den Verzehr von Kohlenhydraten einzuschränken. Viele Menschen vertragen große Mengen davon nur schlecht, was über einen längeren Zeitraum zunächst zu Übergewicht und später auch zu gesundheitlichen Problemen führen kann. Wer bei seiner Ernährung dagegen verstärkt auf proteinreiche Nahrungsmittel setzt (Fleisch, Eier, Fisch, Milch und Milchprodukte) und sich einen etwas höheren Fettkonsum leistet (als Ersatz für die verbannten Kohlenhydrate), der bekommt auch Gewichtsprobleme schnell in den Griff.

Gemüse sind übrigens nicht als »kohlenhydratreiche Nahrungsmittel« einzustufen. Natürlich enthalten diese Kohlenhydrate, doch nur in recht geringen Anteilen und immer in Verbindung mit Vitaminen, Mineralien, Spurenelementen und Ballaststoffen. Daraus folgt: Alle Arten von Gemüse dürfen Sie bedenkenlos verzehren, auch wenn Sie sich für eine kohlenhydratreduzierte Ernährung entscheiden. Beim Obst sollte man sich aber einschränken, die meisten Sorten liefern reichlich Kohlenhydrate. Einige Äpfel pro Woche, in Verbindung mit etwas Beeren- oder Steinobst kann man sich bei den nicht so strengen Varianten der kohlenhydratreduzierten Ernährung aber durchaus gönnen. Auch hier überwiegen die gesundheitlichen Vorteile; Obst liefert ebenfalls viele Vitamine, Mineralien, Spurenelemente und Ballaststoffe.

Auf Zuckerbomben wie Süßigkeiten, Fruchtjoghurts (rechnen Sie einmal aus, wieviele Kalorien von Milchkohlenhydraten und zugesetztem Zucker stammen; Sie werden staunen) und verarbeitete Lebensmittel (wegen der darin versteckten Kohlenhydrate und der enthaltenen Industriefette) sollten Sie so weit wie möglich verzichten.

Fett wird heute gern verteufelt. Doch es ist keineswegs nur ein unwichtiger Kalorienlieferant, auf den man verzichten kann. Fette sind ein wichtiger Nahrungsbestandteil, ohne den unser Körper nicht existieren kann. In den Außenmembranen aller Körperzellen werden Fettbestandteile eingebaut; das Hormonsystem ist auf Fette angewiesen, das Gehirn besteht überwiegend aus Fetten, wichtige Vitamine (die »fettlöslichen«) können nur mit Hilfe von Fett aufgenommen werden und, natürlich, bei Bedarf können Fette auch zur Energiegewinnung genutzt werden.

Der Mär von den »guten« pflanzlichen und den »schlechten« tierischen Fetten sollten Sie keinen Glauben schenken. Alle Nahrungsfette sind nämlich aus verschiedenen Fettsäuren aufgebaut. Und diese Fettsäuren finden sich sowohl in tierischen, als auch im pflanzlichen Gewebe. In der Regel enthalten die pflanzlichen Fette deutlich mehr ungesättigte Fettsäuren als tierische Fette. Die tierischen Fette weisen dagegen häufiger gesättigte Fettsäuren auf. Doch keine Regel ohne Ausnahme: Kokosnußfett besteht fast ausschließlich aus gesättigten Fetten, ebenso das pflanzliche Lebensmittel Schokolade. Und das Fett in tierischen Lebensmitteln wie Rindfleisch besteht zu gleichen Teilen aus gesättigten und ungesättigten Fetten; im Fett von Fischen, die man ja auch zur Fauna zählen muß, sind sogar deutlich mehr ungesättigte als gesättigte Fettsäuren zu finden.

Der Mensch braucht sowohl gesättigte, als auch einfach- und mehrfach ungesättigte Fettsäuren. Alle diese Fettsäuren sind an wichtigen Stoffwechselvorgängen beteiligt. Die besten Lieferanten dafür sind naturbelassene Lebensmittel, wie Fleisch, Fisch, Eier und Nüsse. Darin findet sich stets eine Mischung aus gesättigten und ungesättigten Fettsäuren; wobei die gesättigten die ungesättigten stabilisieren. Das zeigt sich in der unterschiedlichen Haltbarkeit: Lammfleisch, das viele gesättigte Fette aufweist, ist sehr lange haltbar; Fisch dagegen, mit seinen vielen ungesättigten Fettsäuren, verdirbt sehr schnell.

Pflanzliche Öle sollten Sie mit Vorsicht betrachten; die einzigen Ausnahmen sind Olivenöl und Kokosfett. Beide werden schon seit Jahrtausenden vom Menschen verzehrt und dürfen daher als unbedenklich gelten. Alle anderen Pflanzenöle (Leinöl, Distel-, Soja-, Maiskeim-, Sonnenblumen-, Arganöl etc.) dienten früher nur in Ausnahmefällen der Ernährung. Durch ihren hohen Anteil an mehrfach ungesättigten Fettsäuren, vor allem der Linolsäure, oxydieren sie nicht nur an der Luft sehr schnell; auch die Körpertemperatur des Menschen (ca. 37 Grad Celsius) ist hoch genug, um ihre Oxydation deutlich zu beschleunigen. So wird degenerativen Erkrankungen Vorschub geleistet. Gleichzeitig blockiert Linolsäure als entzündungsfördernde Omega-6-Fettsäure den Stoffwechselweg der entzündungshemmenden Omega-3-Fettsäuren, was ebenfalls viele nachteilige Reaktionen im Körper auslöst. Dabei kommt es nicht darauf an, ob man günstige raffinierte oder teure kaltgepreßte Öle verzehrt. Durch die aufwendigere Kaltpressung werden zwar mehr Inhaltsstoffe erhalten, doch die negativen Auswirkungen der Linolsäure liegen in ihrer chemischen Struktur begründet. Linolsäure gilt – in Maßen – als essentielle Fettsäure. Sie kommt aber in geringeren Anteilen in so vielen Lebensmitteln vor, daß selbst bei einem Verzicht auf Speiseöle nicht mit einem Mangel zu rechnen ist.

Daraus lassen sich einfache Empfehlungen ableiten: Zum Braten und Kochen sollte Butter genommen werden, gemischt zu gleichen Teilen mit Olivenöl. Die Butter steuert die gesättigten Fettsäuren bei, die das überwiegend einfach ungesättigte Olivenöl stabilisieren. Die Mischung entspricht der Fettsäurenmischung von Rindertalg bzw. Schweineschmalz, die in unseren Breiten seit Jahrtausenden zum Braten benutzt werden. Auch das gesättigte Kokosfett eignet sich gut zum Braten; es wird in Afrika und Asien schon immer dafür genutzt.

Als Brotaufstrich sollten Sie Butter wählen. Meiden Sie die gehärteten Pflanzenöle, die sich häufig in Margarine (aber auch in vielen Brat- und Backfetten) finden; diese lösen wiederum unvorteilhafte Stoffwechselreaktionen aus. Gehärtete Pflanzenöle und mehrfach ungesättigte pflanzliche Öle finden sich auch in fast allen industriell hergestellten Nahrungsmitteln. Gegen eine gelegentliche Fertigpizza ist bestimmt nichts einzuwenden; doch Eines muß Ihnen klar sein: Je weniger Industrienahrungsmittel Sie verzehren, desto gesünder ernähren Sie sich. Wählen Sie naturbelassene Lebensmittel und kochen Sie nach Möglichkeit selbst. Das ist nicht nur für die Gesundheit, sondern auch für den langfristigen Erfolg im Kraftsport bedeutend wichtiger als alle Nahrungsergänzungen.

2.3.1 Die Nachtrainingsmahlzeit

Wenn es einen Punkt gibt, in dem alle Sportwissenschaftler übereinstimmen, dann ist es die Bedeutung der Proteinzufuhr direkt nach dem Training. Je schneller der trainierten Muskulatur neues Eiweiß zugeführt wird, desto eher beginnt die Reparatur der belasteten Gewebe und neues Muskelwachstum stellt sich ein.

Dazu eignet sich am besten ein Proteinshake als Nachtrainingsmahlzeit, den man in Form von einigen Löffeln Eiweißpulver, gelöst in Wasser bzw. Milch oder in Form einer Pakkung Magerquark und einer Banane zu sich nehmen kann (mit Milch gemixt auch flüssig zu genießen). Diesen alten Brauch, dem wohl jeder Hantelsportler huldigt, würde ich Ihnen auch empfehlen. Lassen Sie kurze Zeit nach dem Eiweißgetränk noch eine proteinreiche Mahlzeit folgen; Ihre Muskeln werden es Ihnen mit verstärktem Wachstum danken.

2.3.2 Ernährung für mehr Muskeln

Wenn Sie nach einigen Monaten Hanteltraining der Meinung sind, nicht genug an Muskeln zuzulegen, dann essen Sie einfach etwas mehr. Wenn Sie mehr Kalorien zuführen als Sie verbrauchen, dann nehmen Sie zu. Als Faustregel haben sich hier zusätzliche 500 Kilokalorien (kcal.) pro Tag bewährt. Damit sollte es gelingen, über einen Zeitraum von einem Monat etwa ein Kilogramm zuzunehmen (exakte Zahlen können nicht genannt werden; jeder Körper reagiert anders und in der Regel setzt man nicht alle Mehrkalorien in Körpermasse um). Wer die Nahrungszufuhr stärker erhöht, im Jargon »Bulking-Up« genannt, wird neben mehr Muskulatur unweigerlich auch Fett aufbauen.

Das ist bei einigen Kraftsportlern kein Problem, wie z.B. den hohen Klassen im Gewichtheben. Den allermeisten Athleten ist aber daran gelegen, die Bauchmuskeln präsentieren zu können. Da ist ein zu hoher Körperfettanteil nur hinderlich. Entsprechend scheiden sich am Ernährungskonzept für den Muskelaufbau die Geister: Ist es sinnvoller, durch eine moderat erhöhte Kalorienzufuhr langsamer fettfreie Masse aufzubauen oder soll man die Gewichtszunahme durch einen hohen Kalorienüberschuß erzwingen, der aber zwangsläufig auch zu mehr Körperfett führt? Der Autor bevorzugte früher die zweite Methode, neigt heute aber eher zur ersten. Das mag daran liegen, daß es mit zunehmendem Alter immer länger dauert, Entgleisungen bei der Nahrungsmenge durch eine Diät wieder rückgängig zu machen. In jungen Jahren reichen oft schon wenige Wochen Diät, um einige Kilogramm loszuwerden. Die Stoffwechselrate sinkt aber mit den Jahren und auch die Reaktion des Körpers auf eine Nahrungseinschränkung scheint sich mit zunehmendem Lebensalter zu verlangsamen. Das bedeutet, nicht nur der Gewichtsverlust setzt erst nach einigen Wochen ein, es dauert dann auch viel länger, um einige Kilogramm abzunehmen. Tritt das Mehrgewicht also in Form einer neuen Falte am Bauch zutage, dann ist zu empfehlen, beim Essen wieder zurückzustecken.

Die »Bulking-Up«-Methode hat noch einen weiteren Nachteil: Wer das unerwünschte Körperfett wieder abnehmen möchte, der ist gezwungen, weniger zu essen und/oder mehr Ausdauersport neben dem Krafttraining zu treiben, um den Kalorienverbrauch anzuregen. In dieser Zeit ist erstens ein weiterer Muskelaufbau wegen der eingeschränkten Kalorienzufuhr kaum möglich, zweitens wird dadurch bzw. durch die erhöhte körperliche Aktivität auch eher Muskelmasse abgebaut. In vielen Fällen landet man am Ende der Diät wieder da, wo man angefangen hat. Ergibt es nicht mehr Sinn, durch eine nur leicht erhöhte Nahrungsmenge zwar etwas langsamer aufzubauen, dafür aber die ganze Zeit hindurch eine bessere Figur zu behalten? Das müssen Sie selbst entscheiden.

Wer dagegen übergewichtig ist und mit Hanteltraining abnehmen möchte, der verzehrt kleinere Mahlzeiten, streicht bei den Kohlenhydraten und vielleicht auch etwas beim Fett, und steigert die Menge der Eiweißträger in der Nahrung. Bei den meisten Menschen reicht schon der Verzicht auf Süßigkeiten aus, um deutlich abzunehmen. Denn Eines muß wohl nicht betont werden: Wenn Sie nicht die Krone im Radsport oder im Marathonlauf anstreben, zählen Zuckerexzesse durch den Verzehr von Snacks, gesüßten Limonaden und Süßigkeiten nicht zur empfohlenen Ernährung des Hantelsportlers.

Um es noch einmal festzuhalten: Sparen Sie Ihr Geld, teure Zusatznahrung ist nicht ausschlaggebend für den Aufbau von Muskulatur. Das Wichtigste ist, daß Sie regelmäßig mit Hanteln trainieren. Schlafen Sie ausreichend und essen Sie mit Verstand. Dann bleibt der Erfolg nicht aus.

2.4 Was Sie für das Training brauchen

Wenn Sie im Fitness-Studio trainieren, finden

Sie dort alles, was Sie für das Hanteltraining brauchen. Wer dagegen zu Hause trainicrt, sollte sich neben zwei Kurzhanteln, einer geraden Langhantelstange und ausreichend Gewichtscheiben (gerade ein Anfänger steigert seine Kraft sehr schnell) auch um eine stabile Trainingsbank bemühen. Im Folgenden werden Ihnen Übungen und Programme präsentiert, die allein mit Kurzhanteln und sogar ohne Bank auskommen. Damit läßt sich der Körper schon ganz gut entwickeln. Doch erst mit einer Trainingsbank, deren Lehne sich verstellen läßt und die mit einer Langhantel-Ablage versehen ist, sind Sie für fast alle Hantelübungen gerüstet. An sonstigem Zubehör empfiehlt sich eine Klimmzugstange, die in den Türrahmen eingeklemmt werden kann; diese ist für wenig Geld im Sportfachhandel erhältlich. Darüber hinaus ist die Anschaffung einer sog. SZ-Stange anzuraten, falls Ihnen bestimmte Übungen mit der geraden Langhantelstange Beschwerden in den Handgelenken bereiten.

Das ist aber auch schon alles, was man für ein echtes Krafttraining an Gerät benötigt. Den Rest bringen Sie selbst mit: Ihren Körper, der für die Muskelarbeit geschaffen ist, und den festen Willen, Gesundheit, Aussehen und damit auch die Einstellung zum Leben positiv zu gestalten.

*

3. Die Übungen

Im Folgenden werden die besten Hantelübungen vorgestellt; viele davon Klassiker, die Kraftsportler schon seit Generationen trainieren. Einige, wie z.B. die Sissy-Kniebeugen, mögen Ihnen exotisch erscheinen; doch wenn Sie diese einmal ausgeführt haben, dann wissen Sie, warum man diese Übung heute im Fitness-Studio nicht mehr sieht: Sie ist vielen Athleten einfach zu anstrengend. Für alle Übungen gilt: Es gibt nicht nur eine Art der Ausführung, sondern viele. Curls z.B. kann man im Stehen und im Sitzen ausführen, mit einem Arm oder mit beiden gleichzeitig, mit schwerem Gewicht und wenigen Wiederholungen oder mit leichtem Gewicht und vielen. Wenn die Technik stimmt, bauen alle Varianten Muskeln auf und im Sinne eines abwechslungsreichen Trainings sollten Sie keine vernachlässigen.

Die Übungen sind in Grundübungen und Variationen gegliedert; dabei wurde von der Körperhaltung bzw. der Position ausgegangen. So wird das Bankdrücken traditionell mit der Langhantel ausgeführt, die Ausführung mit Kurzhanteln wird als Variation darunter eingeordnet. Das Schrägbankdrücken gilt wieder als eigene Übung. Andererseits sind »kleinere« Übungen wie z.B. Fliegende Bewegungen trotz unterschiedlicher Körperposition waagerecht liegend als Grundübung und in den anderen Haltungen als Variation aufgeführt. Dem Autor ist bewußt, daß die Einteilung recht willkürlich ausfällt. Der kritische Leser möge darüber hinwegsehen; sie dient allein der besseren Übersicht.

3.1 Die Arme

Das Armtraining ist den meisten Kraftsportlern sehr wichtig, denn nichts betont die körperliche Fitness besser als ein muskulöser Oberarm. Die traditionellen Übungen für den Bizeps sind Curls in zahllosen Variationen und für den Trizeps die vielen Drückübungen. Dabei darf man nicht vergessen, daß die Bizepse beim Rückentraining mit einbezogen werden und die Trizepse entsprechend bei Übungen für die Brust. Da die großen Muskelgruppen des Oberkörpers deutlich mehr Kraft entfalten können als die relativ kleinen Armmuskeln, können Übungen wie Klimmzüge oder Rudern vorgebeugt als schwere Bizepsübungen gelten, während Bankdrücken oder Drücken über Kopf auch schwere Trizepsübungen sind.

Bei der Trainingsplanung müssen diese Abhängigkeiten berücksichtigt werden. Wer sich die beliebten Kombinationen »Brust & Trizeps« bzw. »Rücken & Bizeps« in einer Trainingseinheit vornimmt, der muß nach dem Rückentraining den Bizeps nicht mehr mit vielen Sätzen bzw. schweren Lasten bearbeiten. Dann reichen einige mittelschwere, bzw. leichte Sätze völlig aus, die schweren Sätze für den Bizeps wurden ja bereits beim Rückentraining geleistet. Im Falle des Trizeps verhält es sich ebenso: Nach dem Brusttraining sind die Trizepse bereits ziemlich erschöpft; einige weniger belastende Übungen sind dann des Guten genug.

Anders verhält es sich, wenn die Bizepse und Trizepse in einer Trainingseinheit ohne Rumpfübungen vorkommen. In diesem Fall sollte eine schwere Übung vorangehen, etwa schwere Langhantelcurls für die Bizepse oder schweres Stirndrücken (Drücken liegend) für die Trizepse. Daran schließen sich wieder einige mittelschwere bzw. leichte Übungen an, bei denen der Schwerpunkt jeweils auf einer sehr korrekten Ausführung liegt.

Die Unterarme werden bei allen Hantelübungen gefordert. Ein spezielles Unterarmtraining ist daher eigentlich nicht mehr nötig. Wer diese kleine Muskelgruppe trotzdem gesondert trainieren will, muß Vorsicht walten lassen: Hier reichen wenige Sätze schon aus. Wer neben dem regulären Training die Unterarme noch mit speziellem Training fordert, der kann sich schnell Überlastungserscheinungen einhandeln. Das kann zu langwierigen Sehnenscheidenentzündungen führen, die durch eine Einschränkung der Griffkraft auch alle anderen Übungen beeinträchtigen können. Wenn die Unterarme bei bestimmten Übungen zu schmerzen beginnen (z.B. während der Handdrehung beim Kurzhantelcurl oder beim schweren Rudern mit der Langhantel), sollten Sie mit dem Unterarmtraining aussetzen, bis die Beschwerden aufgehört haben.

3.1.1 Der Bizeps

Der Bizeps weist zwei Partien auf: Einen langen Kopf und einen kurzen Kopf. Eine Curlbewegung, also das Anheben des Unterarms, trainiert den gesamten Bizeps. Doch ein Kurzhantelcurl mit Unterarmdrehung ist nötig, um den kurzen Kopf gezielt zu belasten.

Die Griffweite bestimmt, ob die inneren oder die äußeren Partien des Bizeps stärker belastet werden. Mit einem engen Griff liegt die Last vorwiegend auf den äußeren Bereichen, mit einem weiteren Griff eher auf den inneren. Mit Kurzhanteln läßt sich das problemlos bewerkstelligen. Doch mit einer Langhantel ist Vorsicht geboten: Die optimale Griffweite für den Langhantelcurl ist schulterbreit, so daß die Hände auf direktem Wege zu den Schultern geführt werden. Wer die Stange enger oder weiter greift, der kann sich schnell Probleme mit den Ellbogen oder Handgelenken einhandeln. Verzichten Sie besser darauf. Bevor wir zu den Übungen kommen, sollen zunächst einige Techniken erwähnt werden. Im Falle des Bizepstrainings steigern sie die Effektivität der Curlbewegung bzw. lenken die Wirkung der Übung auf bestimmte Partien des Bizepsmuskels.

3.1.1.1 Die Techniken

3.1.1.1.1 Griffweite; Unter-, Ober- und Hammergriff

Die Variation der Griffweite wird beim Einsatz von Langhanteln oder Stangen angewandt; ein enger Griff mit beiden Händen z.B. beim Trizepsdrücken, ein schulterweiter Griff beidhändig z.B. bei Klimmzügen.

Die Bizepse werden in der Regel mit dem sog. Untergriff (Bild 1) trainiert, d.h. die Handinnenseite zeigt in der Ausgangsstellung nach vorn und in der Endposition nach oben, bzw. zum Körper hin. Auch der normale Langhantel-

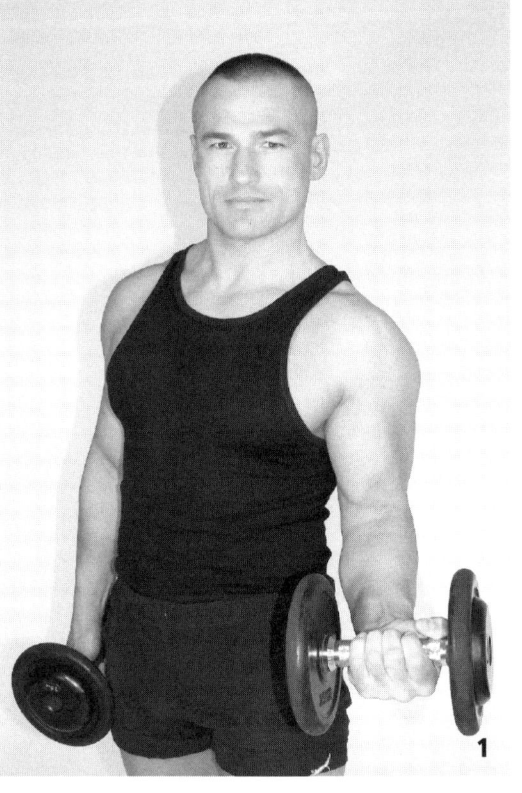

1

curl wird mit Untergriff ausgeführt; die Variante mit Obergriff (Bild 2) erlaubt deutlich weniger Gewicht, doch eine andere Belastung, die vor allem die Unterarme stärker fordert (s.u.). Der sog. Hammergriff (Bild 3) wird für Hammercurls mit Kurzhanteln gebraucht; die Bezeichnung rührt daher, daß die Hantelstange wie ein Hammerstiel gefaßt wird.

3.1.1.1.2 Handgelenksbeugung beim Curl

Um beim Einsatz von Kurzhanteln die Curlbewegung größtmöglich auszunutzen, sollte am Ende der Aufwärtsbewegung das Handgelenk zum Körper hin gebeugt und leicht nach außen gedreht werden, um den Bizeps voll zu kontrahieren. Bei regelmäßiger Anwendung soll auch die Höhe des Bizeps beeinflußt werden, da am Ende der Handgelenksbeugung und -drehung die obere Partie des Bizeps besonders stark kontrahiert. Diese Technik wird auch beim sog. Posen angewandt, wenn der Athlet beim Wettkampf seinen Bizeps optimal, d.h. so fest angespannt wie möglich, präsentieren will.

Die Wirkung läßt sich am besten ohne Gewicht demonstrieren: Machen Sie eine Faust, strecken Sie den Arm und beugen Sie ihn dann, indem Sie den Unterarm anheben. Am höchsten Punkt der Bewegung, wenn der Unterarm den Bizeps bereits berührt, beugen Sie das Handgelenk zum Körper hin und drehen es dabei so weit *auswärts* wie möglich (Bild 4). Spüren Sie, wie der Bizeps jetzt voll kontrahiert? Tatsächlich kommt es nur so zur größtmöglichen Kontraktion dieses Muskels. Mit diesem Kniff läßt sich das Letzte aus einer Curlbewegung herausholen.

Diese Technik läßt sich sowohl beim Kurzhantel- als auch beim Langhantelcurl einsetzen. Allerdings muß beim Langhantelcurl die Auswärtsdrehung des Handgelenks entfallen, da beide Hände an der Hantelstange fixiert sind.

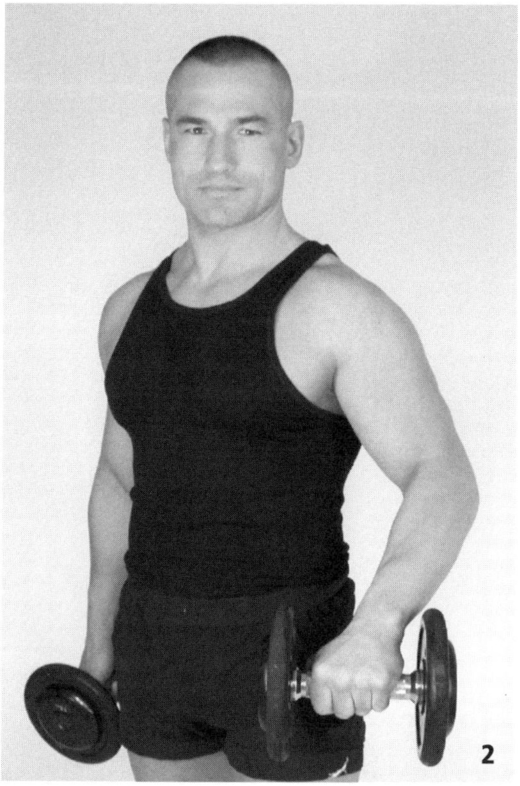

2

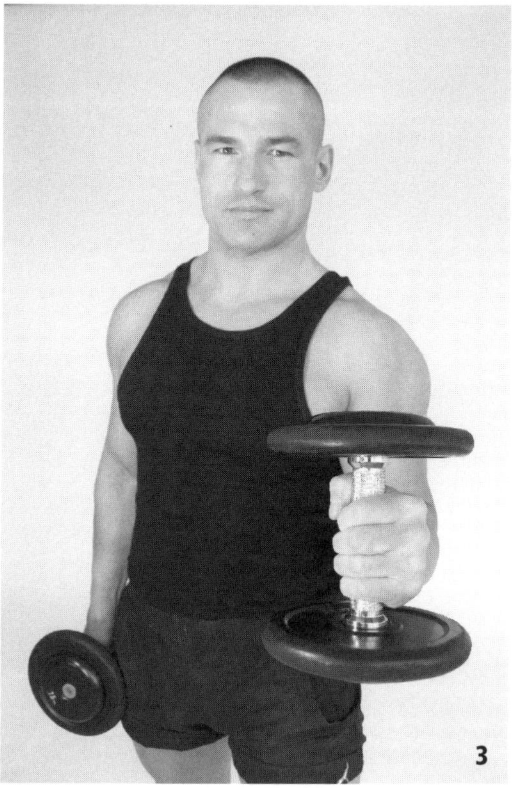

3

Trotzdem sollten Sie auch bei Langhantelcurls nicht auf das Beugen der Handgelenke zum Körper hin verzichten (Bild 5). Es kostet nur wenig Kraft, erhöht aber die Trainingswirkung noch einmal deutlich.

Bei Curls mit hohem Gewicht, egal ob mit der Lang- oder Kurzhantel, fällt die Beherrschung der Last bereits so schwer, daß die Handgelenksbeugung kaum noch zu bewältigen ist. Sie empfiehlt sich daher für Curls mit leichtem bis mittlerem Gewicht.

3.1.1.1.3 Unterarmdrehung beim Kurzhantelcurl

Die korrekte Curlbewegung ist nicht so einfach wie es auf den ersten Blick scheint. Die beiden Muskelköpfe des Bizeps beugen nicht nur den Arm, sie drehen auch den Unterarm. Eine umfassende Kontraktion erzielt man deshalb nur mit der Kurzhantel, die es erlaubt, den Unterarm während des Beugens zu drehen. Zu Anfang der Curlbewegung hängt die Hantel am Arm herab, die Handfläche zeigt zum Körper und der Daumen nach vorn. Dann wird der Arm soweit gedreht, daß der Daumen nach hinten zeigt. Aus dieser Haltung heraus beginnt die Aufwärtsbewegung, der Unterarm wird dabei so zurückgedreht, daß die Hantel etwa auf halber Höhe der Bewegung mit Untergriff gehalten wird. Ist der Unterarm ganz angehoben und berührt den Bizeps, führt erst die Beugung des Handgelenks zur maximalen Kontraktion des Bizeps (Bild 6-9). Diese Bewegung sollte mit leichtem Gewicht so lange geübt werden, bis sie in Fleisch und Blut übergegangen ist. Erst dann sind höhere Gewichte zu empfehlen.

Durch die Drehung wird nicht nur der innere Bizeps besser entwickelt, auch die Muskelteilung zwischen Bizeps und Trizeps wird so verbessert. Grundsätzlich geht bei dieser Übung die Form vor Gewicht – verschenken Sie nicht die großartigen Möglichkeiten für den Muskelaufbau, die ein korrekt ausgeführter Kurzhantelcurl bietet!

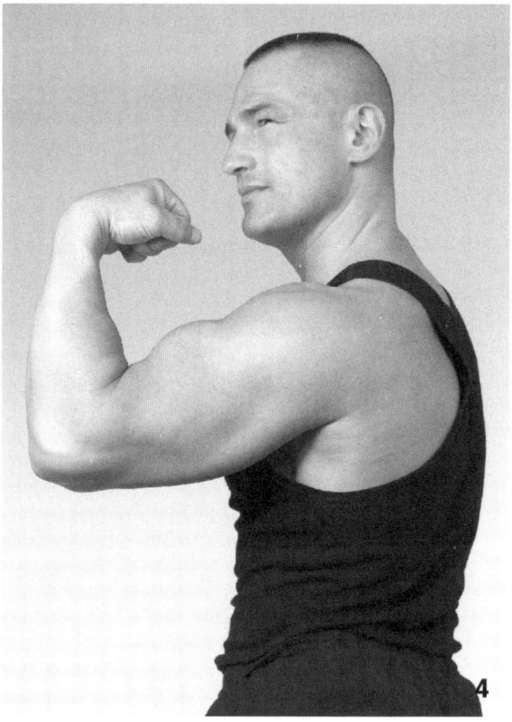

4

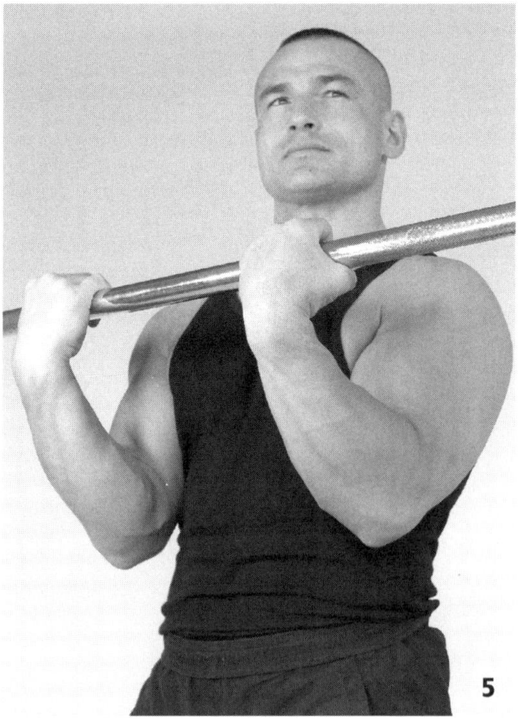

5

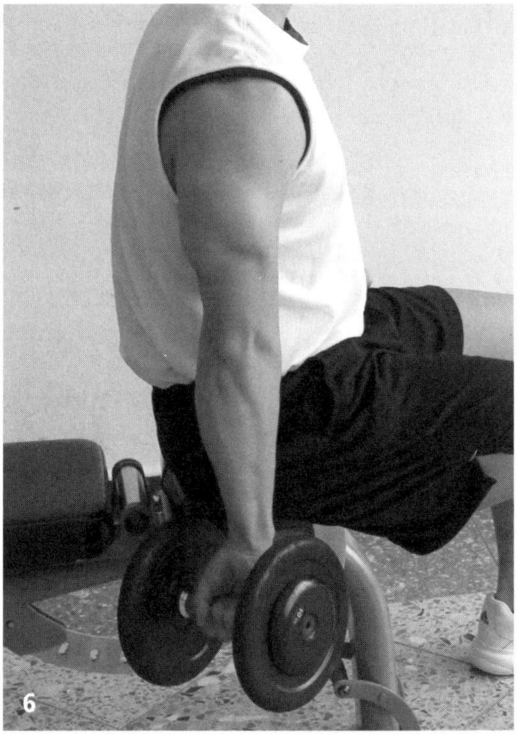
6

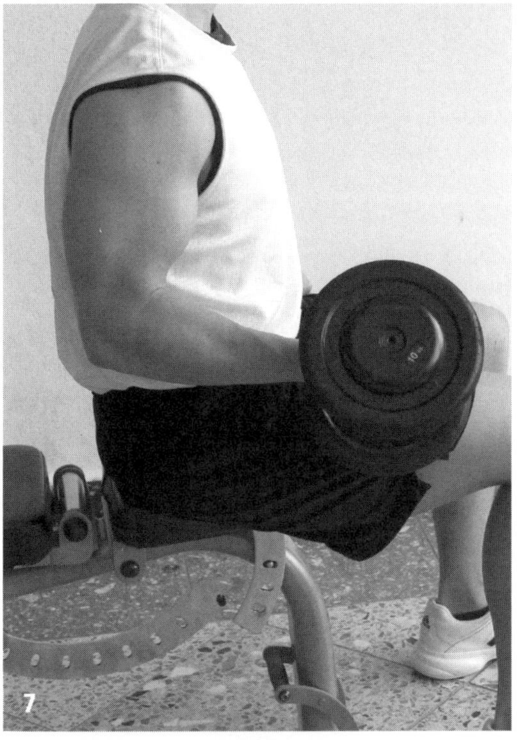
7

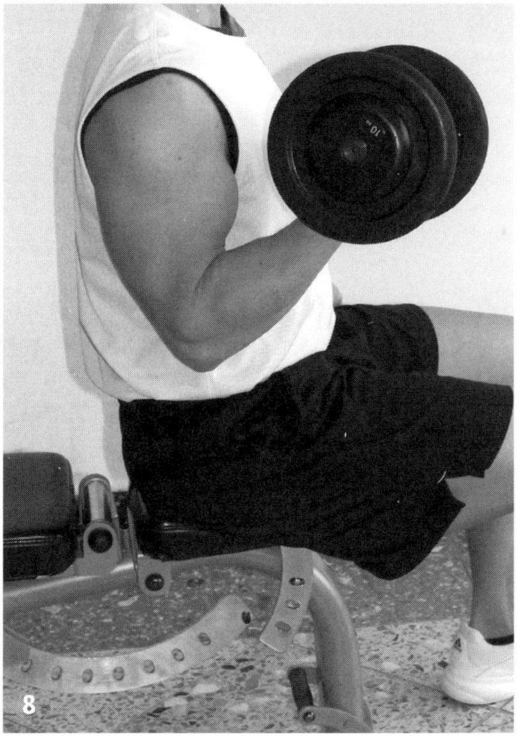
8

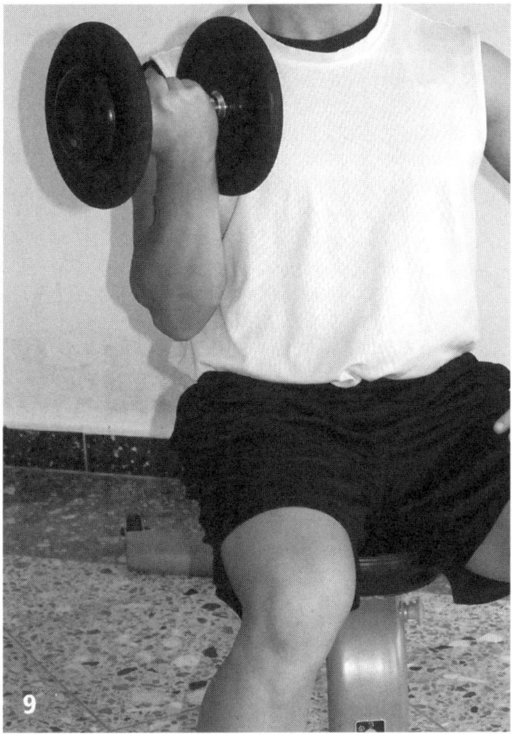
9

Die Technik der Armdrehung empfiehlt sich für fast alle Kurzhantelcurls, sie wird am besten angewandt, indem entweder nur ein Arm trainiert wird oder indem beide Arme abwechselnd bewegt werden. So kann man sich voll auf die Bewegung konzentrieren. Für den Curl mit der Langhantel eignet sich diese Technik nicht, da die Unterarme hier nicht gedreht werden können.

Für saubere Curls mit Armdrehung sollten Sie leichte bis mittlere Gewichte verwenden, da bei hohem Gewicht erfahrungsgemäß zuviel Konzentration auf die Beherrschung des Gewichts gelegt werden muß.

3.1.1.1.4 Länge und Masse im unteren Bizeps

Diese Methode wird von der Sportwissenschaft kritisch gesehen; nach herkömmlicher Meinung ist die Form eines Muskels genetisch bedingt und nicht änderbar. Die Kraftsportler früherer Tage waren dagegen der Meinung, das Aussehen eines Muskels durch die Art des Trainings formen zu können. Auch wenn der wissenschaftliche Beweis noch aussteht, soll nachfolgend auf diese traditionelle Technik zur Erlangung von Masse im unteren Bizeps eingegangen werden, sowie auf die Methode zur gezielten Belastung des inneren oder äußeren Bizeps.

Bei den meisten Athleten setzt der Bizeps nicht direkt am Ellbogengelenk an, sondern etwas dahinter. Diese Sportler können bei angespanntem Bizeps einen oder zwei Finger zwischen Unterarm und Bizeps legen. Das ist genetisch bedingt und läßt sich leider nicht ändern. Nach Dr. Ellington Darden, einem in Kraftsportkreisen berühmten Trainingswissenschaftler aus den USA, bestimmt die Entfernung des Bizepsansatzes vom Gelenk das Potential für die Entwicklung dieses Muskels: Je näher der Ansatz des Bizeps am Gelenk liegt, desto größer kann er werden (Bild 10 zeigt ca. 1,5 Fingerbreit Abstand und damit mittleres Potential).

Das erklärt sich durch die Tatsache, daß ein langer Muskel »dicker« werden kann als ein kurzer. Tatsächlich weisen alle Bodybuilder, die über einen außergewöhnlichen Oberarmumfang und damit über einen sehr großen Bizeps verfügen, *lange* Bizepsmuskeln auf. Hantelsportler, die einen eher kurzen Bizeps besitzen, müs-

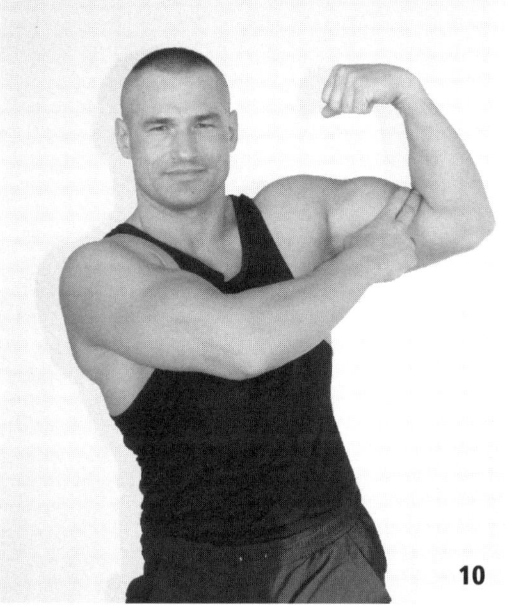

10

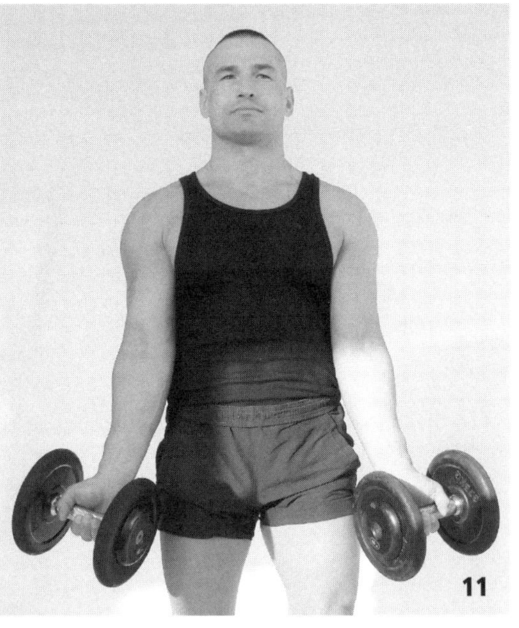

11

sen deshalb nicht verzweifeln. Nicht nur, daß Sie trotzdem große und gutgeformte Bizepse entwickeln können. Erfahrene Bodybuilder haben schon früh ein Mittel zur Behandlung dieses körperlichen Nachteils entwickelt. Dafür wird empfohlen, vor allem die schweren Kurzhantelcurls *ohne* Unterarmdrehung zu trainieren. Die Übung beginnt, indem die Kurzhanteln an den ausgestreckten Unterarmen links und rechts am Körper herabhängen; die Handflächen zeigen in der Ausgangsstellung *nach vorn* (Bild 11). Dann wird der Unterarm – ohne Drehung – nach oben geführt. Damit wird die Hauptlast im ersten Drittel der Bewegung verstärkt, wenn vor allem der Bizepsansatz die Aufwärtsbewegung einleiten muß. Auf diese Weise wird der Bizeps optimal gedehnt, gleichzeitig sollen so die Länge und die Höhe des Bizepsmuskels optimal entwickelt werden.

Da die Belastung zu Beginn der Bewegung wichtig ist, müssen die Curls sehr sauber ausgeführt werden, d.h. die Arme müssen jeweils voll gestreckt werden, bevor die Aufwärtsbewegung eingeleitet wird. Die Armstreckung wird erleichtert (und die Curlbewegung gleichzeitig erschwert), wenn die Curls auf einer Bank mit schräger Lehne ausgeführt werden (s.u. Reevescurls). Von der Ausführung rücklings auf einer Flachbank, wie manchmal empfohlen, sollte man aber absehen. Zwar wird die Armdehnung so noch weiter verstärkt, doch kann man sich dabei schnell eine schmerzhafte Zerrung der Schultermuskulatur einhandeln.

3.1.1.1.5 Bevorzugung des inneren oder äußeren Bizeps

Auch die Ausformung und die Muskelteilungen des inneren und des äußeren Bizeps lassen sich gezielt trainieren. Für die Betonung der inneren Partien des Bizeps muß ein weiter Griff gewählt werden. Beim Kurzhantelcurl werden die Arme in der Ausgangsstellung dafür etwas nach außen gedreht (so wie im Bild 11 gezeigt). Die Bewegung erfolgt wie beim Standardcurl: Aus der größtmöglichen Streckung heraus und bei unbewegtem Oberarm wird der Unteram nach oben geführt. Dazu kann auch die Scottbank eingesetzt werden (Bild 12 und 13), sowohl bei Kurz- als auch bei Langhantelcurls (Bild 14). Je nach verwendetem Gewicht kann die Bewegung

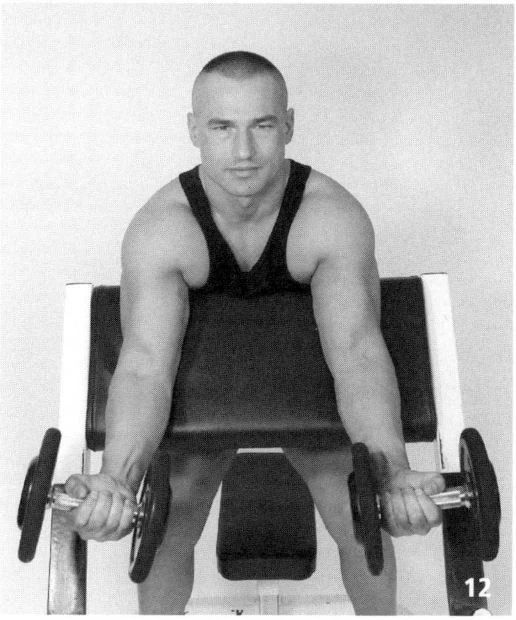

12

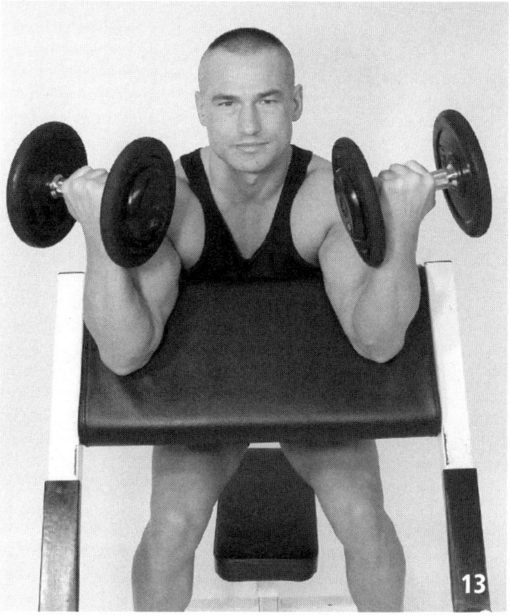

13

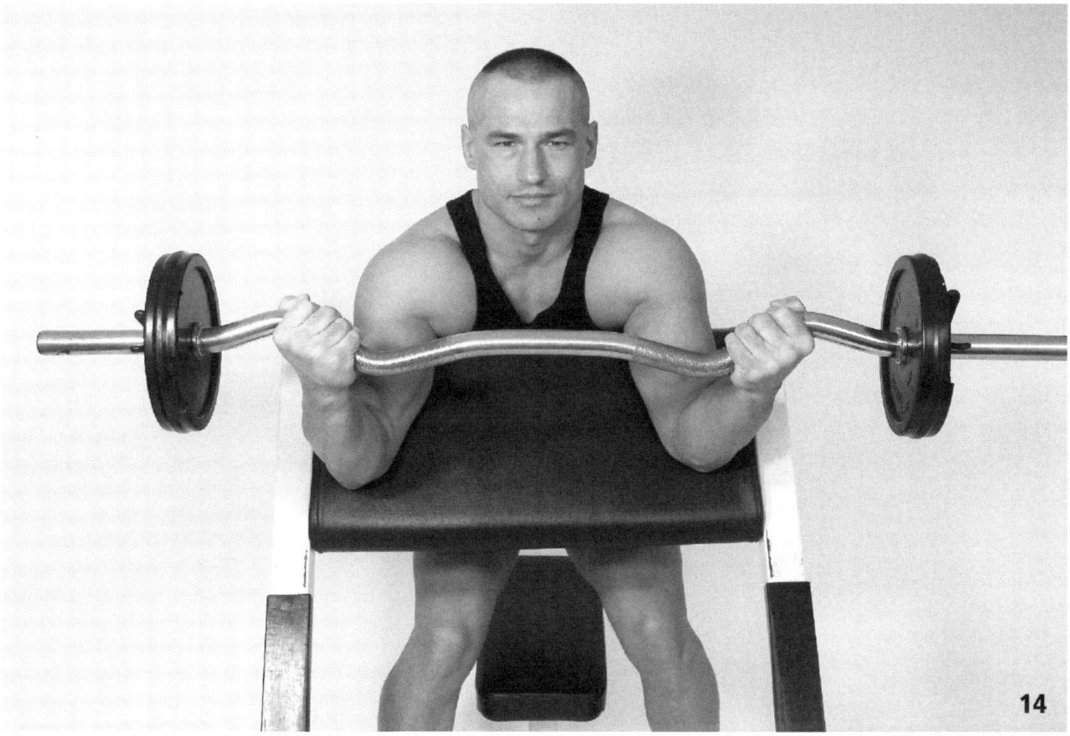

14

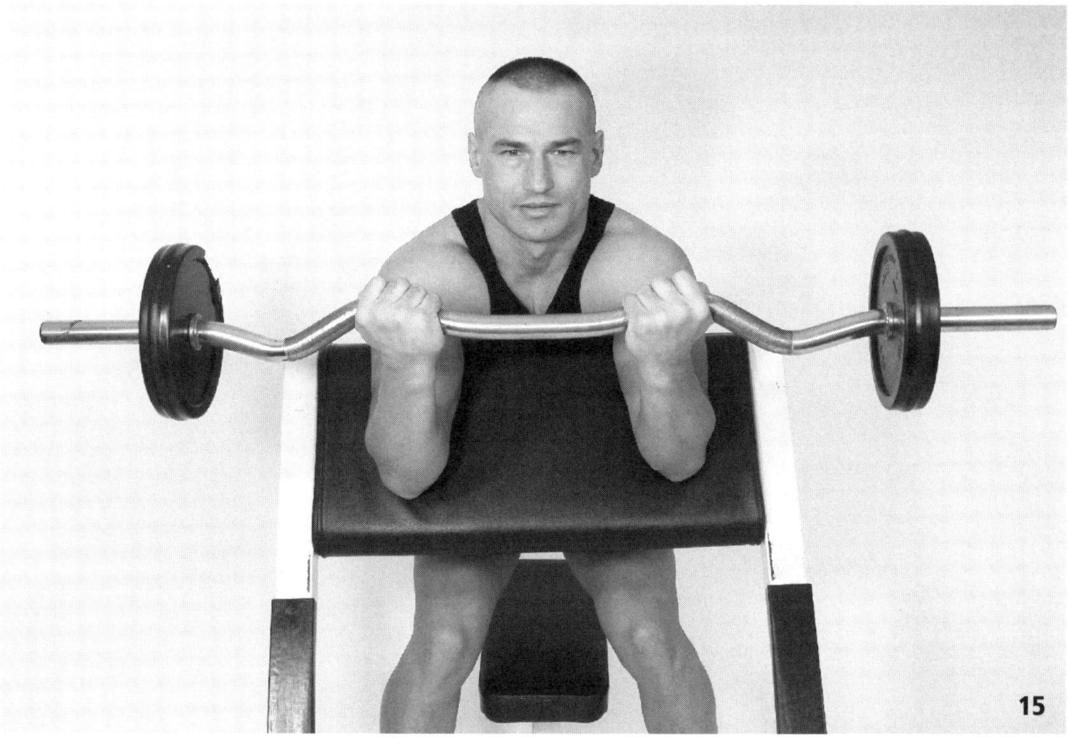

15

auch variiert werden: Bei leichten und mittleren Gewichten kann die Bewegung mit einer Unterarmdrehung erfolgen, auch die Handgelenksbeugung und Drehung kann am Ende der Bewegung eingesetzt werden. Bei schweren Gewichten empfiehlt es sich dagegen, darauf zu verzichten, um die volle Konzentration der Bewältigung der Last widmen zu können.

Wer die Belastung auf die äußeren Partien des Bizeps lenken will, der wählt bei den Curls einen engen Griff: Beim Kurzhantelcurl werden die Arme eng am Körper geführt bzw. beim Scottcurl die Oberarme eng zusammen auf der Bank plaziert (Bild 15).

Wenn Sie gezielt die inneren oder äußeren Partien des Bizeps trainieren möchten, sollten Sie keine Langhantelcurls mit der geraden Hantelstange dazu nutzen. Das belastet die Ellbogen und Handgelenke über Gebühr und kann zu Verletzungen führen. Wenn es Langhantelcurls sein sollen, greifen Sie zur SZ-Stange (Bild 16). Durch die weniger gedrehte Handstellung kontrahiert der Bizeps zwar nicht mehr optimal, doch die Belastung für Handgelenke und Ellbogen fällt geringer aus.

3.1.1.1.6 Einsatz der Techniken

Die bis hierher angeführten Techniken sollten Sie nicht nur zur Behebung von Schwächen in der Bizepsentwicklung oder zum Ausgleich körperlicher Nachteile nutzen. Sie eignen sich auch sehr gut dazu, das Training abwechslungsreich zu gestalten. Durch ständigen Wechsel wird nicht nur das Training kurzweilig, sondern der Körper muß sich auch immer wieder auf Änderungen einstellen. Auf diese Weise muß er sich stets aufs Neue anpassen, was er mit verstärktem Muskelwachstum quittiert.

Wer einen Nachteil, z.B. einen zu kurzen Bizeps, ausgleichen möchte, der sollte deshalb nicht *alle* Curls ohne Armdrehung ausführen. Es empfiehlt sich vielmehr, die schweren Bizepsübungen zu Anfang des Trainings so zu trainieren (z.B. Langhantelcurls), gefolgt von einer Curlbewegung mit mittlerem Gewicht und Armdrehung (z.B. Reevescurls), an die sich eine leichte Bizepsübung mit wenig Gewicht und Handgelenksbeugung anschließt (z.B. Konzentrationscurls vorgebeugt; zu den Übungen siehe unten).

Ebenso gilt es für den Hantelsportler, der an seinem Bizeps nichts auszusetzen hat, die Techniken ständig zu variieren, um den Vorteil des permanenten Wechsels optimal zu nutzen.

3.1.1.2 Klimmzug mit Untergriff

Der Klimmzug mit engem oder schulterweitem Untergriff kann als beste Bizepsübung gelten, da hier am meisten Gewicht bewegt werden kann. Dabei helfen die großen Muskeln des Rückens

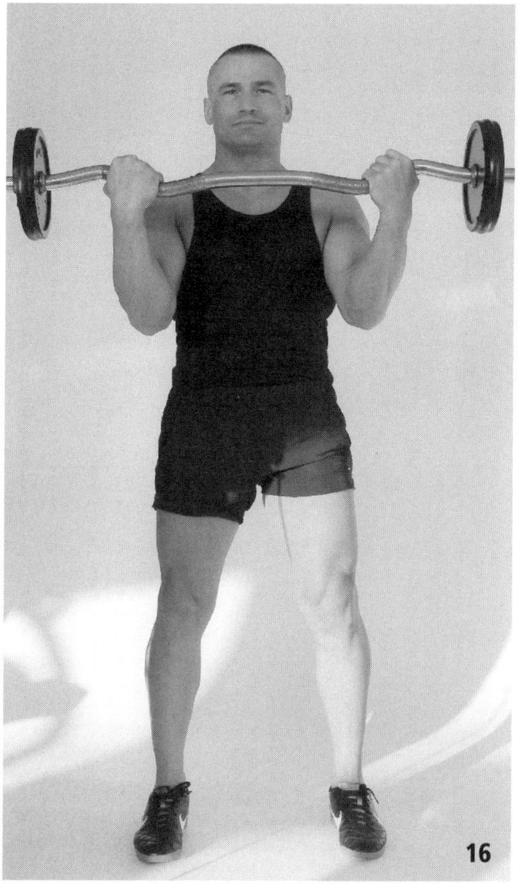

16

den kleinen Bizepsen, das Körpergewicht in die Höhe zu befördern. Mit keiner Hantelübung können solche Lasten bewältigt werden. Die Ausführung von Klimmzügen wird bei den Übungen für den Rücken beschrieben. Auch durch andere Rückenübungen mit Untergriff wie z.B. Latziehen oder Rudern vorgebeugt können die Bizepse ausgezeichnet trainiert werden.

3.1.1.3 Kurzhantelcurl sitzend, beidarmig mit Armdrehung

Für den beidarmigen Curl mit Drehung greifen Sie zwei Kurzhanteln und setzen sich auf eine Bank; die Rückenlehne der Bank sollte nicht senkrecht, sondern leicht geneigt sein, so daß Sie bequem aufrecht sitzen und den Rücken dabei anlehnen können. Oder Sie verzichten auf die Lehne und nehmen eine aufrechte Sitzhaltung ein. In der korrekten Ausgangshaltung sind die Beine nach vorn zusammengestellt, beide Füße auf dem Boden. Der Oberkörper ist gerade und die Brust vorgewölbt, der Kopf erhoben. Die Kurzhanteln hängen an den ausgestreckten Armen links und rechts vom Körper herunter, die Handinnenseiten zeigen zur Bank.

Zu Beginn hängen die Kurzhanteln an den ausgestreckten Armen seitlich herab; die Handinnenseiten zeigen zum Körper und die Daumen nach vorn. Drehen Sie dann die Unterarme, so daß die Daumen nach hinten zeigen: Die Hanteln sind um fast 180 Grad gedreht (Bild 17). Aus dieser Ausgangsposition heben Sie die Unterarme an und drehen die Hände dabei zum Körper hin (Bild 18). In der Mitte der Bewegung, wenn sich der Unterarm parallel zum Boden befindet, zeigt die Handinnenseite nach oben und der Daumen nach außen. Das Handgelenk darf dabei nicht nach unten abgeknickt

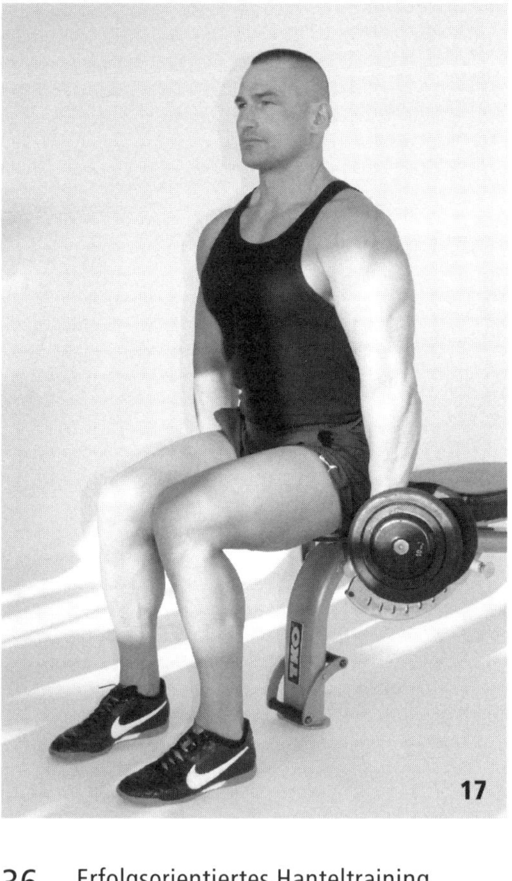

17

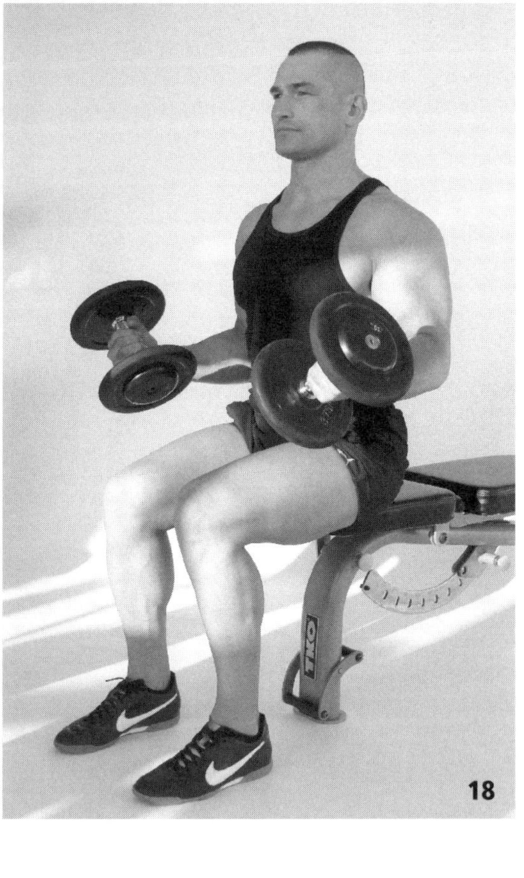

18

werden, sondern der Handrücken bildet die gerade Verlängerung des Unterarms (Bild 19). Auch der Oberarm bewegt sich nicht, er wird so weit wie möglich senkrecht am Körper gehalten (was unserem Protagonisten nicht ganz gelingt). Am Endpunkt der Bewegung werden die Handgelenke auswärts gedreht und zum Körper hin gebeugt, um eine vollständige Kontraktion der Bizepse zu erzielen (Bild 20).

Beim Herabführen der Arme werden die Hanteln wieder gedreht, so daß bei herabhängenden Armen die Handinnenseiten wieder nach außen zeigen und die Daumen nach hinten. Dann beginnt die gleiche, gedrehte Aufwärtsbewegung erneut. Die Technik der Drehung des Unterarms kann bei allen sitzenden und stehenden Kurzhantelcurls angewandt werden; auch bei alternierend, d.h. abwechselnd ausgeführten Curls (Bild 21).

3.1.1.3.1 Tips zur Ausführung

Beugen Sie sich nicht vor, sondern bleiben Sie während der Übung aufrecht sitzen. Je weiter Sie sich nämlich vorbeugen, desto stärker greift die Oberkörpermuskulatur in das Geschehen ein und nimmt die Belastung vom Bizeps.

Die Oberarme sollen sich beim Curl nicht bewegen, sie werden starr senkrecht gehalten. Allein die Unterarme werden durch die Bizepse angehoben und die Handgelenke gedreht. Wenn Sie die Oberarme nach vorn schieben, erschweren Sie die korrekte Unterarmdrehung und verschenken Potential für den Muskelaufbau.

Die Bewegung startet stets mit der vollen Streckung der Arme. Wenn Sie die Aufwärtsbewegung bereits einleiten, bevor die Arme ganz gestreckt sind, vermeiden Sie den schwersten Teil der Übung, nämlich den Beginn der Aufwärtsbewegung. Häufig ist zu schweres Gewicht

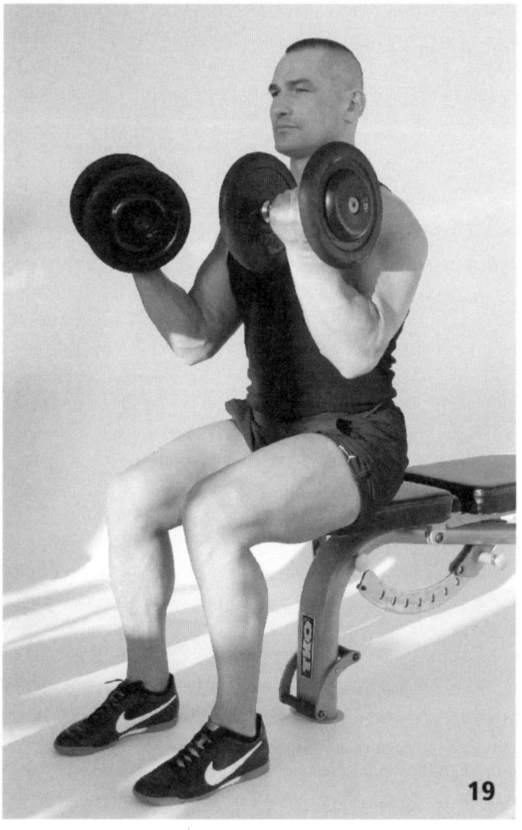

19

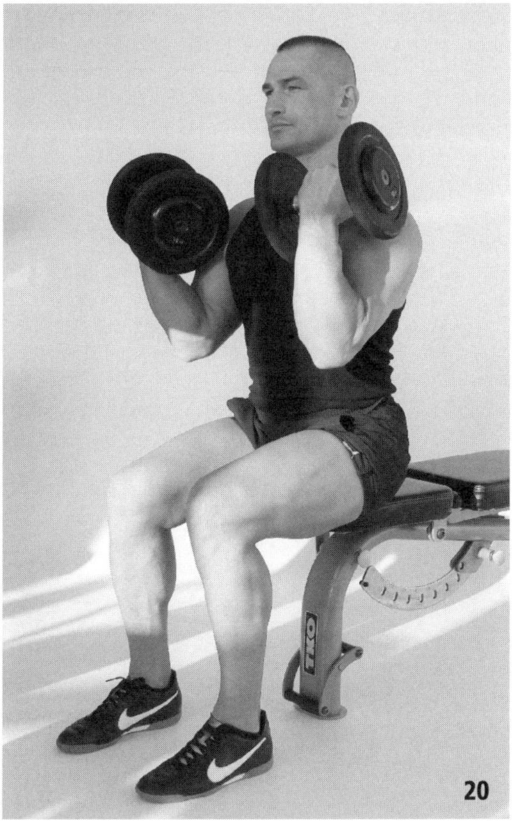

20

die Ursache für diesen Fehler; mit weniger Gewicht und einer korrekten Übungsausführung ist Ihnen besser gedient.

3.1.1.3.2 Variation: Kurzhantelcurl beidarmig ohne Armdrehung

Der Kurzhantelcurl kann auch beidarmig ohne Armdrehung ausgeführt werden. Das fällt koordinativ etwas schwerer als die abwechselnde Variante; zudem kann dabei meistens nur geringeres Gewicht bewegt werden. Hier wird die weite Variante demonstriert: Die Hanteln werden in der Ausgangsstellung an den herabhängenden Armen gehalten, die Handinnenseite zeigt nach vorn (Bild 22, 23). Das Beugen der Handgelenke zu den Oberarmen am Ende der Bewegung sollte aber beibehalten werden, um die Bizepse voll zu kontrahieren.

3.1.1.4 Der Reevescurl

Dies war die Lieblingsübung des legendären »Herkules«-Darstellers Steve Reeves, der in den 1960er Jahren mit den sog. Sandalenfilmen bekannt wurde. Reeves war nicht nur ein Bodybuilding-Idol der 1950er Jahre, er hatte es auch geschafft, seinen Nachteil – schwache Bizepse – mit dieser speziellen Curlvariante in einen Vorteil zu verwandeln.

Beim Reevescurl wird die Lehne der Bank etwa 45 Grad geneigt. Diese weit zurückgelehnte Sitzhaltung führt zu einer guten Dehnung durch die vollständige Armstreckung. Gleichzeitig isoliert sie die Bizepse stärker und erlaubt kein Abfälschen durch Schwungholen mit dem Oberkörper. Die Übung wird so noch einmal deutlich erschwert, bringt aber auch bessere Ergebnisse.

Am besten werden auch hier die Arme abwechselnd bewegt; Ausgangshaltung und Armdrehung werden wie oben vorgenommen (Bild 24, 25). Für die Betonung der Bizepshöhe und Masse im unteren Bereich kann auf die Armdrehung auch verzichtet werden (Bild 26, 27).

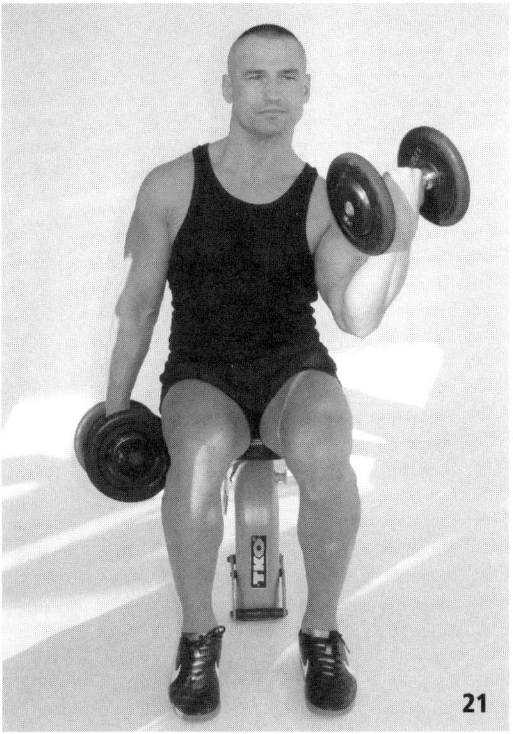

21

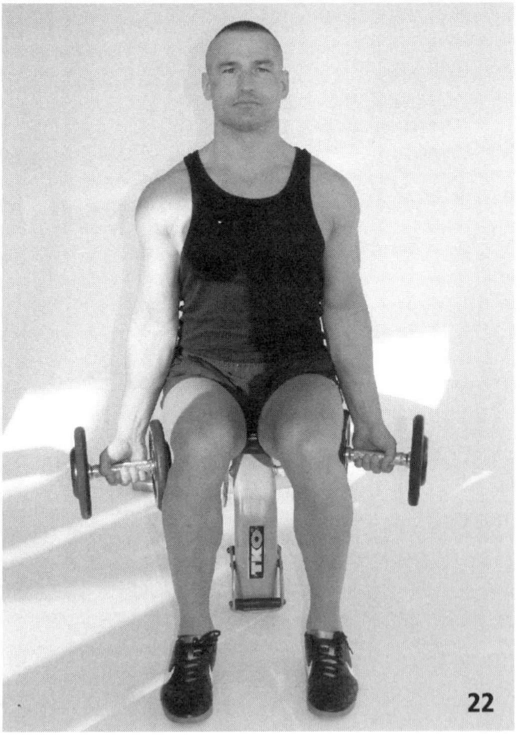

22

3.1.1.5 Der Scottcurl

Die Bezeichnung geht auf den US-Bodybuilder Larry Scott zurück, der als erster Mr. Olympia diese Variante des Curls in den 1960er Jahren bekannt machte. Sein Markenzeichen waren sehr große, runde Bizepse, deren Entwicklung er vor allem auf diese Übung zurückführte. Scottcurls ermöglichen eine weitgehende Isolation der Bizepse, das bedeutet allerdings auch ein vermindertes Trainingsgewicht.

Falls Sie keine sog. Scottbank zur Verfügung haben, können Sie auch die Lehne einer einfachen Trainingsbank benutzen. Stellen Sie die Lehne sehr steil, auf 80-90 Grad, ein. Nehmen Sie in eine Hand eine nicht zu schwere Kurzhantel, stellen Sie sich hinter die Bank und legen Sie den Oberarm auf die Lehne; die Kante sollte fast Ihre Achselhöhle berühren. Lassen Sie die Hantel soweit ab, bis der Arm ganz an der Lehne anliegt und curlen Sie das Gewicht unter Einsatz des Bizeps wieder hoch, bis in die Nähe der Na-

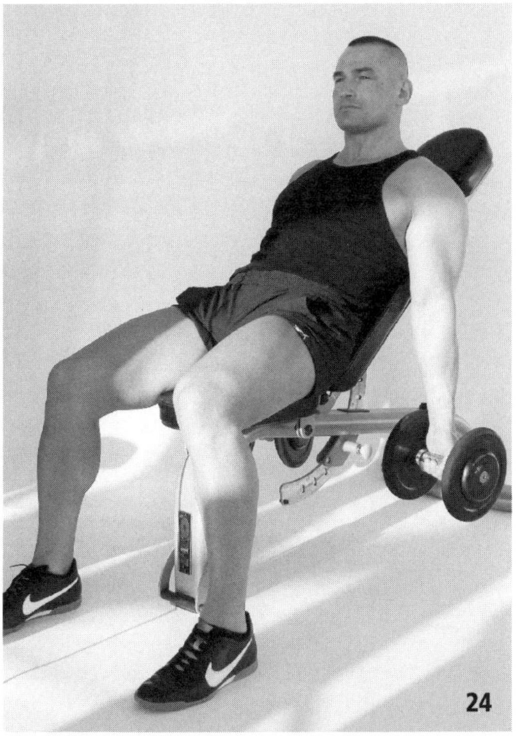

24

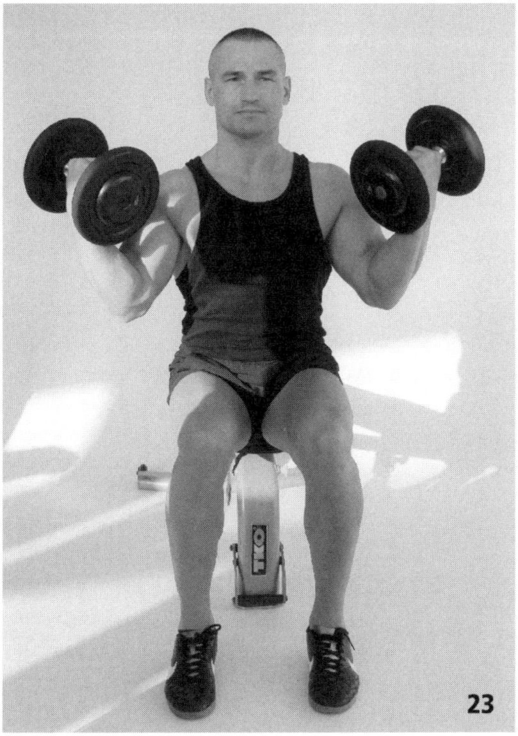

23

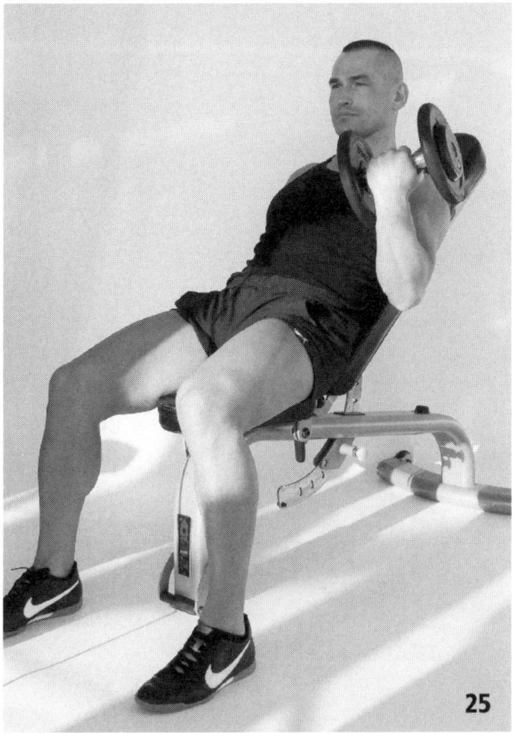

25

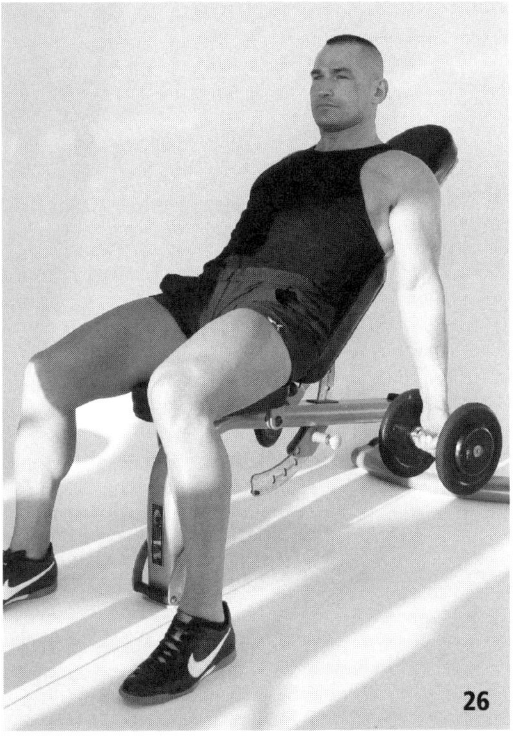

26

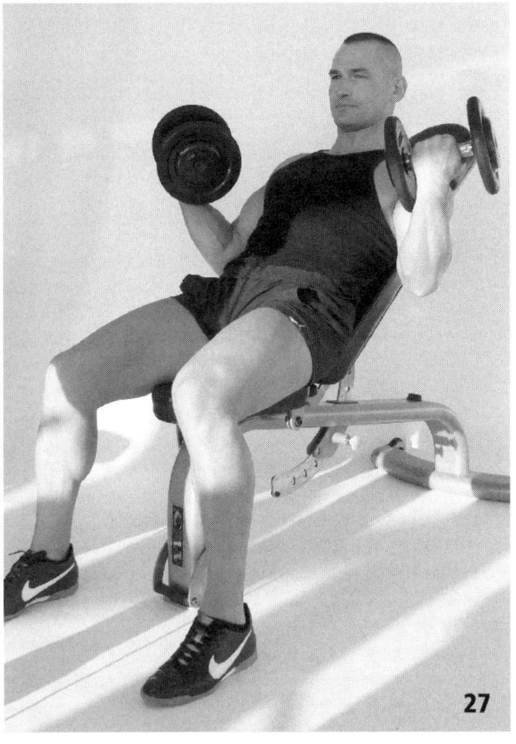

27

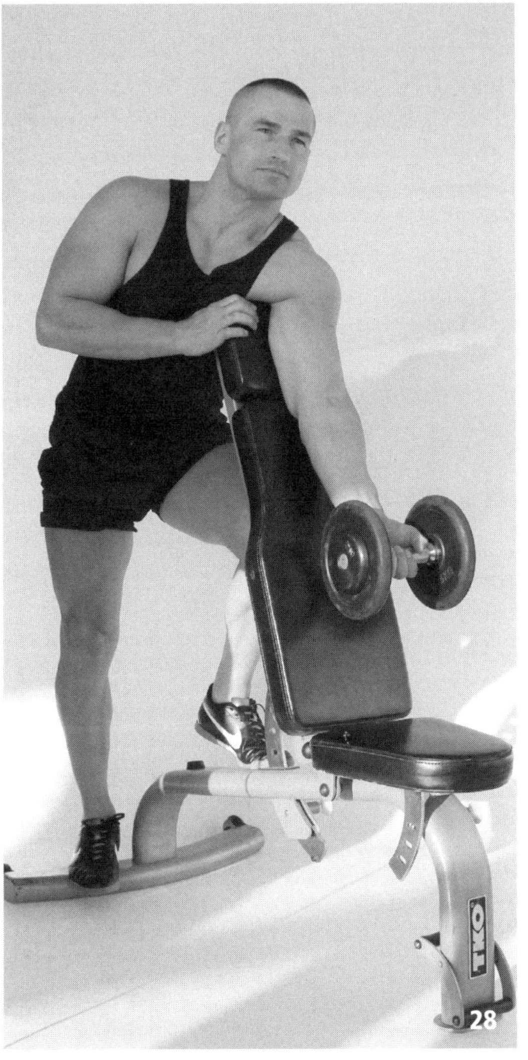

28

se. Am obersten Punkt der Bewegung sollten Sie das Handgelenk nach innen beugen und den Bizeps für einen Augenblick stark anspannen, bevor die Abwärtsbewegung eingeleitet wird. Am Ende des Satzes wechseln Sie zum anderen Arm und verfahren ebenso (Bild 28, 29).

Mithilfe einer Scottbank (oder zwei nebeneinandergestellten Einzelbänken mit hochgestellter Lehne) lassen sich Scottcurls auch mit Kurzhanteln beidarmig (Bild 30) bzw. mit der Langhantel ausführen (Bild 31). Am besten, d.h. schwersten, gestaltet man die Übung, wenn die

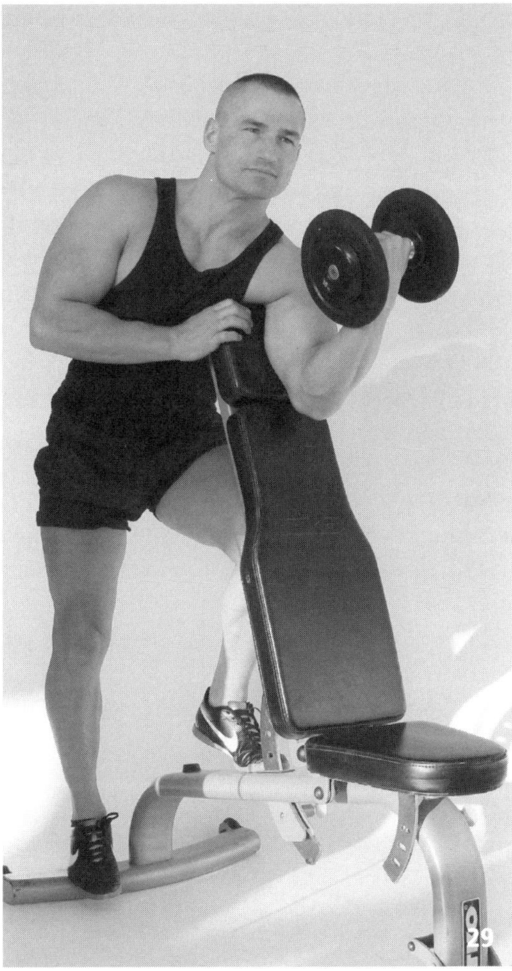

29

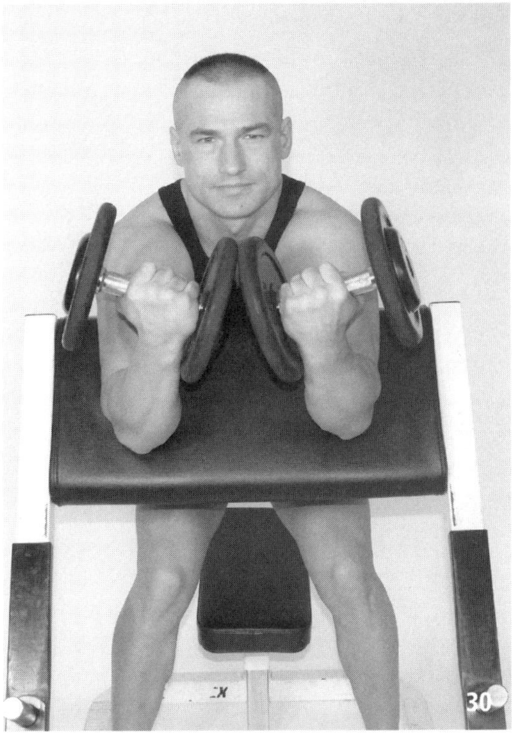

30

Oberarme nur oben gegen ein Polster gestützt werden und die Hantel an den ausgestreckten Armen frei herabhängen kann. Das erlaubt den Beginn der Aufwärtsbewegung aus der Senkrechten und die volle Streckung der Arme vor jeder Wiederholung. Daraus ergibt sich eine optimale Kontraktion der Bizepse.

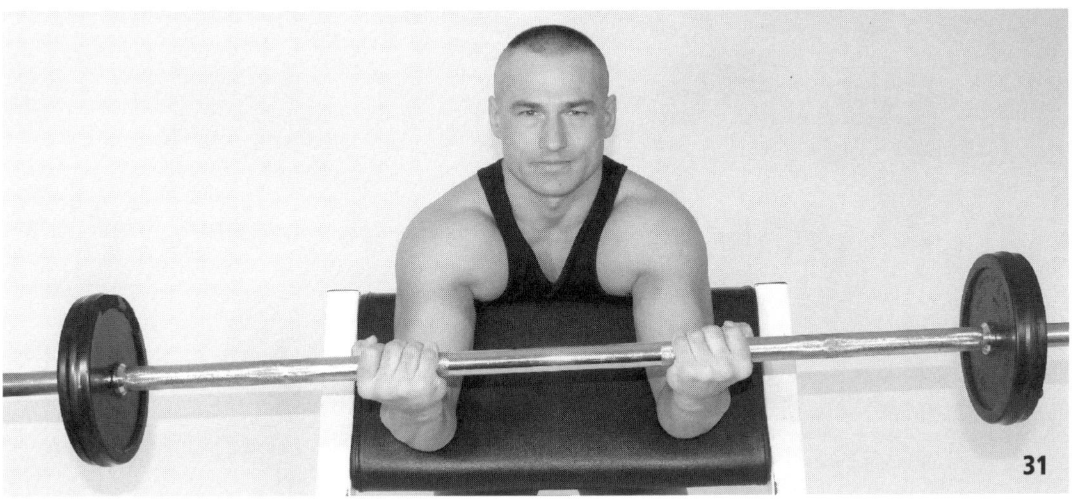

31

3.1.1.6 Der Hammercurl

Die Kurzhanteln werden seitlich am Körper gehalten, der Daumen zeigt in der Ausgangsstellung nach vorn. Der Oberarm wird, wie bei allen Curls, nicht bewegt, nur die Unterarme werden nach oben geführt. Die Handinnenseiten werden bei der Auf- und Abwärtsbewegung nicht gedreht, sondern der Griff der Kurzhanteln wird wie ein Hammerstiel gehalten (Bild 32, 33). So kommt der Brachialis stärker ins Spiel, auch die Unterarme werden mehr gefordert.

3.1.1.7 Kurzhantelcurl stehend

Kurzhantelcurls können in allen Varianten auch stehend ausgeführt werden; hierbei sollte der Oberkörper so starr wie möglich gehalten werden, um ein Abfälschen zu vermeiden. Dabei sollten die Arme nach Möglichkeit abwechselnd arbeiten. Wenn die Arme einzeln und nacheinander trainiert werden, kann mehr Gewicht verwendet werden; überdies kommt dem jeweils trainierten Bizeps die volle Konzentration zugute.

Beim stehenden, einarmigen Kurzhantelcurl (Bild 34, 35) halten Sie in der Ausgangsposition in der Hand eine Kurzhantel; stehen Sie aufrecht. Der zu trainierende Arm hängt seitlich herab, die Handinnenseite befindet sich an der Hüfte und zeigt nach vorn. Drücken Sie den Ellbogen seitlich fest gegen die Hüfte und verändern Sie diese Position während der gesamten Bewegung nicht. Der freie Arm wird zur Stabilisierung des Oberkörpers in die Seite gestützt. Heben Sie die Kurzhantel langsam bis auf Schulterhöhe. Drehen Sie das Handgelenk während der Aufwärtsbewegung nicht. Am obersten Punkt der Bewegung sollten Sie das Handgelenk so weit wie möglich nach außen drehen und zum Körper hin abknicken, um den Bizeps vollständig zu kontrahieren. Pausieren Sie einen Moment in der obersten Position, schieben Sie aber dabei den Ellbogen nicht vor, sonst wird die

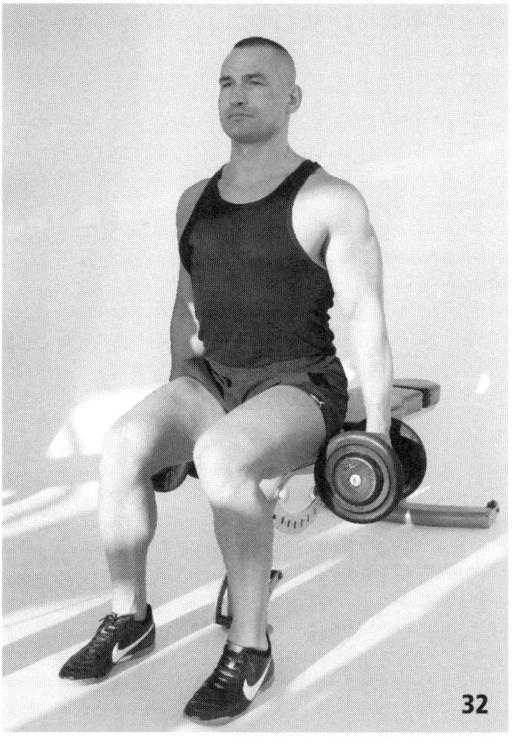

32

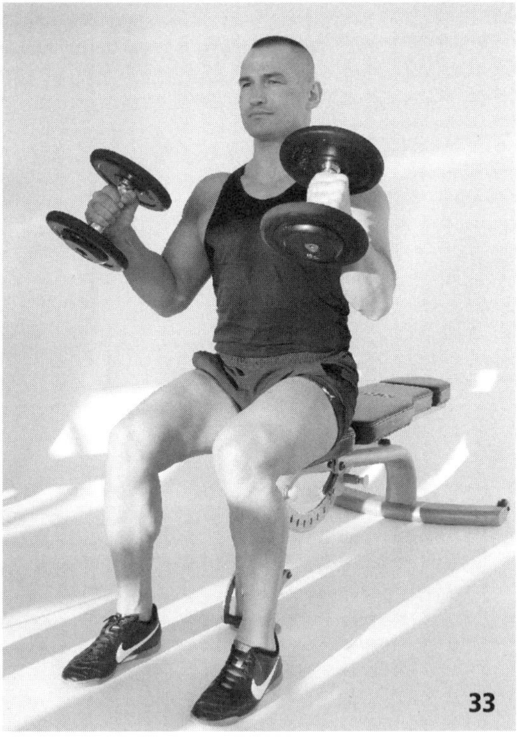

33

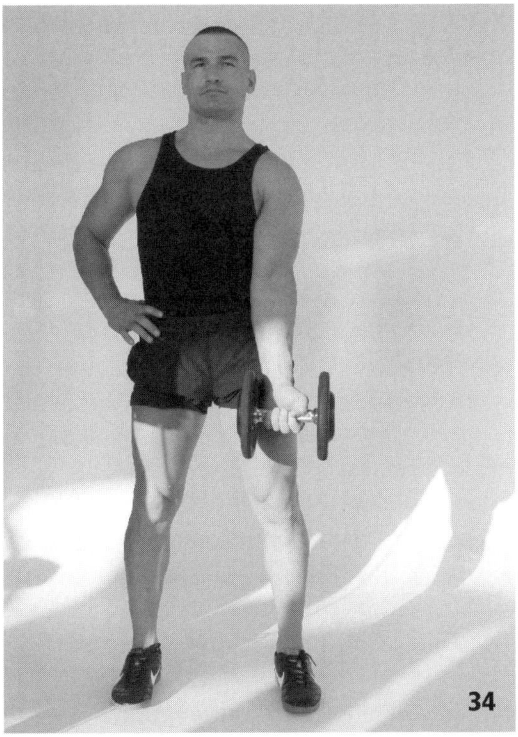

34

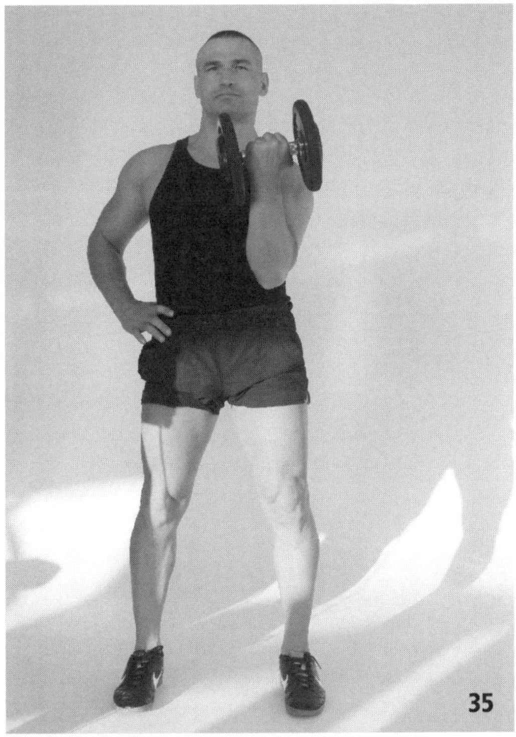

35

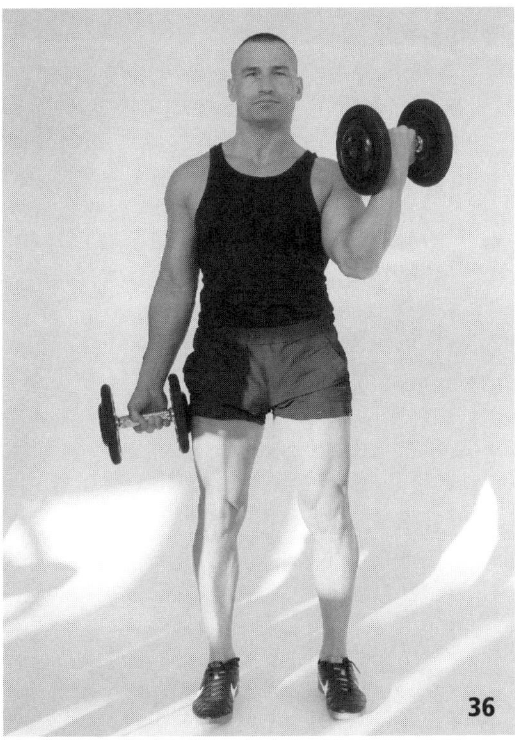

36

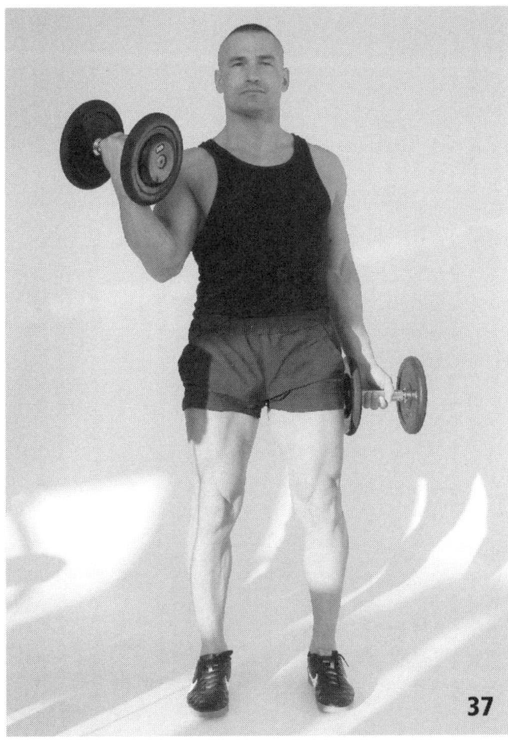

37

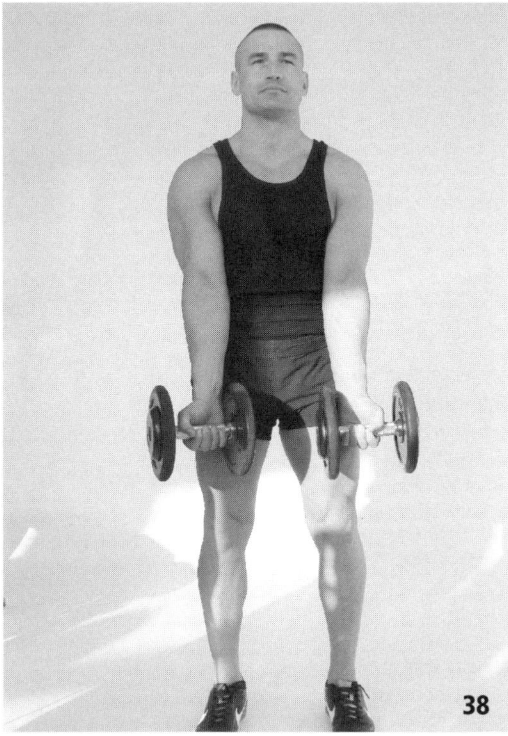

38

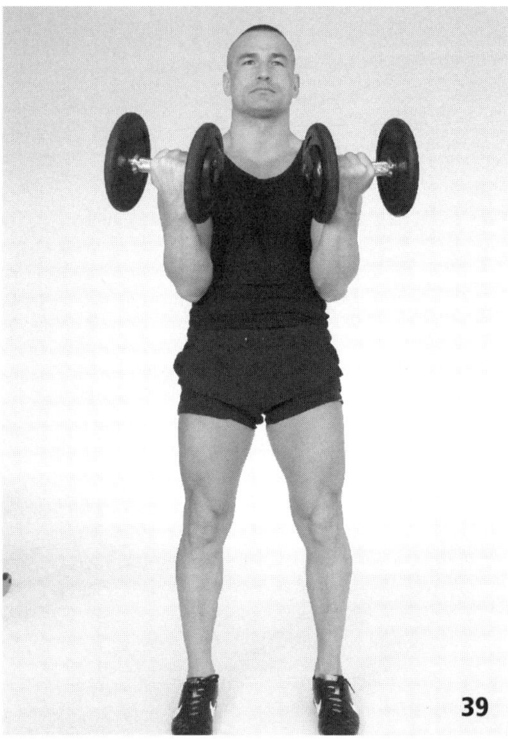

39

Belastung vom Bizeps genommen. Das Gewicht dann langsam wieder absenken, bis der Arm gestreckt ist. Am Ende des Satzes wechseln Sie zum anderen Arm.

Kurzhantelcurls stehend können auch abwechselnd ausgeführt werden; der eine Arm ruht, während der andere den Curl ausführt (Bild 36, 37). Bei der Abwärtsbewegung der Hantel beginnt der andere Arm mit der Aufwärtsbewegung. Auf diese Weise kommt es zu einem fließenden Wechsel zwischen der linken und rechten Körperhälfte.

Beidarmige Kurzhantelcurls im Stehen (Bild 38, 39: enge Variante) sollten am besten ohne Armdrehung ausgeführt werden; doch auf das Beugen der Handgelenke zum Oberarm hin sollten Sie – zumindest bei leichten und mittleren Gewichten – nicht verzichten, um auch das Letzte aus der Bewegung herauszuholen.

3.1.1.8 Langhantelcurl stehend

Curls mit der Langhantel gelten als *die* Masseübung für die Bizepse (Bild 40, 41). Diesen Anspruch können sie auch erfüllen, doch dafür ist eine präzise Ausführung erforderlich. Stehen Sie aufrecht und halten Sie eine beladene Langhantel mit etwa schulterweitem Untergriff vor dem Körper. Lassen Sie die Schultern etwas nach vorn herabhängen, die Arme sind ganz gestreckt. Die Arme dürfen dabei nicht neben dem Körper gehalten werden, sondern seitlich davor; die Ellbogen berühren den Brustkorb zu beiden Seiten. Heben Sie nun das Gewicht durch Zug mit den Bizepsen bis auf Schulterhöhe, ohne mit dem Körper Schwung zu holen; die Oberarme bleiben dabei am Körper angelegt. Die Handgelenke werden dabei nicht nach unten abgeknickt, sondern gerade gehalten; die Handrücken bilden eine Linie mit den Unterarmen.

Am obersten Punkt der Bewegung stehen die Unterarme schräg nach vorn, nicht vertikal; sonst wird die Belastung von den Bizepsen genommen. An diesem Punkt sollten Sie versuchen, das Handgelenk etwas nach innen zu beugen und die Fäuste zum Körper hin zu bewegen, um die Bizepse für einen Augenblick noch fester zu kontrahieren. Wenn Sie das Gewicht wieder ablassen, strecken Sie auch die Arme wieder durch; so werden die Bizepse optimal gedehnt und können danach besser kontrahieren.

3.1.1.8.1 Tips zur Ausführung

Bei korrekt ausgeführten Langhantelcurls trennt sich die Spreu vom Weizen; obwohl es sich um eine relativ einfache Übung handelt, werden Sie in jedem Fitness-Studio nur wenige Sportler finden, die sie richtig ausführen. Viele lassen das Gewicht nur zu zwei Dritteln ab, um es dann bereits wieder anzuheben. Das erleichtert die Ausführung des Curls erheblich, man kann auch mehr Gewicht verwenden, was dem Ego und dem Showeffekt zugute kommt. Aber es verschenkt den besten, weil effektivsten Teil der Bewegung. Wählen Sie lieber etwas weniger Gewicht, dafür aber die korrekte Ausführung der Übung; Ihre Bizepse werden es Ihnen mit besserem Wachstum danken.

Ein weiterer, recht häufiger Fehler ist das Schwungholen mit dem Oberkörper. So wird die Aufwärtsbewegung aus der schwersten, der untersten Phase der Bewegung erleichtert. Doch dadurch wird der effektivste Teil der Übung abgeschwächt. Kontrollieren Sie sich: Der Oberkörper sollte während der Abwärtsbewegung *nicht* vorgeneigt werden, das verhindert die vollständige Streckung der Arme und bringt die vorderen Schultermuskeln stärker ins Spiel, was den Bizepsen die Arbeit erleichtert. Ebensowenig darf die Aufwärtsbewegung mit einem Zurückwerfen des Oberkörpers beginnen, um mit dem so gewonnenen Schwung den Anfang der Aufwärtsbewegung zu erleichtern. Zugegeben, das ist, gerade zum Ende eines Satzes, nicht einfach durchzuhalten. Wenn es denn sein muß, erlauben Sie sich allenfalls am Satzende, bei den

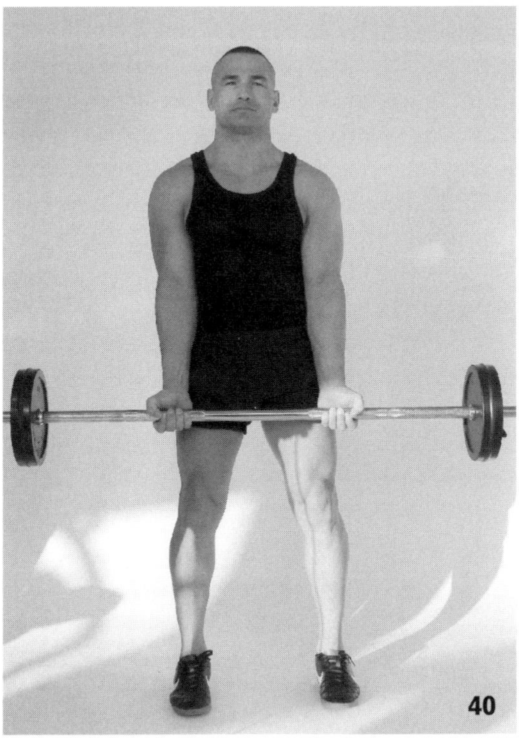

40

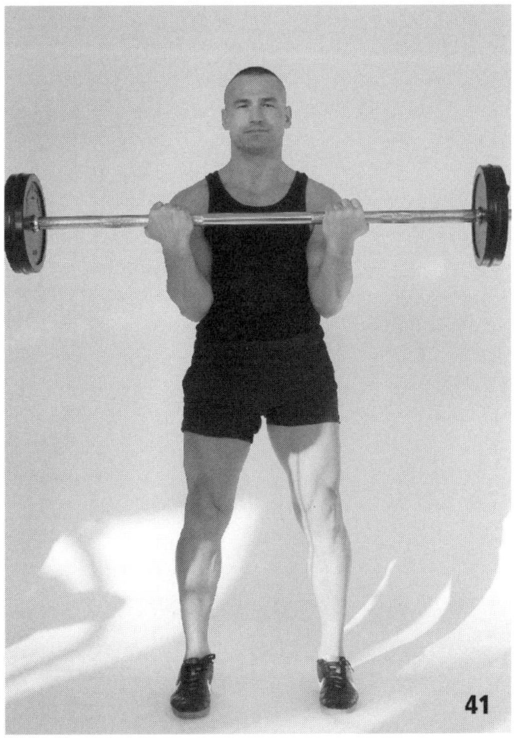

41

letzten ein bis zwei Wiederholungen, mit dem Oberkörper etwas nachzuhelfen.

Beliebt ist auch ein etwas weiterer Griff, der es erlaubt, die Arme seitlich neben dem Körper zu halten, statt davor. Dabei werden beim Ablassen der Hantel die Ellbogen häufig nach hinten genommen. So wird die Aufwärtsbewegung bereits wieder begonnen, ohne die Arme ganz gestreckt zu haben. Auch dies erleichtert die Übung und geht am Zweck vorbei. Die Oberarme bleiben bei jeder Wiederholung starr, die Ellbogen dienen als »Scharnier« – auch wenn Sie bei den Langhantelcurls einen weiteren Griff wählen. Nur die Unterarme werden bewegt. Und jeder Curlbewegung muß die volle Streckung der Arme vorausgehen!

Am Ende der Bewegung stehen die Unterarme nicht senkrecht; die kontrahierten Bizepse verhindern das vollständige Anlegen der Unterarme. So können sich die trainierten Muskeln am Umkehrpunkt der Bewegung nicht kurz ausruhen, wie etwa beim Bankdrücken, wenn die Arme gestreckt sind: Sie sind gezwungen, das Gewicht zu halten. Wenn Sie feststellen, daß Ihre Unterarme in dieser Position senkrecht stehen, dann haben Sie die Ellbogen vorgeschoben und die vorderen Schultermuskeln helfen den Bizepsen kräftig aus. Das nimmt der Übung viel von ihrer Trainingswirkung. Wenn Ihnen das passiert, verringern Sie besser das Gewicht, um korrekte Curls ausführen zu können.

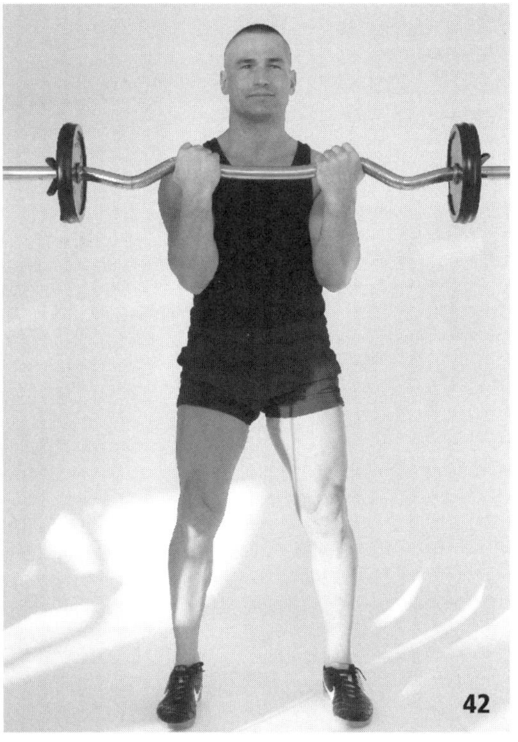

42

Wählen Sie nach Möglichkeit eine Stange mit einem geraden Griff. Das zwingt zu einem stark supinierten Griff, d.h. die Handinnenseiten werden auswärts gedreht und zeigen nach oben. So können die Bizepse, die ja den Unterarm nicht nur heben, sondern ihn auch drehen, stärker kontrahieren. Falls Ihnen die gerade Stange Schmerzen in Unterarm, Ellbogen oder Handgelenk bereitet, dann versuchen Sie zunächst einen etwas engeren oder weiteren Griff. Falls die Schmerzen nicht nachlassen, wählen Sie eine SZ-Hantelstange für Ihre Langhantelcurls (Bild 42). Diese erlaubt eine halb einwärts gedrehte Handstellung, was die Ausführung der Curls etwas angenehmer macht. Doch gerade diese Handstellung verhindert eine optimale Kontraktion der Bizepse in der oberen Position und nimmt den Langhantelcurls etwas von Ihrer Effektivität.

Ich würde Ihnen dazu raten, die SZ-Stange zu benutzen, bis Sie keine Schmerzen im Handgelenk mehr verspüren und dann zur geraden Stange zurückzukehren. Falls sich damit erneut Schmerzen einstellen, können Sie immer noch versuchen, beide Stangen abwechselnd zu benutzen, um nicht ganz auf »echte« Langhantelcurls verzichten zu müssen.

3.1.1.9 Konzentrationscurl stehend

Konzentrationscurls werden mit wenig Gewicht meist zum Ende des Bizepstrainings eingesetzt, wenn die Muskeln bereits erschöpft sind. Man kann sie stehend und sitzend ausführen. Die sitzende Variante ist die einfachere (und weitaus beliebter), doch der stehende Konzentrationscurl ist anspruchsvoller und effektiver: Hier verläuft die Bewegung optimal und weil der Oberarm nicht abgestützt wird, werden mehr stabilisierende Muskeln gefördert (Bild 43, 44).

Halten Sie eine relativ leichte Kurzhantel in der Hand, beugen Sie den Oberkörper in der Hüfte nach vorn und lassen Sie das Gewicht am gestreckten Arm herunterhängen. Die Handinnenseite zeigt nach vorn, nicht nach innen. Führen Sie nun die Hantel durch Zug mit dem Bizeps gerade zur Schulter hoch; Rumpf und Oberarm bewegen sich dabei nicht. In der oberen Position der Bewegung sollte die Griffhand, wie bei allen Kurzhantelcurls, wiederum nach außen gedreht und zum Körper hin abgeknickt werden. Spannen Sie den Bizeps in der oberen Position der Bewegung für einen Augenblick voll an, bevor Sie das Gewicht bis zur vollen Streckung des Arms wieder absenken. Diese Übung ist zwar unbequem in der Ausführung, aber der erzielte Pump ist wirklich gut.

3.1.1.9.1 Tips zur Ausführung

Die korrekte Ausführung ist hier besonders wichtig: Wenn Sie die Hantel einwärts statt gerade nach vorn curlen, übernimmt der Brustmuskel dieser Körperseite die meiste Arbeit – von einer Konzentration auf den Bizeps ist dann nicht mehr viel zu spüren.

3.1.1.9.2 Variation: Konzentrationscurl sitzend

Für den sitzenden Konzentrationscurl (Bild 45, 46) greifen Sie eine nicht zu schwere Kurzhantel, setzen Sie sich auf die breite Seite einer Bank und beugen Sie den Oberkörper vor. Der hintere Oberarm wird gegen das Bein abgestützt, daher ist diese Version leichter in der Ausführung als der stehende Konzentrationscurl und auch nicht ganz so effektiv wie dieser. Die Bewegung

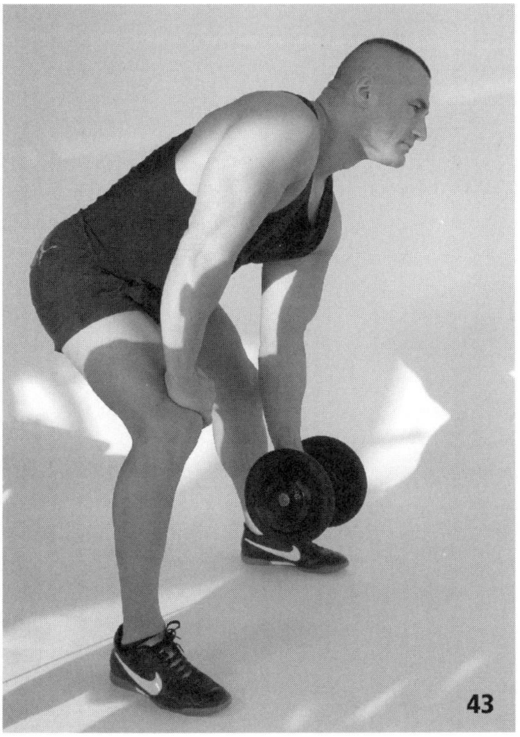

43

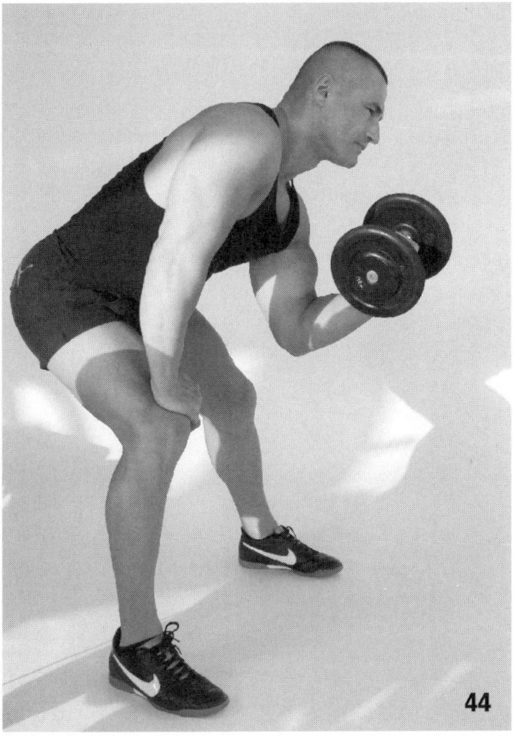

44

geht wieder nach vorn zur Schulter hin, nicht einwärts, sonst hilft der Brustmuskel zuviel mit. Auch beim sitzenden Konzentrationscurl muß das Handgelenk mit der Kurzhantel zum Körper gebeugt und leicht nach außen gedreht sein, um die volle Kontraktion des Bizeps zu gewährleisten. Spannen Sie den Bizeps in der oberen Position der Bewegung kurz voll an, bevor Sie das Gewicht bis zur völligen Streckung des Arms wieder absenken.

3.1.1.10 Handtuchcurl

Eine ungewöhnliche Übung, die sich empfiehlt, wenn die Bizepse ohne Hanteln trainiert werden sollen, z.B. auf Reisen. Man benötigt dafür ein nicht zu kleines Handtuch, das mit beiden Händen an den Enden fest gegriffen wird. Stellen Sie sich aufrecht hin und treten Sie mit einem Fuß in das Handtuch, so daß es den Boden berührt. Ziehen Sie nun mit beiden Händen kräftig nach oben und treten Sie mit dem Bein im Handtuch gleichzeitig nach unten. Das »Gewicht« für den Handtuchcurl läßt sich so gut regulieren; die Trittkraft des Beines kann der Bizepskraft problemlos angepaßt werden.

Durch verschiedene Handhaltungen kann die Übung gezielt eingesetzt werden: Falls die Hände weitgehend waagerecht gehalten werden, bei nach unten zeigenden Handrücken, so wird der Bizeps im Ganzen gefordert (Bild 47, 48). Die Bewegung kommt einem normalen Bizepscurl mit der Langhantel nahe. Werden die Fäuste senkrecht gehalten (Bild 49, 50), d.h. die Handrücken zeigen nach außen, so ähnelt die Bewegung einem Hammercurl, der eher den äußeren Kopf des Bizeps trainiert. Werden die Hände waagerecht gehalten, mit nach oben zeigenden Handrücken, so wird die Bewegung zum »Curl mit Obergriff« und die Belastung verlagert sich auf den äußeren Bizepskopf und auf die Unterarme. So lassen sich die Bizepse mit diesem einfachen Hilfsmittel umfassend trainieren.

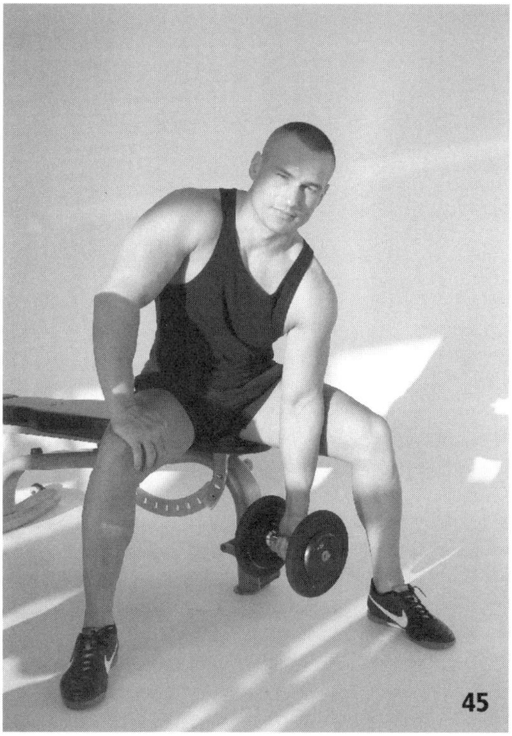

45

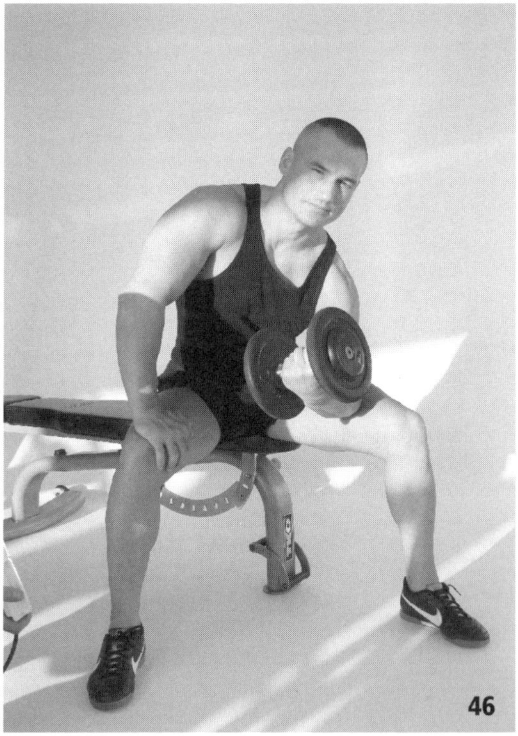

46

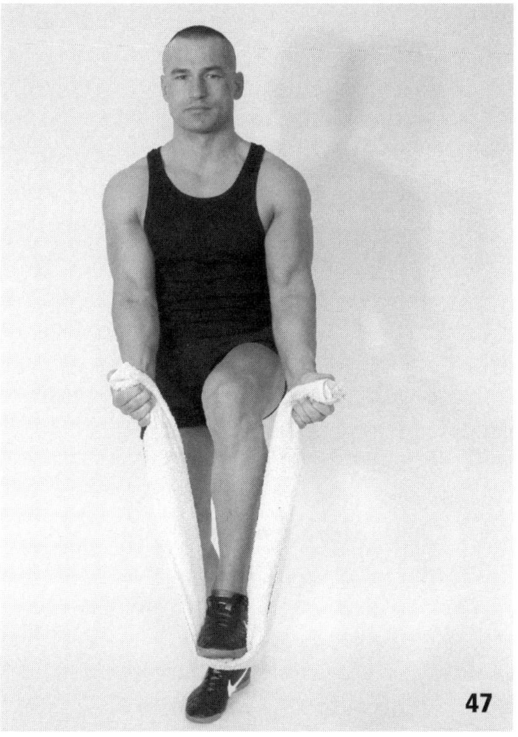

47

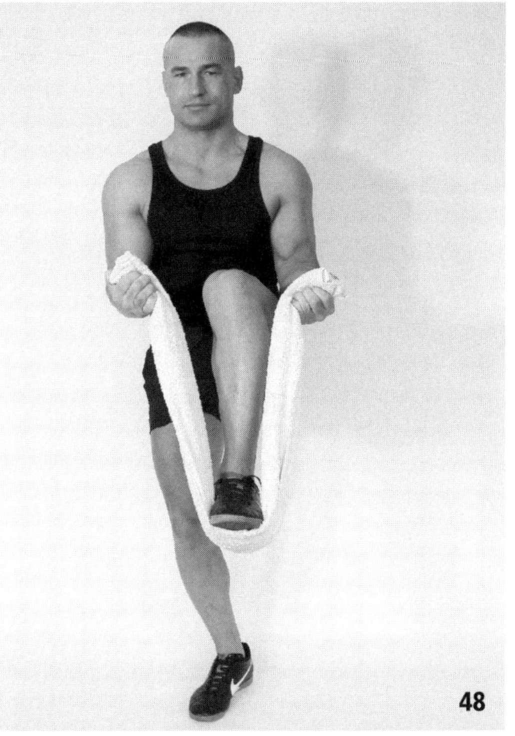

48

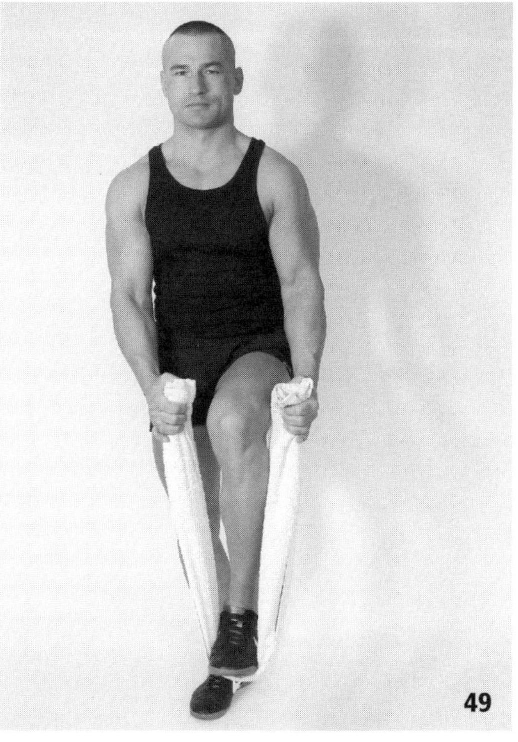

49

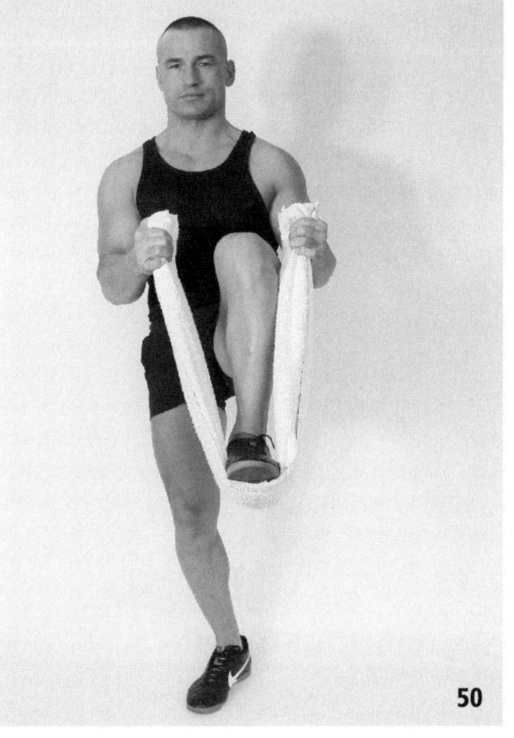

50

3.1.2 Der Trizeps

Der hintere Armmuskel wird »Trizeps« genannt, weil er drei Muskelpartien aufweist: Die innere und die äußere, beide oben am Arm sowie die relativ flache, sog. lange Partie, die sich von der Schulter bis zum Ellbogen erstreckt. Mit mittleren bis leichtem Gewicht lassen sich die drei Partien gezielt trainieren. Mit einem Hammergriff wird besonders die Außenseite des Trizeps belastet. Mit einem Obergriff wird die Innenseite stärker gefordert. Die lange Partie des Trizeps kann man gezielter trainieren, wenn der Arm nicht ganz gestreckt wird, d.h. es findet keine Entlastung dieses Teils des Trizeps statt (durchführbar z.B. bei Bankdips, wenn man nur zu zwei Dritteln aus der tiefen Position hochkommt, bevor die Abwärtsbewegung wieder eingeleitet wird).

Achten Sie bei allen Varianten des Trizepsdrückens auf die enge Stellung der Ellbogen. Wenn Sie die Ellbogen dabei seitlich ausstellen (wie man es häufig im Fitness-Studio beobachten kann) werden die Übungen bedeutend leichter; sie ähneln dann dem Bankdrücken. Das Gewicht ist bei den reinen Trizepsübungen, d.h. bei jenen Bewegungen, wo die Trizepse ziemlich isoliert arbeiten müssen, meistens zu leicht, um die starken Trizepse wirklich zu fordern. Schließlich sind sie regelmäßiges Bankdrücken und Drükken über Kopf gewohnt. Daher muß auf strikte Form geachtet werden, um effektiv zu trainieren.

Die Trizepse werden bei den schweren Drückübungen schon stark gefordert. Wer die Trizepse nach dem Brust- oder Schultertraining angeht, der sollte das Gewicht nicht zu schwer wählen. Es genügen in der Regel einige Sätze mit mittelschwerem bis leichtem Gewicht, um die bereits erschöpften Trizepse zu trainieren.

Anders verhält es sich, wenn die Trizepse nicht in einer Trainingseinheit mit der Brust oder den Schultern trainiert werden. Dann sollten auch die schweren Übungen wie Trizepsdrücken mit der Langhantel und Dips bzw. schwere Bankdips eingesetzt werden.

3.1.2.1 Enges Bankdrücken

Das sog. enge Bankdrücken kann, neben dem Barrenstütz (s.u. Bankdips), als beste Trizepsübung gelten, da hier das meiste Gewicht bewegt werden kann. Dafür wird die Stange etwa schulterbreit gegriffen und die Ellbogen werden eng am Körper heruntergeführt. So werden die Brustmuskeln relativ gut ausgeschaltet und die Trizepse müssen härter arbeiten. Zur Ausführung der Übung siehe unter »enges Bankdrükken« im Abschnitt über die Brustübungen.

3.1.2.2 Trizepsdrücken liegend mit Kurzhanteln

Diese Übung ist etwas unbequem auszuführen, doch sie ist die beste reine Trizepsübung. Greifen Sie zwei Kurzhanteln und legen Sie sich rücklings auf eine Bank. Strecken Sie Arme nach oben, halten Sie die Kurzhanteln parallel und senken Sie diese vorsichtig nach hinten, zum Kopf hin, ab. Die Handinnenseiten zeigen zueinander, die Hanteln werden also mit Hammergriff gefaßt. Halten Sie die Ellbogen dabei eng, etwa schulterweit, zusammen und senken Sie die Hanteln links und rechts des Kopfes ab. In der unteren Position befinden sich Ihre Hände etwa auf Höhe der Ohren. Die Oberarme werden weitgehend still gehalten und die Ellbogen dienen als »Scharnier«, nur die Unterarme bewegen sich. Ziehen Sie dann die Hanteln mit den Trizepsen bis zur vollen Streckung der Arme wieder hoch (Bild 51, 52).

3.1.2.2.1 Tips zur Ausführung

In der oberen Position der Bewegung sind die durchgestreckten Arme leicht nach hinten, zum Kopf hin, geneigt; die Gewichte befinden sich über dem Kopf, nicht über den Schultern. So wird die Belastung auf die Trizepse erhöht, denn wenn die Arme in der oberen Position senkrecht

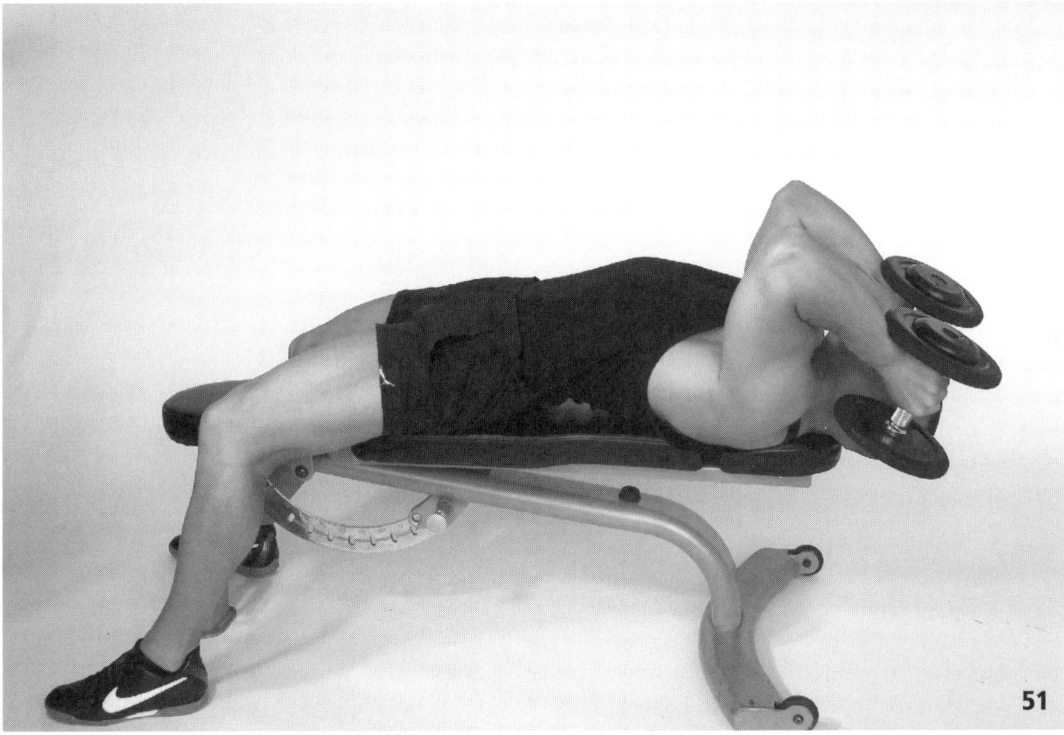

51

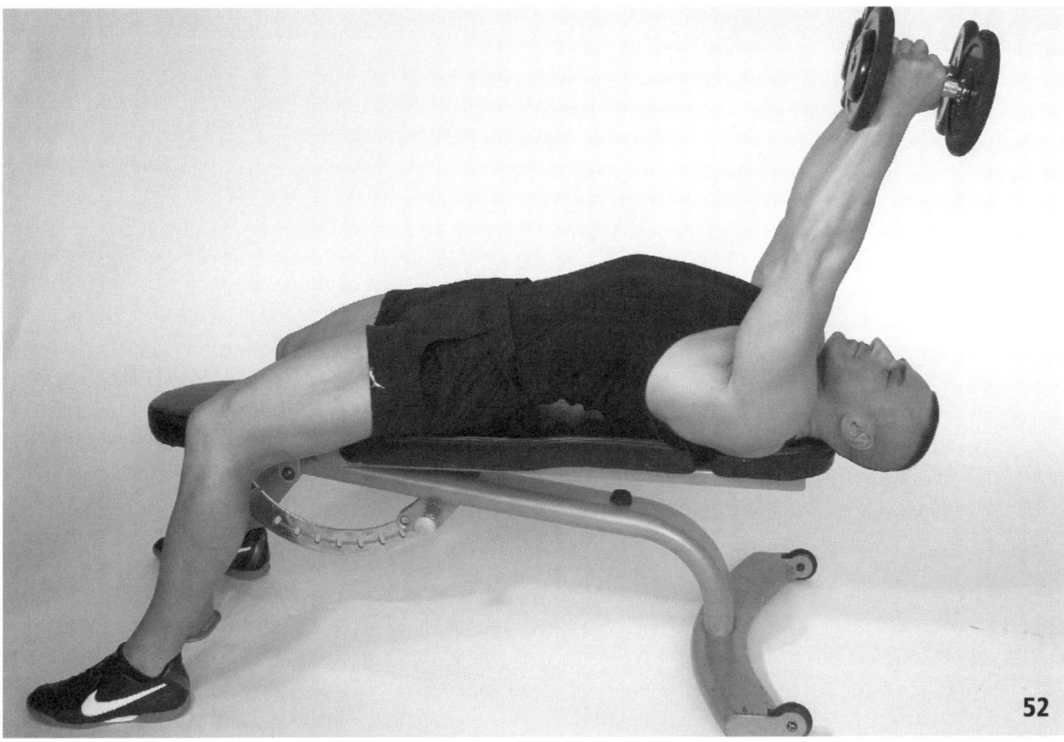

52

stehen, ruht das Gewicht auf den ausgestreckten Armen und die Trizepse werden entlastet.

Die Ellbogen müssen während der Bewegung eng zusammen gehalten werden, sonst verliert die Übung viel von ihrer Wirkung.

3.1.2.2.2 Variation: Trizepsdrücken liegend mit Obergriff

Ausführung wie beim beidarmigen Trizepsdrükken mit Hammergriff, doch werden die Kurzhanteln dabei mit Obergriff gehalten, d.h. die Handinnenseiten zeigen nach vorn. Diese Haltung ähnelt dem Trizepsdrücken mit der Langhantel. Das ist deutlich unbequemer als die Ausführung mit Hammergriff, weil die Unterarme dafür gedreht werden müssen (Bild 53, 54). Bei manchen Athleten stellen sich dadurch Schmerzen in den Ellbogen ein, ebenso wie bei der Ausführung mit der geraden Langhantel (s.u.). Als weniger belastende Alternative kann eine halb gedrehte Handhaltung dienen, die etwa dem Griff an der SZ-Stange entspricht. Wichtig ist es, die Hanteln in der oberen Position nicht senkrecht über der Brust zu halten, sondern über dem Kopf. So zeigen in der oberen Position die gestreckten Arme leicht schräg nach hinten und die Belastung für die Trizepse fällt höher aus, da selbst in der kontrahierten Position noch Haltearbeit geleistet werden muß.

3.1.2.2.3 Variation: Trizepsdrücken liegend mit der Langhantel

Diese Variante wird etwas anders ausgeführt, da der Bewegungsspielraum mit einer Langhantel eingeschränkter ist. Greifen Sie eine Langhantel mit engem Obergriff und legen Sie sich rücklings auf eine Bank, so, daß der Kopf über das Ende der Bank hinausragt. Auf diese Weise kann die Hantel tiefer zur Stirn hin abgesenkt werden und die Trizepse werden besser gedehnt. Halten Sie die Ellbogen eng zusammen, wenn Sie die Hantel vorsichtig absenken. Die Oberarme wer-

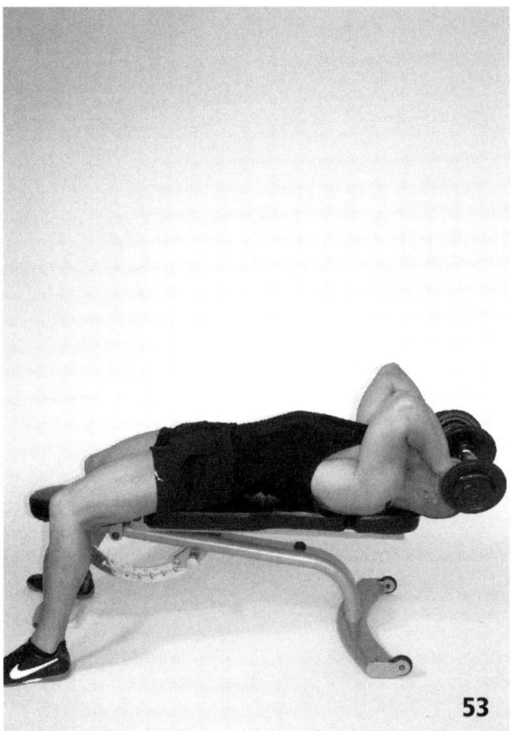
53

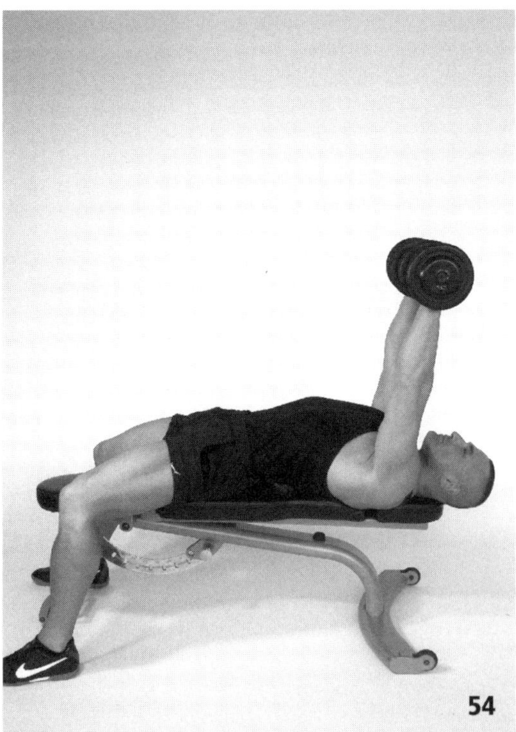
54

den dabei nur ganz leicht nach rückwärts bewegt und die Unterarme senken sich soweit, daß die Hantelstange die Stirn fast berührt. Knicken Sie die Handgelenke dabei nicht nach hinten ab, sonst kontrahiert der Trizeps nicht optimal. Dann ziehen Sie das Gewicht mit den Trizepsen bis zur vollen Streckung der Arme wieder hoch (Bild 55, 56).

Wie bei der Variante mit Kurzhanteln sind in der oberen Position der Bewegung die durchgestreckten Arme leicht nach hinten, zum Kopf hin geneigt; das Gewicht befindet sich über dem Kopf, nicht über den Schultern.

Die besten Ergebnisse erzielen Sie mit einer geraden Langhantelstange, doch die recht unbequeme Handstellung verursacht den meisten Kraftsportlern schnell Beschwerden im Handgelenk oder in den Ellbogen. Dann empfiehlt es sich, auf eine SZ-Stange auszuweichen (Bild 57, 58). Falls Sie durch die enge Armstellung trotzdem Schmerzen in den Ellbogen bekommen, sollten Sie auf die Variante mit Kurzhanteln und Hammergriff ausweichen. Erfahrungsgemäß läßt sich das Problem damit beheben.

3.1.2.3 Langhantel-Trizepsdrücken sitzend

Im Sitzen wird das Trizepsdrücken mit der Langhantel ähnlich ausgeführt, wie im Liegen: Die Hantel wird mit höchstens schulterweitem Obergriff über den Kopf gestemmt. Im Unterschied zum Drücken im Liegen wird die Hantel aber hinter dem Kopf abgelassen, etwa bis in Höhe des Hinterkopfes. Dabei werden die Ellbogen nach vorn und relativ eng gehalten. So wird eine bessere Dehnung der Trizepse und anschließend eine stärkere Kontraktion erzielt. Je weiter die Ellbogen seitlich ausgestellt werden, desto stärker werden die Trizepse entlastet und die Übung entwertet.

Falls sich Schmerzen in den Ellbogen oder den Handgelenken einstellen, wählen Sie die Ausführung mit einer SZ-Stange (Bild 59, 60);

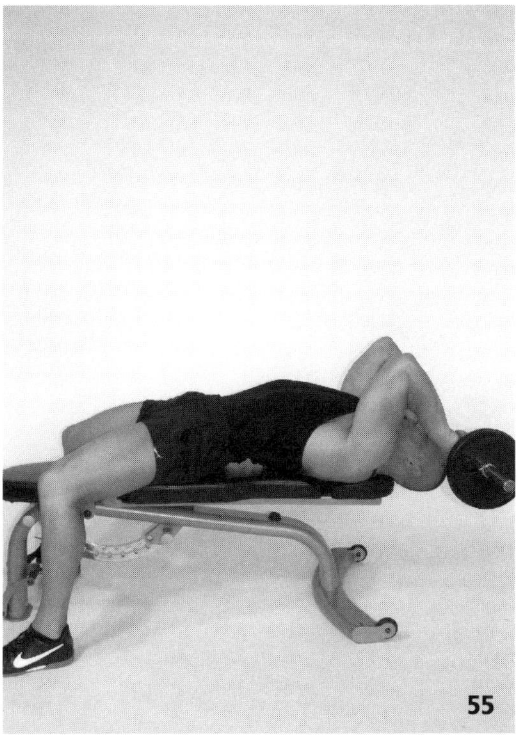

55

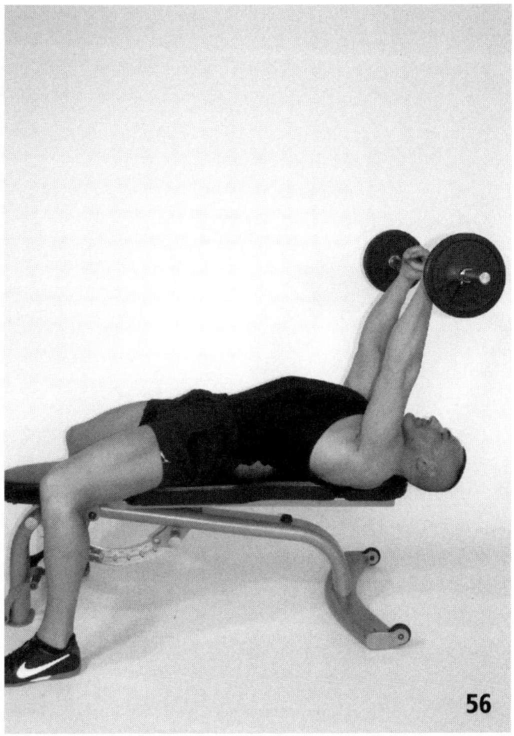

56

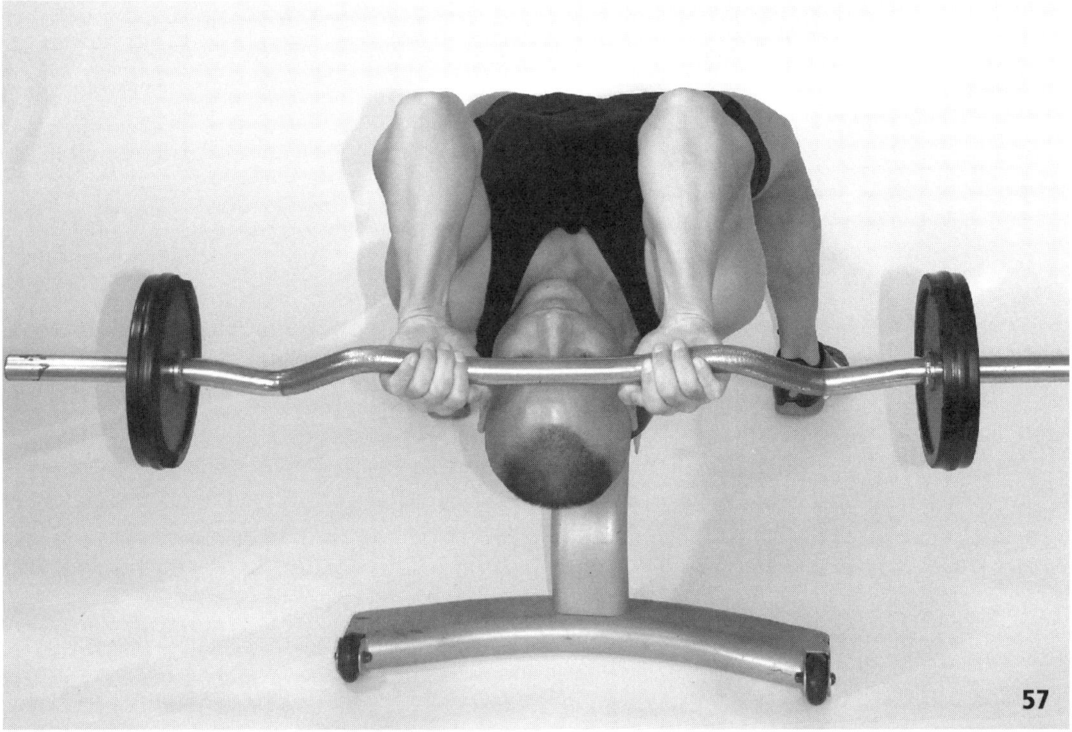

57

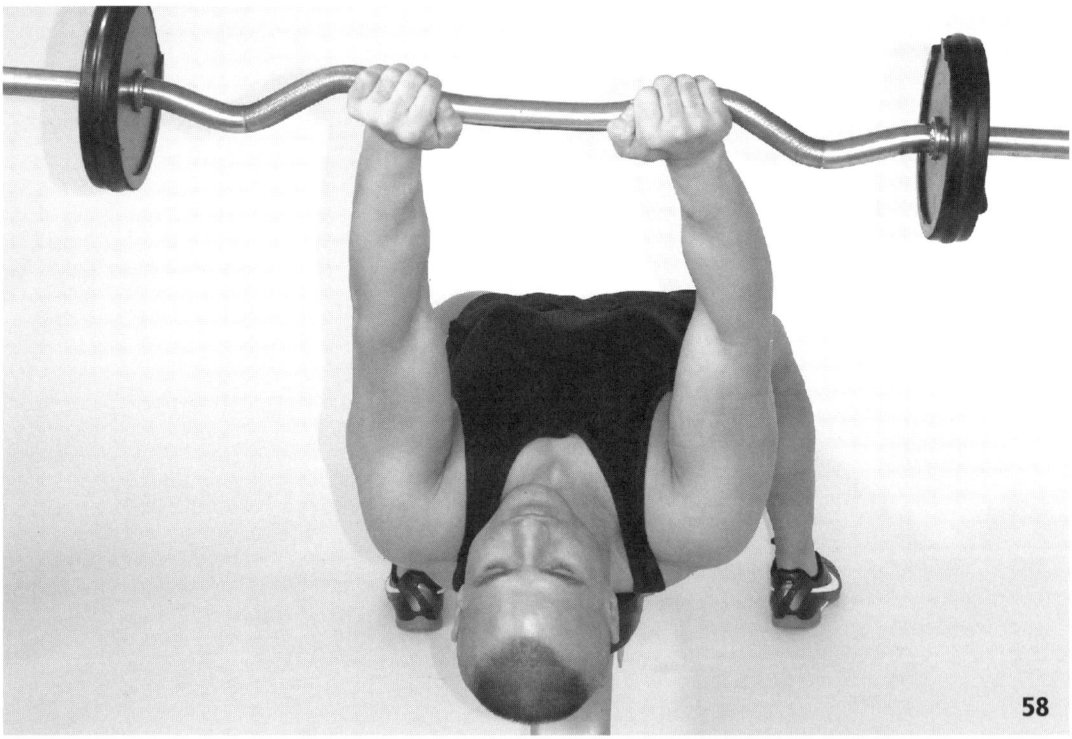

58

damit läßt sich das Problem schnell beheben. Alternativ kann man auch mit zwei Kurzhanteln und Hammergriff arbeiten, um die empfindlichen Gelenke zu schonen.

3.1.2.4 Kurzhantel-Trizepsdrücken sitzend

Diese Variante des Trizepsdrückens wird sitzend mit einer Kurzhantel ausgeführt. Nehmen Sie eine Kurzhantel beidhändig, indem Sie die Handflächen innen an die Gewichtscheibe legen; die Daumen umschließen die Stange. Stemmen Sie die Kurzhantel mit beiden Händen über den Kopf und lassen Sie sie vorsichtig hinter dem Kopf ab, wobei die Oberarme senkrecht gehalten werden und die Ellbogen wieder als »Scharnier« dienen. Die Handhaltung erschwert die enge Stellung der Ellbogen; versuchen Sie trotzdem, diese nach Möglichkeit zusammenzuhalten. Am Ende der anschließenden Aufwärtsbewegung kann der Trizeps dann sehr stark kontrahieren, was dem Muskelwachstum zugute kommt (Bild 61, 62). Diese Übung erlaubt leichte bis mittelschwere Gewichte; durch den großen Bewegungsspielraum ist sie recht effektiv.

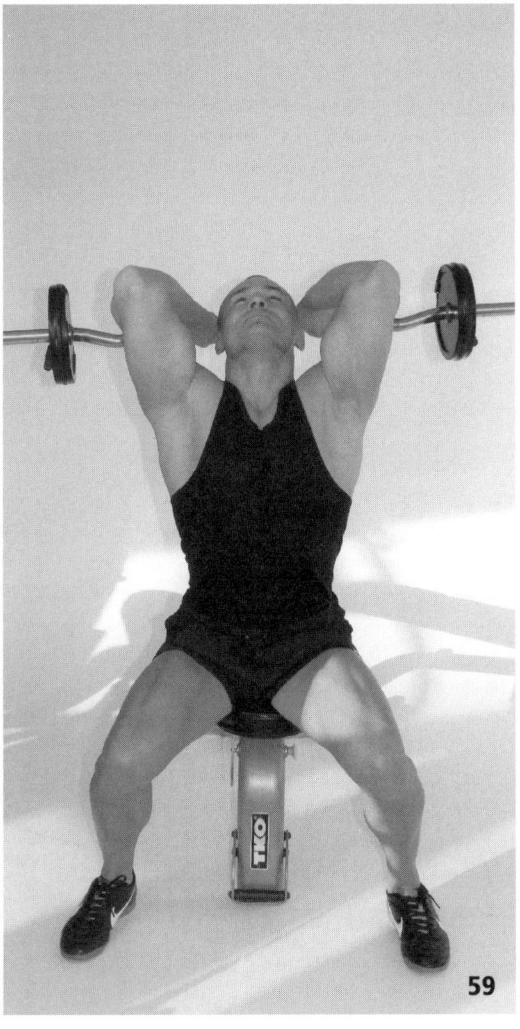

59

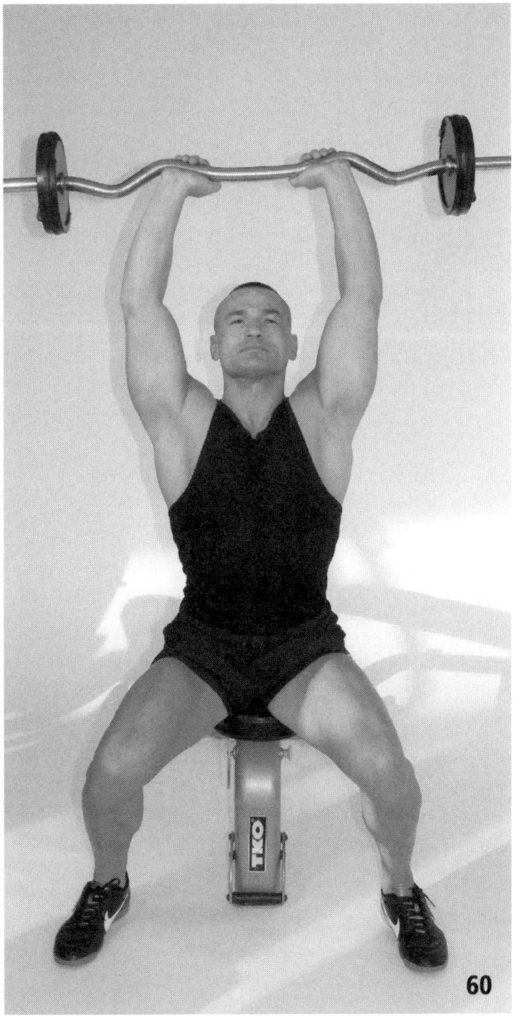

60

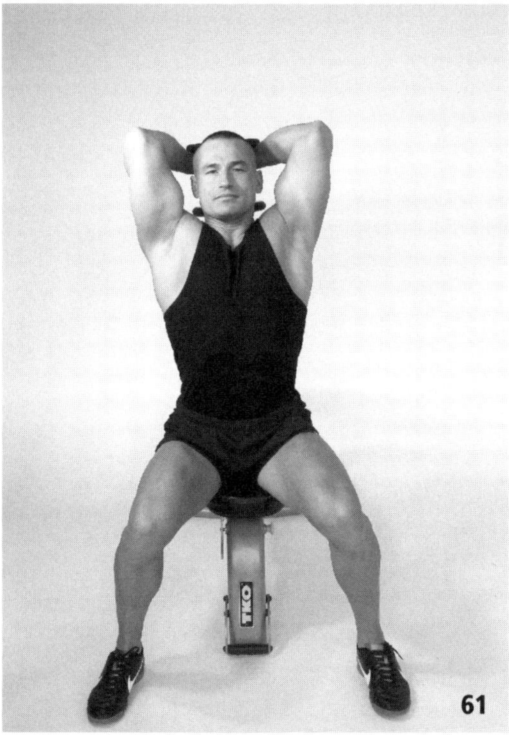
61

3.1.2.5 Armstrecken rückwärts

Diese Übung, auch als »Kickbacks« bekannt, isoliert den Trizeps sehr gut; sie kann als Pendant zum Konzentrationscurl des Bizeps gelten. Daher erlaubt sie ebenfalls nur wenig Gewicht, doch bei korrekter Ausführung ist Muskelkater garantiert!

Greifen Sie dafür eine Kurzhantel, beugen Sie sich vor und stützen Sie sich mit der freien Hand auf einer Bank ab. Legen Sie den Oberarm an den Körper und lassen Sie das Gewicht herab; der Ellbogen dient als »Scharnier«, nur der Unterarm soll sich bewegen. Für die Ausgangsstellung bringen Sie nun die Hantel nach vorn, indem Sie den Oberarm am Körper lassen, aber die Hantel nach Art eines Hammercurls mit dem Bizeps nach vorn anheben. So wird der Trizeps sehr gut gedehnt. Ziehen Sie dann das Gewicht mit dem Trizeps nach hinten und oben, bis der Zielmuskel voll kontrahiert. Halten Sie die Kontraktion für einen Moment, ehe Sie die

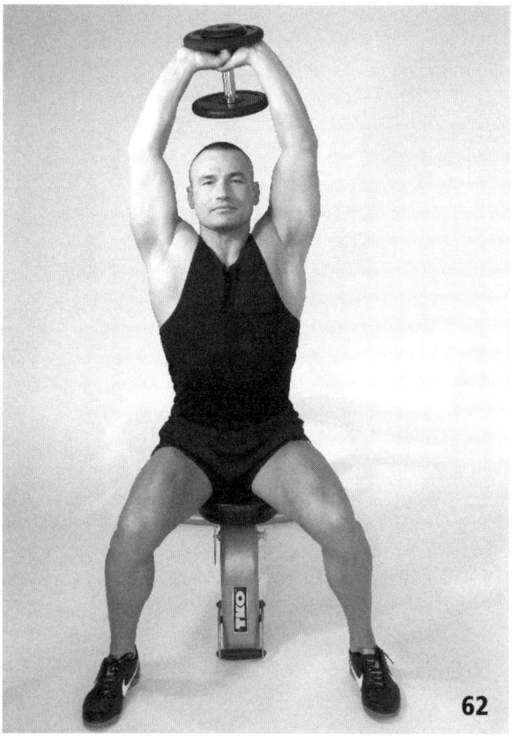
62

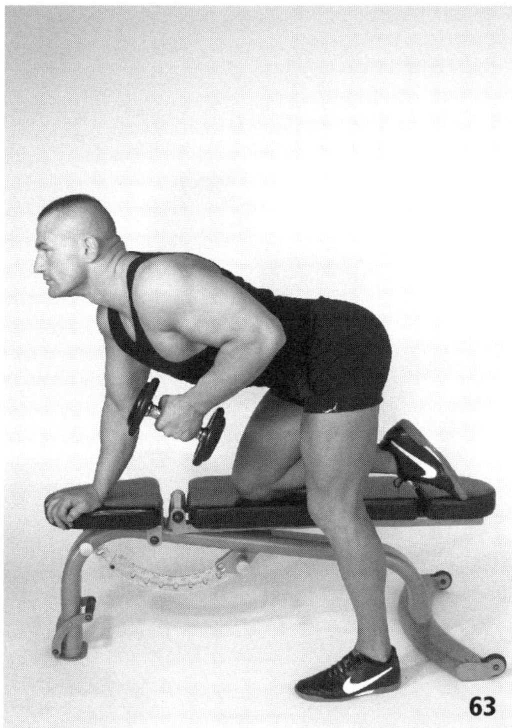
63

Hantel wieder in die Ausgangsposition bringen (Bild 63, 64).

Wenn Sie die Kurzhantel am Ende der Bewegung senkrecht halten, wird der äußere Kopf des Trizeps stark belastet. Wenn Sie den Unterarm im Verlauf der Rückwärtsbewegung auswärts drehen, so daß die Handinnenseite nach oben zeigt und die Hantel in der kontrahierten Position waagerecht gehalten wird, ist es der innere Kopf des Trizeps, der die Hauptlast trägt (Bild 65).

3.1.2.5.1 Variation: Armstrecken liegend

Dies ist eine wenig bekannte Variante des Armstreckens. Greifen Sie eine Kurzhantel und legen Sie sich seitlich auf eine Bank. Stemmen Sie die Hantel senkrecht hoch und lassen Sie diese, vor dem Kopf, langsam zur anderen Schulter hin ab (Bild 66, 67). Der Oberarm wird nicht bewegt und der Ellbogen dient als »Scharnier« für die Bewegung des Unterarms. Der andere Arm wird zur Stabilisierung auf die Bank gestützt, bevor er auch an die Reihe kommt.

3.1.2.6 Bankdips

Die vielleicht beste Übung für den Trizeps ist der Barrenstütz, engl. »dip« genannt, wobei der Körper zwischen zwei eng stehenden Holmen abgelassen und durch Trizepse und Brustmuskeln wieder hochgedrückt wird. Doch einen echten Turnbarren findet man vielleicht noch in einer Schulsporthalle. Selbst einen sog. Dipbarren, eine verkürzte Version des Turnbarrens, weisen heute schon nicht mehr alle Fitness-Studios auf, so daß sich als Ersatz dafür Bankdips anbieten. Diese Übung bringt Masse vorwiegend im Ellbogenbereich und ist trotz (oder eher wegen) der merkwürdigen Ausführung recht anstrengend.

Setzen Sie sich quer auf eine Bank und stützen Sie sich links und rechts des Körpers mit den Händen ab. Die Handballen liegen auf der

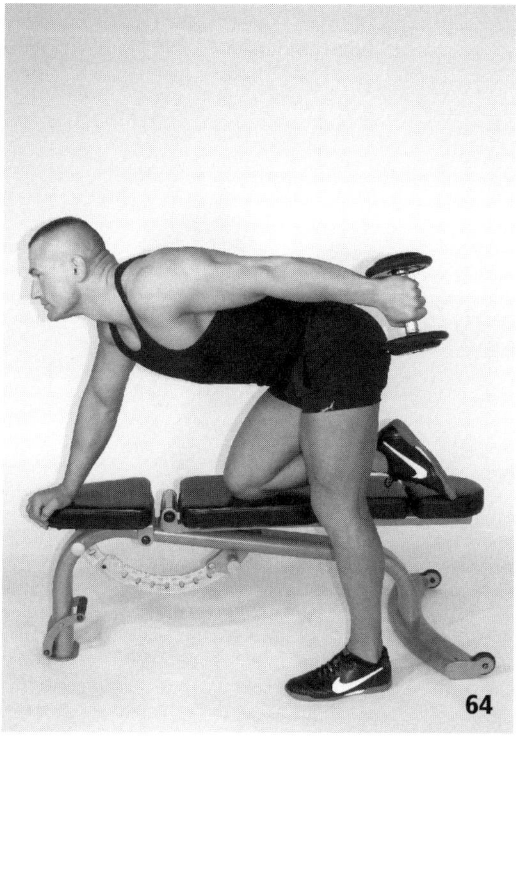
64

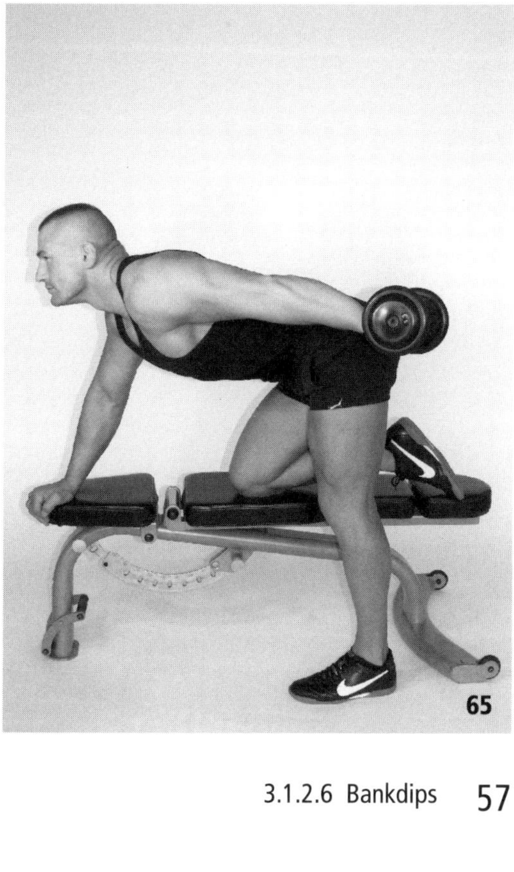
65

Bank, die Finger umfassen die Kante. Rutschen Sie nun vor und schieben Sie das Gesäß über die Kante der Bank hinaus, gleichzeitig strecken Sie die Beine und plazieren die Füße auf einer gegenüberstehenden Bank oder einem Stuhl. Lassen Sie sich nun langsam tief herab, indem Sie die Arme beugen; atmen Sie dabei ein. Drücken Sie sich dann mit den Armen wieder hoch und atmen Sie aus (Bild 68, 69). Der Rücken wird dabei eng an der Kante der Bank vorbeigeführt. Je tiefer Sie hinabgehen, desto besser die Dehnung für die Trizepse und ihre anschließende Kontraktion.

3.1.2.6.1 Tips zur Ausführung

Wenn Sie in der tiefen Position mit dem Gesäß den Boden berühren, sich aber noch tiefer herablassen könnten, dann sollten Sie die Bank auf zwei Hantelscheiben, Blöcke oder dicke Bücher stellen, um mehr Bewegungsspielraum zu gewinnen.

3.1.2.6.2 Variation: Leichte Bankdips

Bei dieser Variante werden die Füße nicht auf einer Bank plaziert, sondern auf dem Boden (Bild 70). So wird die Bewegung deutlich erleichtert und eignet sich auch für Trainingsneulinge.

3.1.2.6.3 Variation: Schwere Bankdips, Füße erhöht

Die Übung wird erschwert, wenn die Füße höher liegen als das Gesäß. Das erhöht die Belastung (Bild 71).

3.1.2.6.4 Variation: Schwere Bankdips mit Gewicht

Ein anderer Weg, die Übung weiter zu erschweren: Man legt sich eine Kurzhantel in den Schoß (Bild 72) oder man läßt sich vom Trainingspartner eine Langhantel auf die Hüften legen (Bild 73). Und wem das immer noch nicht reicht, der kann dazu noch die Füße erhöhen. Auf diese Weise können durchaus schwere Bankdips

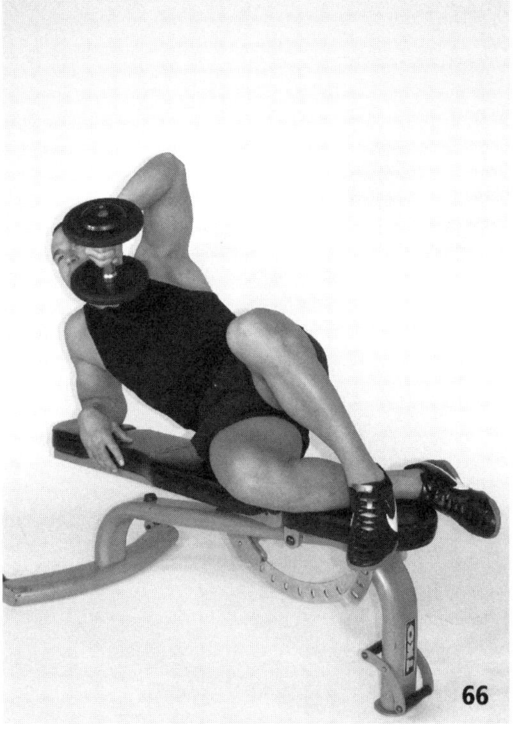

66

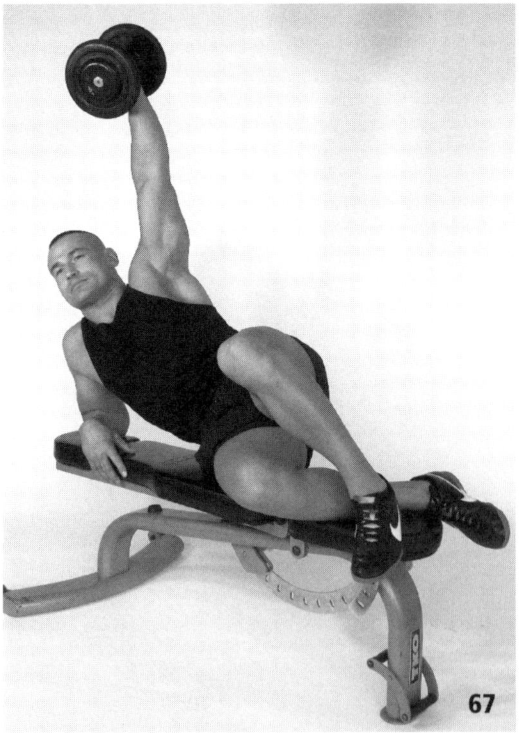

67

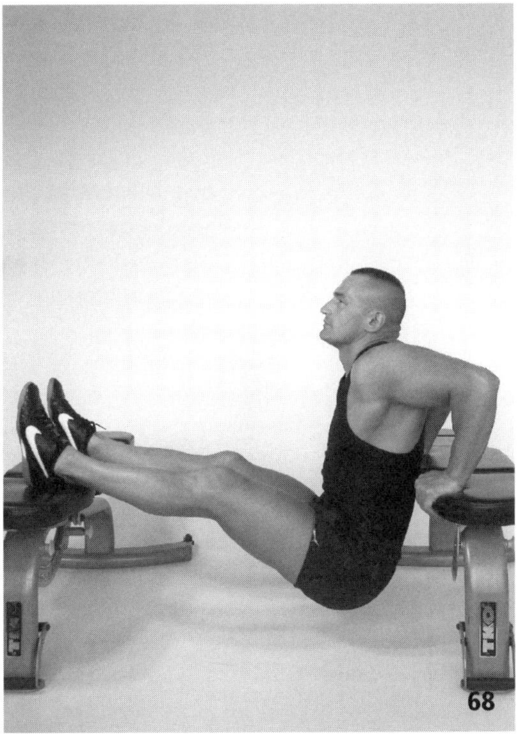
68

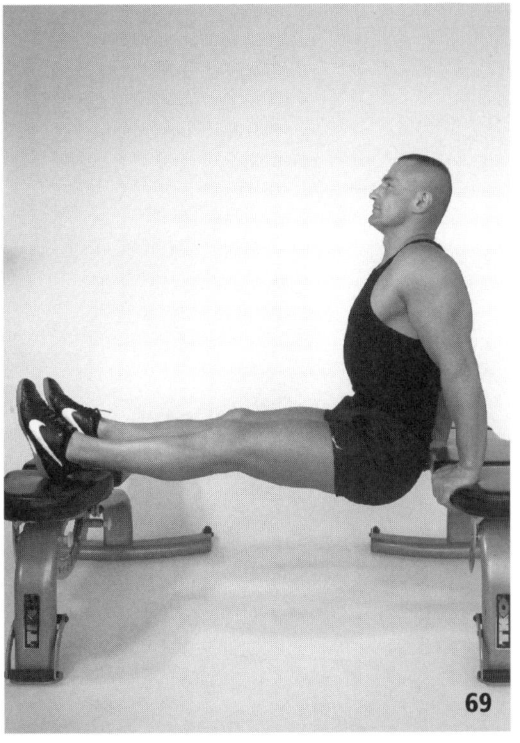
69

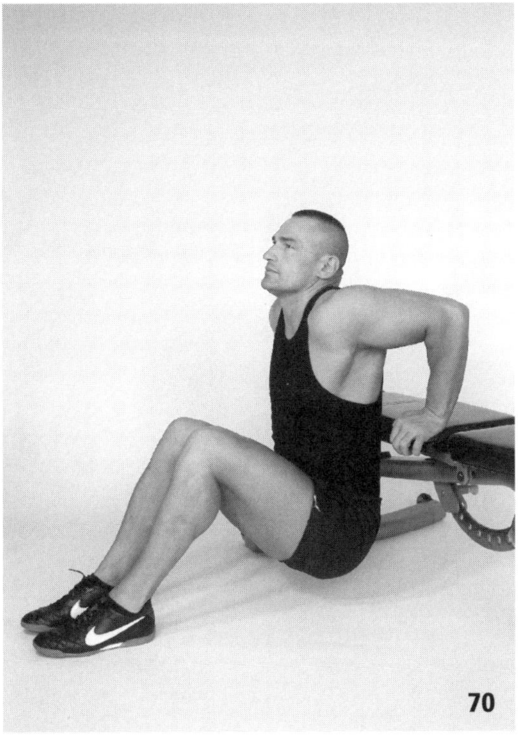
70

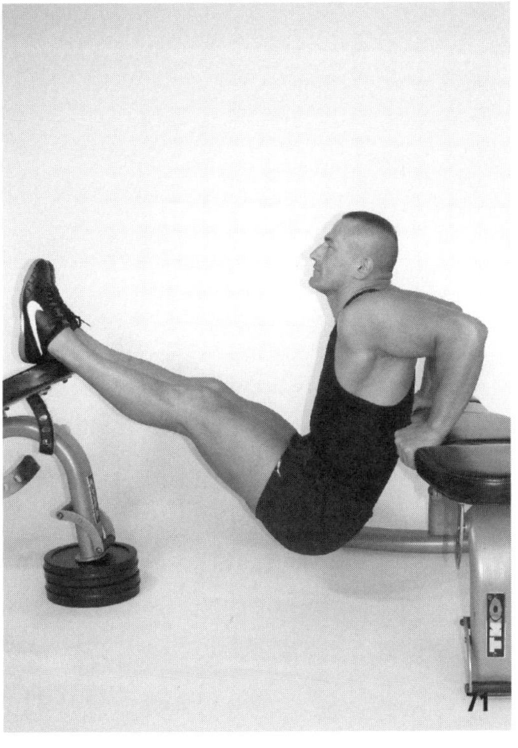
71

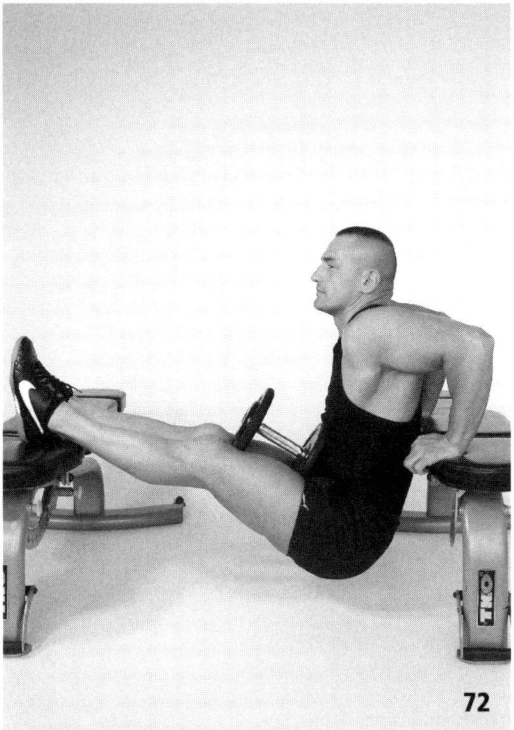

72

durchgeführt werden, die den Barrenstütz leidlich ersetzen.

3.1.2.7 Liegestütz an der Bank

Eine eher unbekannte, aber sehr effektive Trizepsübung. Hier wird keine Hantel benötigt, das Körpergewicht reicht aus. Durch das erhöhte Abstützen an einer Bank kommt es zu einer sehr guten Dehnung der Trizepse, die anschließend vollständig kontrahieren können.

Nehmen Sie die Ausgangsstellung ein, indem Sie die Hände etwa schulterweit auf die Kante der Bank stützen und durch Beugung der Arme den Oberkörper weit herablassen. Die Füße werden weit nach hinten genommen; die Körperhaltung ähnelt dem Liegestütz, nur daß die Hände nicht auf dem Boden, sondern erhöht auf der Kante der Bank ruhen. In dieser Ausgangsstellung kommen die Fersen vom Boden ab; man ruht auf den Zehenspitzen. Halten Sie die Ellbogen während der Bewegung eng am

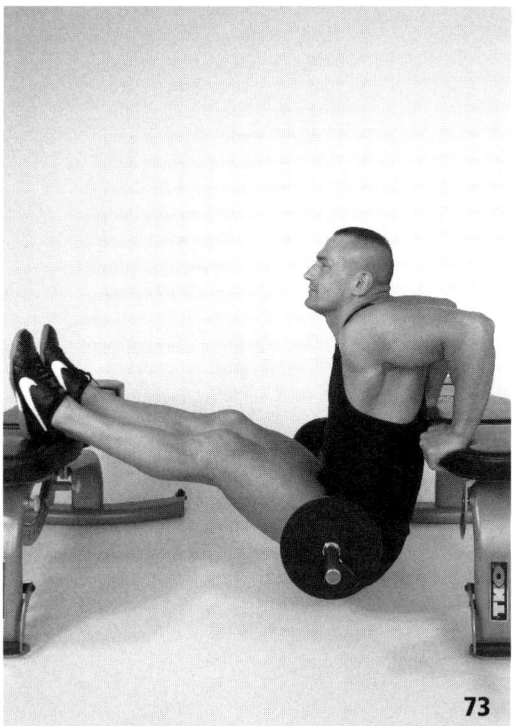

73

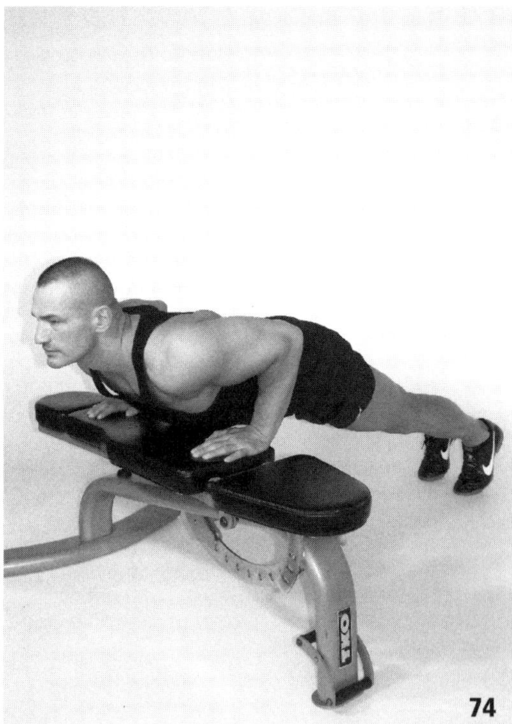

74

Körper, um die Belastung auf die Trizepse zu lenken. Atmen Sie ein und drücken Sie sich dann mit den Armen kraftvoll nach hinten und oben, bis die Arme vollständig gestreckt sind; atmen Sie dabei aus (Bild 74, 75).

Mit einem engen Stütz werden die Trizepse optimal trainiert; auch die vorderen Schultermuskeln arbeiten kräftig mit. Je weiter Sie den Griff zum Abstützen wählen, desto mehr verschiebt sich die Belastung auf die Brustmuskeln (Bild 76). So können Liegestütze an der Bank auch für das Brusttraining eingesetzt werden. Erhöhte Liegestütze mit engem und weitem Stütz lassen sich übrigens auch ohne Bank ausführen, z.B. im Hotelzimmer an der Bettkante.

3.1.2.7.1 Tips zur Ausführung

Die Bank darf nicht verrutschen; rücken Sie diese am besten vor die Wand.

Halten Sie die Arme immer parallel und führen Sie die Ellbogen beim Heruntergehen nicht nach außen, sonst verringern Sie die Belastung der Trizepse.

Je weiter Sie die Füße nach hinten stellen, desto schwerer wird die Bewegung. Die Übung läßt sich auch so ausführen, daß beim Ablassen des Oberkörpers das Kinn die Kante der Bank berührt. Um sich aus dieser Position hochzudrükken, braucht es schon wirklich Kraft.

Weitere Varianten des Liegestütz sind im Abschnitt über das Brusttraining aufgeführt; auch diese können mit wechselnden Armstellungen für das Trizepstraining eingesetzt werden.

3.1.3 Der Unterarm

Die Unterarme weisen eine Gruppe von Muskeln auf, die in innenliegende Flexoren und außenliegende Extensoren unterschieden werden. Die Flexoren (Beugemuskeln) drehen das Handgelenk und die Extensoren (Streckmuskeln) beugen es. Beide Muskelgruppen können durch Handgelenkcurls und umgekehrte Handgelenk-

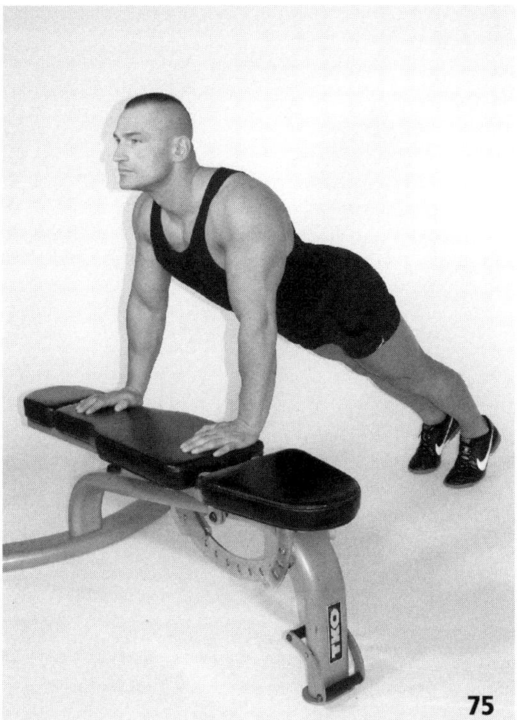

75

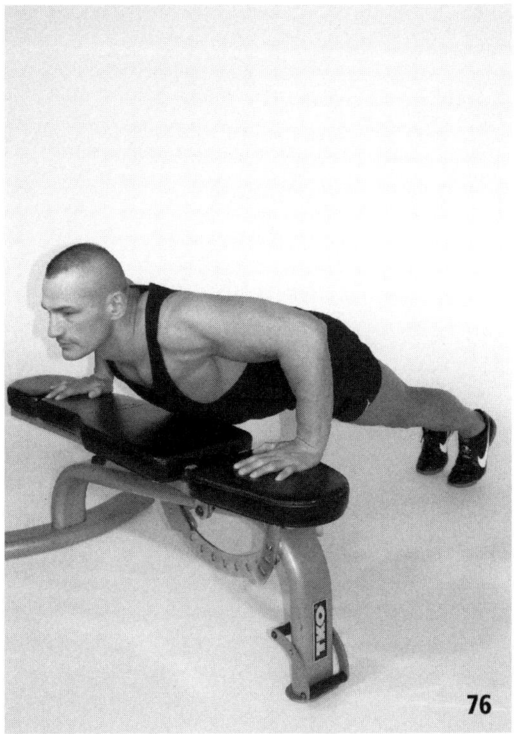

76

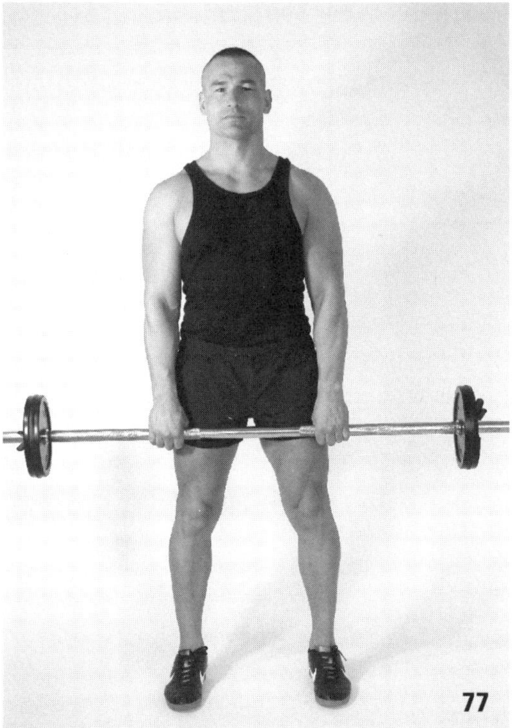

77

curls gezielt trainiert werden. Die Extensoren können durch Curls mit Obergriff auch schwerer trainiert werden, hier hilft der Bizeps mit.

Die Unterarme werden bei allen Hantelübungen schon stark gefordert, so daß ein spezielles Training für diese Muskelgruppe eigentlich nicht nötig ist. Wer die Unterarme trotzdem trainieren möchte, der sollte die Übungen dafür am besten an das Ende des Bizepstrainings setzen. Unterarme und Bizepse sind dann bereits erschöpft und wenige Sätze der im Folgenden aufgeführten Übungen reichen aus.

3.1.3.1 Langhantelcurl mit Obergriff

Diese Übung ist ein Zwitter: Sie trainiert die äußeren Köpfe der Bizepse und die gesamten Unterarme (Extensoren und Flexoren) sehr effektiv. Weil die Bizepse mithelfen, können Curls mit Obergriff als die Unterarmübung gelten, bei der am meisten Gewicht bewegt wird. Trotzdem werden Sie mit Obergriff deutlich weniger Last

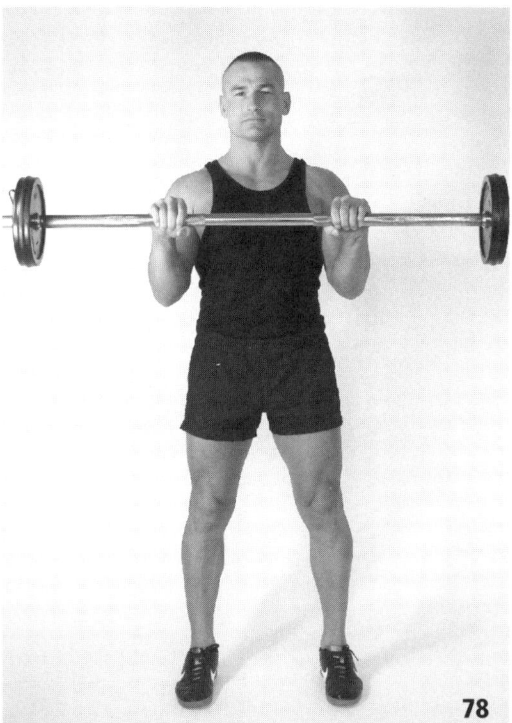

78

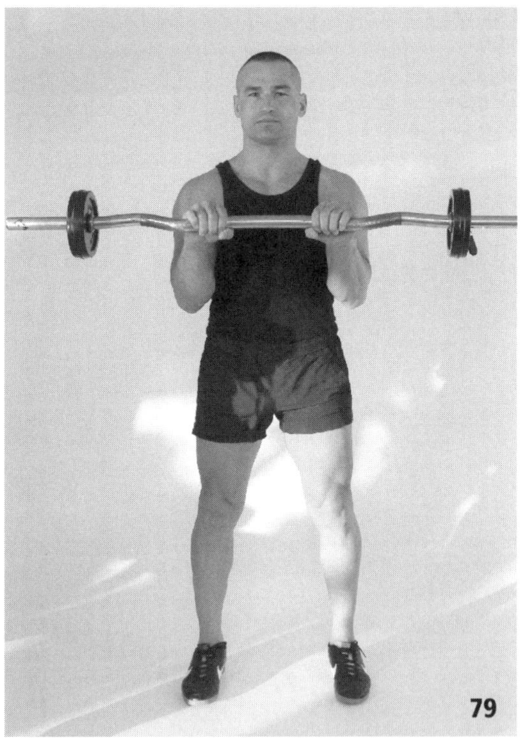

79

bewegen können, als beim normalen Langhantelcurl mit Untergriff.

Greifen Sie eine Langhantel mit schulterweitem Obergriff und nehmen Sie einen sicheren Stand ein. Die Hantel hängt, wie beim Bizepscurl, an den vollständig gestreckten Armen herab. Halten Sie die Oberarme eng am Körper, die Ellbogen sind zu beiden Seiten des Körpers angelegt. Ziehen Sie das Gewicht mit den Bizepsen und Unterarmen so hoch wie möglich; die Oberarme bewegen sich dabei nicht, die Ellbogen dienen als »Scharnier«. Im Verlauf der Bewegung werden auch die Handgelenke etwas angehoben, um die Muskeln der äußeren Unterarme besser anzuspannen. Halten Sie die Kontraktion für einen Moment, ehe Sie die Hantel wieder absenken (Bild 77, 78). Der Oberkörper wird dabei ruhig gehalten; Schwungholen durch Vor- und Zurückbeugen erleichtert die Übung und vermindert die Trainingswirkung.

3.1.3.1.1 Tips zur Ausführung

Sollten sich mit der geraden Stange Schmerzen im Handgelenk einstellen, so bleibt die Möglichkeit, auf die SZ-Stange auszuweichen (Bild 79). Natürlich nimmt die halb gedrehte Handstellung der Übung einiges von ihrer Wirkung, doch da es sich beim Langhantelcurl mit Obergriff um die Unterarmübung handelt, bei der am meisten Gewicht eingesetzt werden kann, ist die Ausnahme vertretbar. Wer anderer Meinung ist, weicht auf die Variante mit Kurzhanteln aus; ebenso, wenn sich Schmerzen im Handgelenk einstellen.

3.1.3.1.2 Variation: Kurzhantelcurl mit Obergriff

Wird ausgeführt wie die Variante mit der Langhantel, doch mit zwei Kurzhanteln. Das erlaubt eine bequemere Bewegungsführung und die Handgelenke werden geschont (Bild 80, 81).

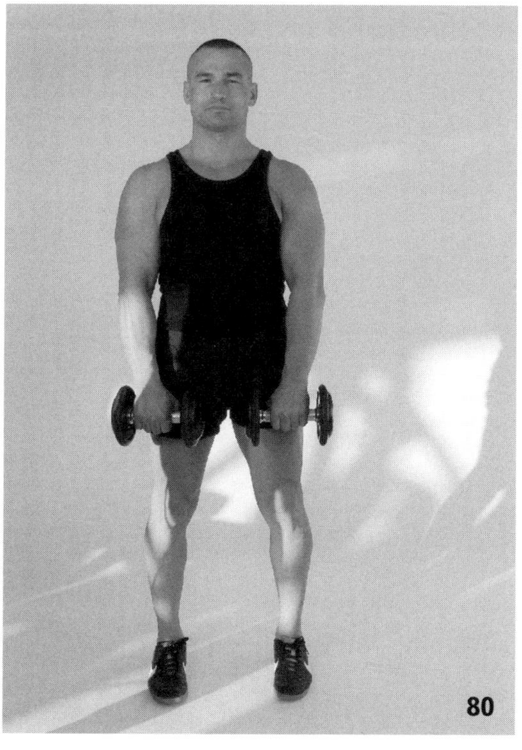

80

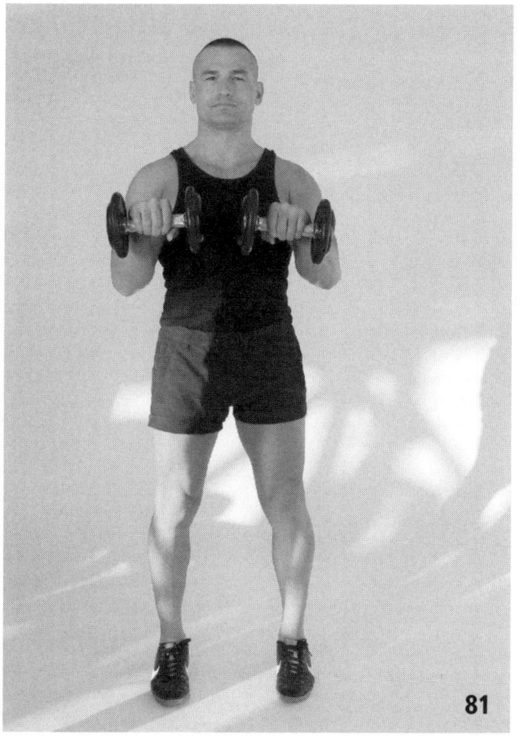

81

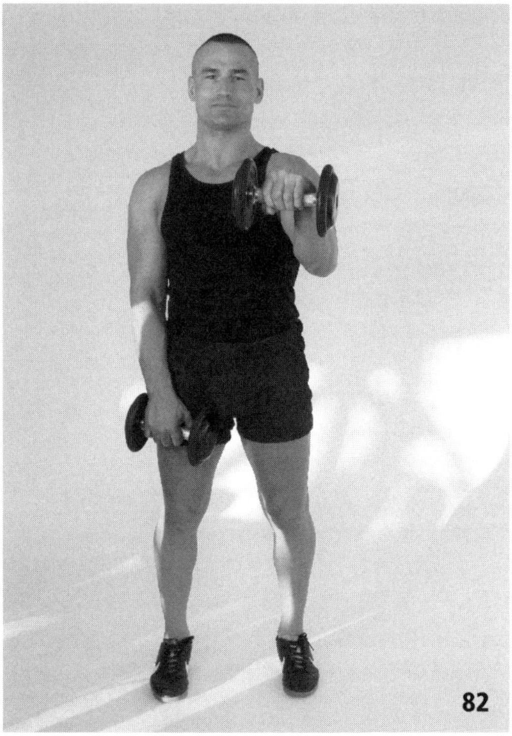

82

3.1.3.1.3 Variation: Kurzhantelcurl mit Obergriff abwechselnd

Wie vor, doch arbeitet nur ein Arm, während der andere ruht (Bild 82). Man kann diese Übung auch ausführen, indem man hinter eine Bank tritt, deren Lehne steil (80-90 Grad) aufgestellt ist, und den Oberarm unterhalb der Achsel auf die Lehne stützt. Das entspräche dann einem Scottcurl mit Obergriff, was eine sehr präzise Bewegungsführung erlaubt.

3.1.3.2 Handgelenkcurl mit der Langhantel

Greifen Sie eine Langhantel, setzen Sie sich rittlings auf eine Bank, beugen Sie sich vor und lassen Sie die Hände über das Ende der Bank hinausragen. Die Hantelstange wird mit einem engen Untergriff gehalten. Beugen Sie die Handgelenke nach unten; Sie sollten die Streckung der inneren Unterarme deutlich spüren, um sie dann wieder zum Körper hin anzuziehen, bis die Unterarmflexoren kontrahieren (Bild 83, 84).

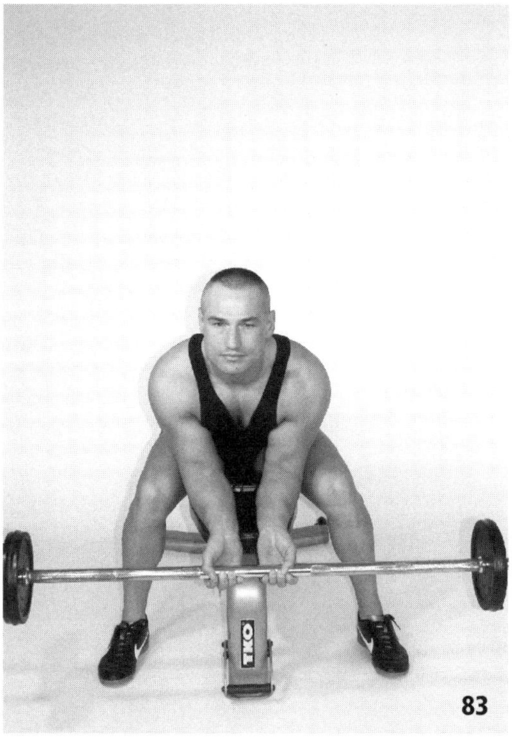

83

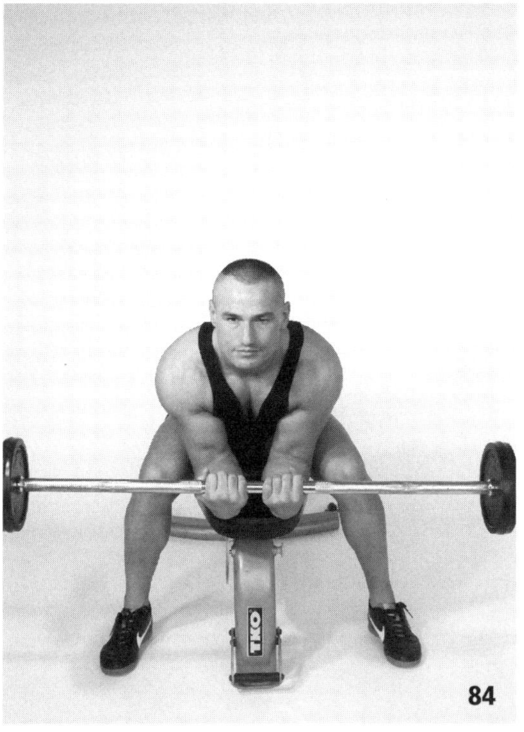

84

Die Übung erfordert weniger Koordination, entsprechend kann hier etwas mehr Gewicht genommen werden als beim Curl mit Obergriff. Allerdings führt die enge Griffhaltung bei manchen Sportlern zu Schmerzen im Handgelenk. Das Ausweichen auf eine SZ-Stange verspricht Linderung (Bild 85). Dabei verringert es die Effizienz der Übung nicht, sondern erlaubt sogar eine bessere Kontraktion der Unterarmmuskulatur. Wer noch mehr Bewegungsfreiheit möchte, der greift zu Kurzhanteln.

3.1.3.2.1 Variation: Handgelenkcurl mit Kurzhantel, einarmig

Ausführung wie zuvor, rittlings auf einer Bank. Durch die Konzentration auf einen Arm kann noch etwas mehr Gewicht bewegt werden (Bild 86, 87).

Beide Unterarme sollten mit der gleichen Anzahl von Sätzen und Wiederholungen trainiert werden. Doch trainieren Sie den schwäche-

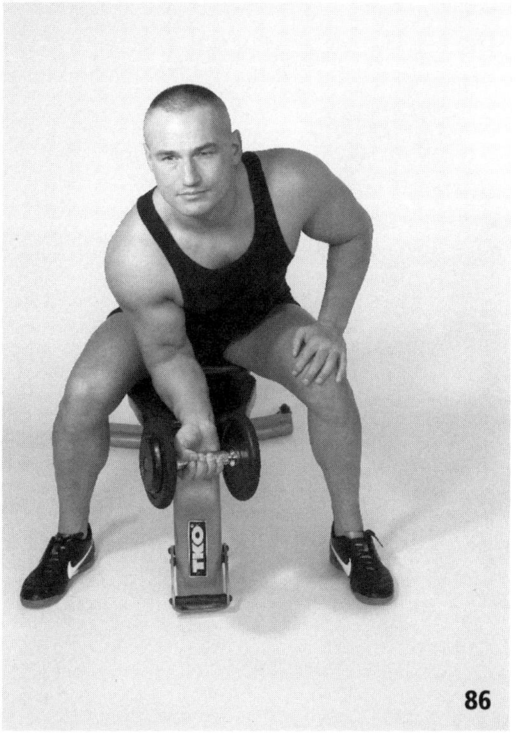

86

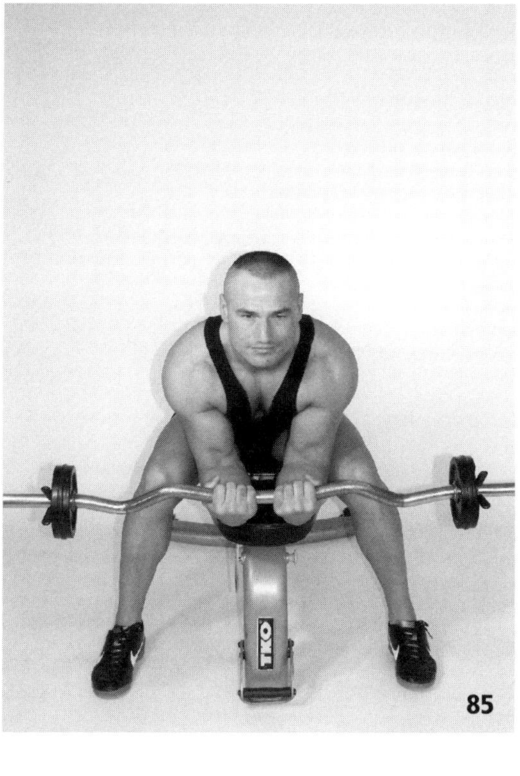

85

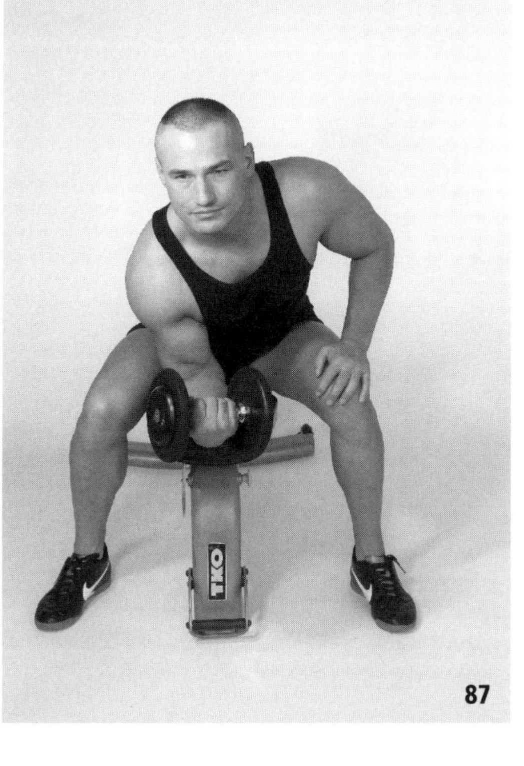

87

ren Unterarm zuerst (so kann er mit mehr Kraft und Konzentration gefordert werden); gefolgt vom stärkeren.

3.1.3.3 Handgelenkcurl umgekehrt mit der Langhantel

Die Übung wird wie der normale Handgelenkcurl ausgeführt, doch wird die Hantel mit Obergriff gehalten und man stützt sich auf die Innenseite der Unterarme, d.h. die Handinnenseiten zeigen nach unten. Beugen Sie das Handgelenk, um die Muskeln der äußeren Unterarme, die Extensoren, optimal zu dehnen und ziehen Sie dann die Gewichte körpereinwärts, indem Sie die Handgelenke anheben. Halten Sie die Kontraktion im Unterarm für einen Moment, bevor die Hantel wieder abgesenkt wird.

Die Sitzposition ist die gleiche wie zuvor, rittlings auf einer Bank, die Unterame aufgelegt. Die Hantelstange wird mit einem engen Obergriff gehalten (Bild 88, 89). Sollte Ihnen diese

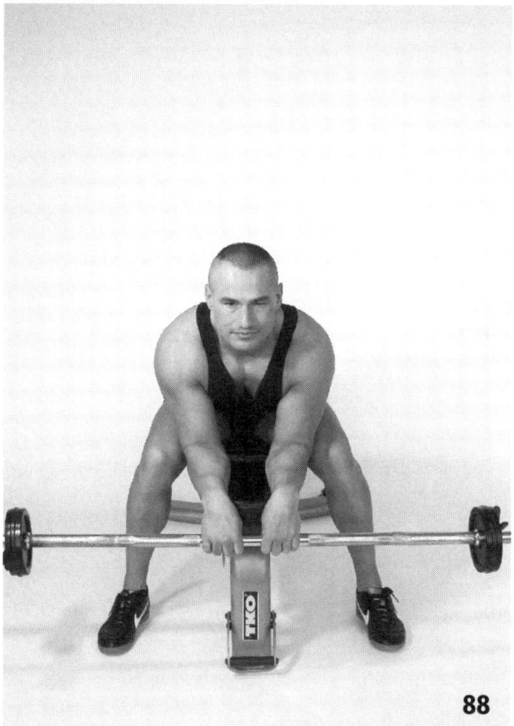

88

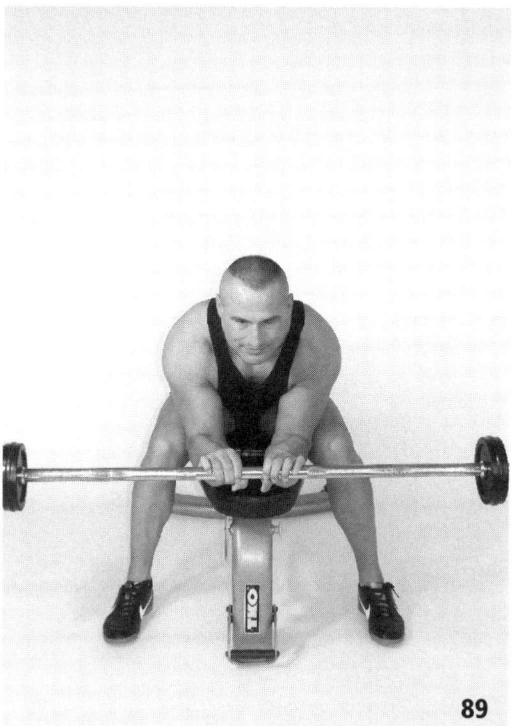

89

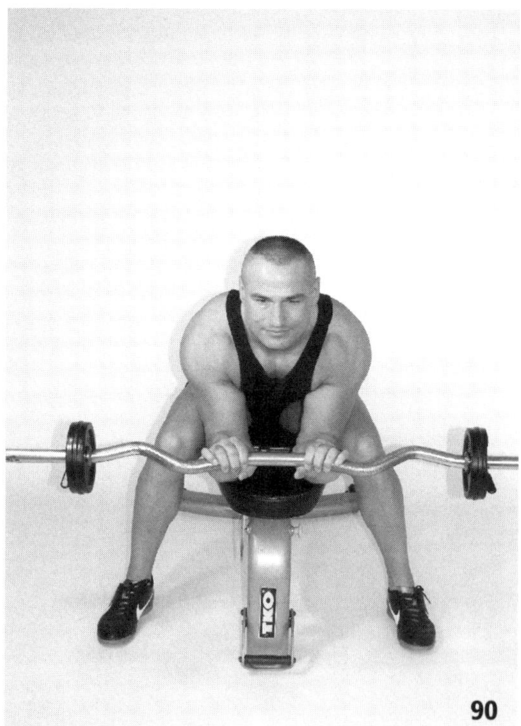

90

Griffhaltung Schmerzen bereiten, so weichen Sie auf eine SZ-Stange aus (Bild 90) oder greifen Sie zu Kurzhanteln.

3.1.3.3.1 Variation: Handgelenkcurl umgekehrt mit Kurzhantel, einarmig

Ausführung wie zuvor, nur mit einer Kurzhantel. Wenn der Satz beendet ist, wechseln Sie zum anderen Arm (Bild 91, 92). Diese Variante eignet sich auch gut, um Entwicklungsunterschiede auszugleichen, indem der zurückgebliebene Unterarm zuerst trainiert wird.

3.1.3.4 Hammercurl

Als letzte Unterarmübung wäre der Hammercurl zu nennen, dessen Ausführung bei den Bizepsübungen beschrieben ist. Obwohl der Hammercurl vorwiegend den Bizeps trainiert, führt die ungewöhnliche Handhaltung auch zu einer höheren Beanspruchung der Unterarmmuskulatur, vor allem der Extensoren.

3.2 Die Brust

Der große Brustmuskel, der M. pectoralis major, besteht aus einem oberen und einem unteren Teil. Während das Bankdrücken auf der Flachbank die ganze Brust entwickelt, wird mit dem sog. Schrägbankdrücken durch eine Erhöhung der Lehne die Belastung auf den oberen Teil der Brust gelenkt. Entsprechend verlagert sich die Arbeit auf den unteren Teil des Brustmuskels, wenn die Lehne abgesenkt wird (sog. negatives Bankdrücken). Nach traditioneller Kraftsportauffassung bestimmt die Griffweite, ob eher die innere Brust gefordert wird (enger Griff) oder der äußere Brustmuskel die Hauptlast trägt (weiter Griff).

Beim Brusttraining werden nicht nur die Brustmuskeln gefordert; auch die Trizepse und die vorderen Schultermuskeln müssen kräftig mithelfen, besonders beim Drücken auf der Bank und beim Drücken über Kopf. Erst das Zusammenwirken dieser drei Muskelgruppen er-

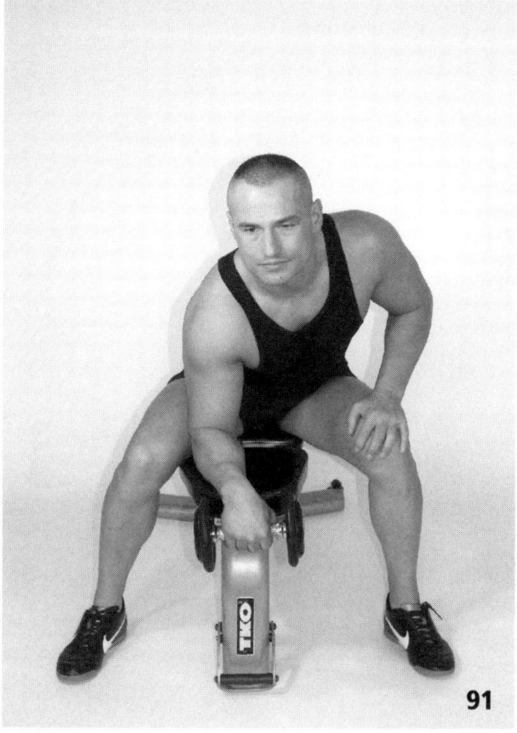

91

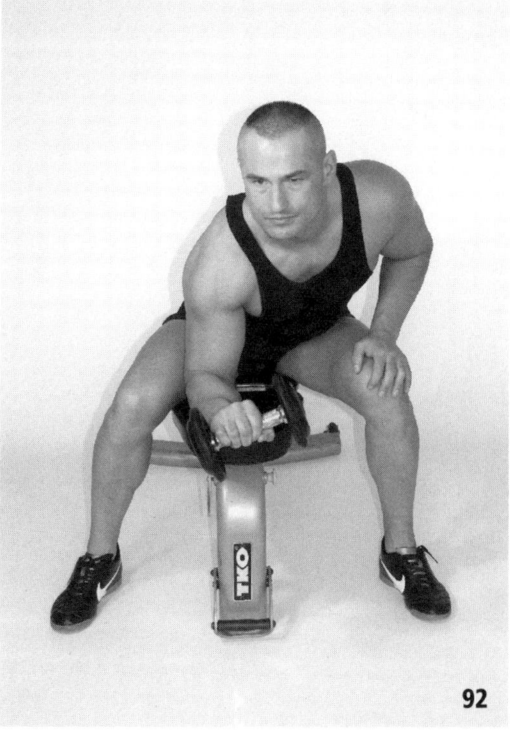

92

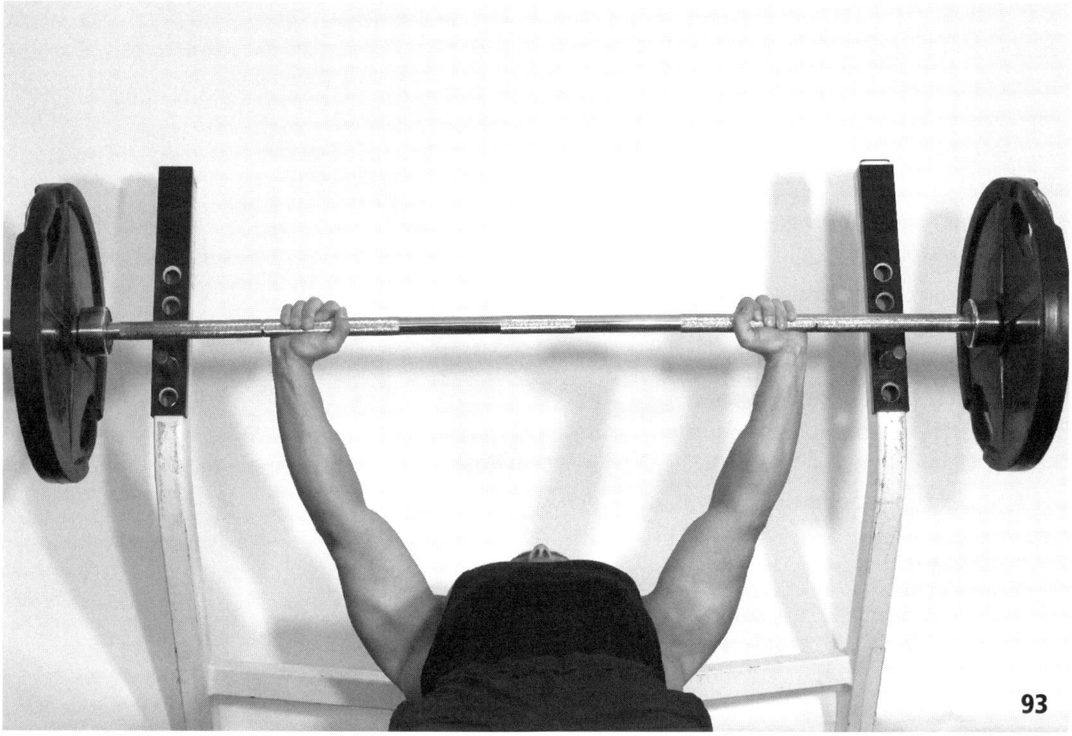
93

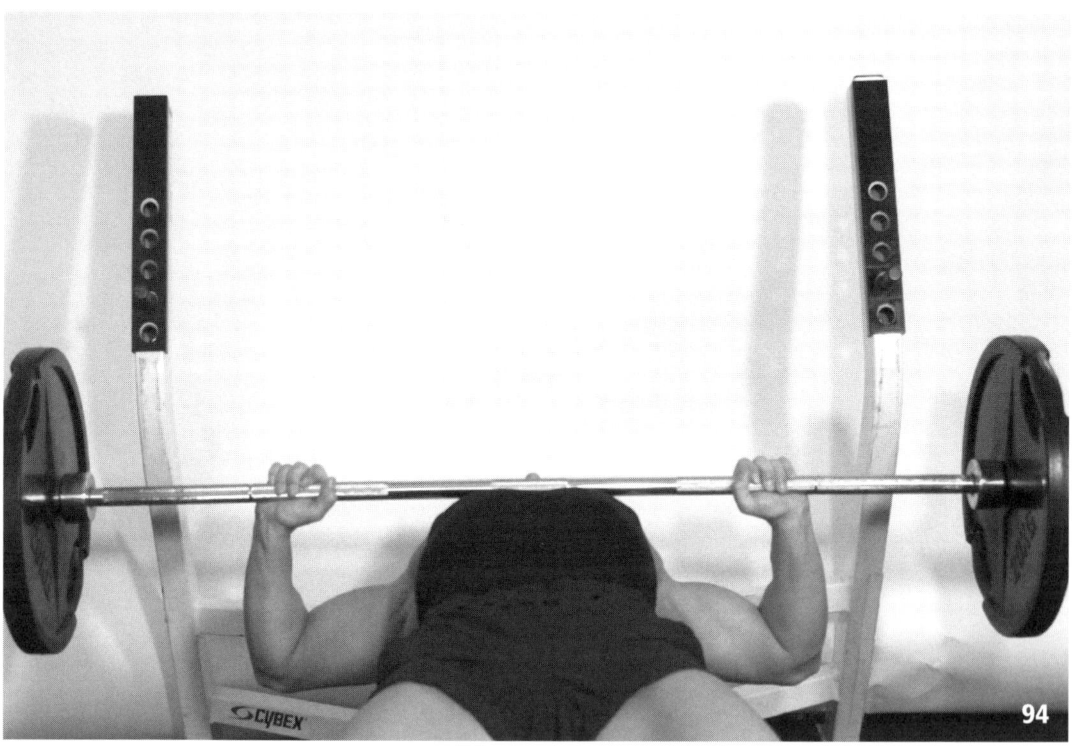

94

laubt den Einsatz schwerer Gewichte. Das muß bei der Trainingsplanung natürlich berücksichtigt werden. Wenn also »Brust & Schultern« in einer Trainingseinheit zusammengefaßt werden, so sollten die Brustübungen gleichzeitig als schwere Schulterübungen gelten. Das anschließende Schultertraining beinhaltet dann nur noch einige mittelschwere oder leichte Übungen. Das Gleiche gilt für die Trizepse.

3.2.1 Technik beim Bankdrücken mit der Langhantel

3.2.1.1 Griffweite und Bewegungsführung

Wie bei allen Hantelübungen ist auch beim Bankdrücken die korrekte Technik entscheidend für den Erfolg. Die richtige Griffweite für das Bankdrücken mit der Langhantel ist etwas mehr als schulterweit (Bild 93). Wer sich nicht sicher ist, ob er richtig greift, läßt sich von einer zweiten Person bestätigen, daß seine Unterarme parallel stehen, wenn die Hantel abgesenkt ist (Bild 94). Die Hantel wird beim Bankdrükken auch nicht senkrecht von der Brust hochgedrückt, sondern leicht schräg zum Kopf hin geführt (Bild 95).

3.2.1.2 Der Daumen umschließt die Stange

Der korrekte Griff beim Bankdrücken sieht immer so aus, daß der Daumen die Hantelstange umschließt (Bild 96). Nur so ist die Kontrolle über das Gewicht sichergestellt. Hüten Sie sich vor der Unsitte, die Hantelstange allein in der Handfläche liegend zu stemmen. Wenn Sie schnell reagieren müssen, kann es zu spät sein, um die Stange richtig zu greifen!

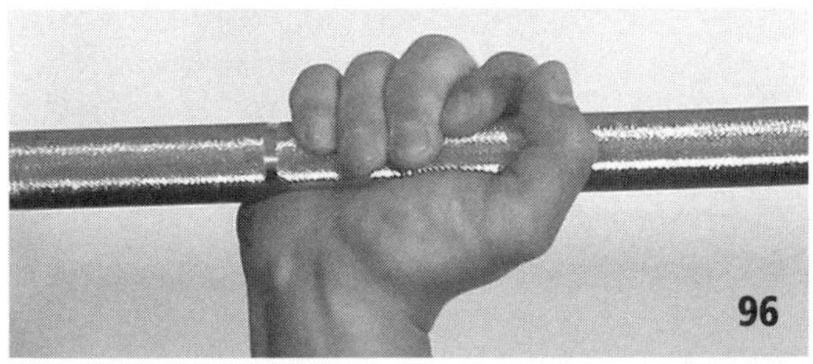

96

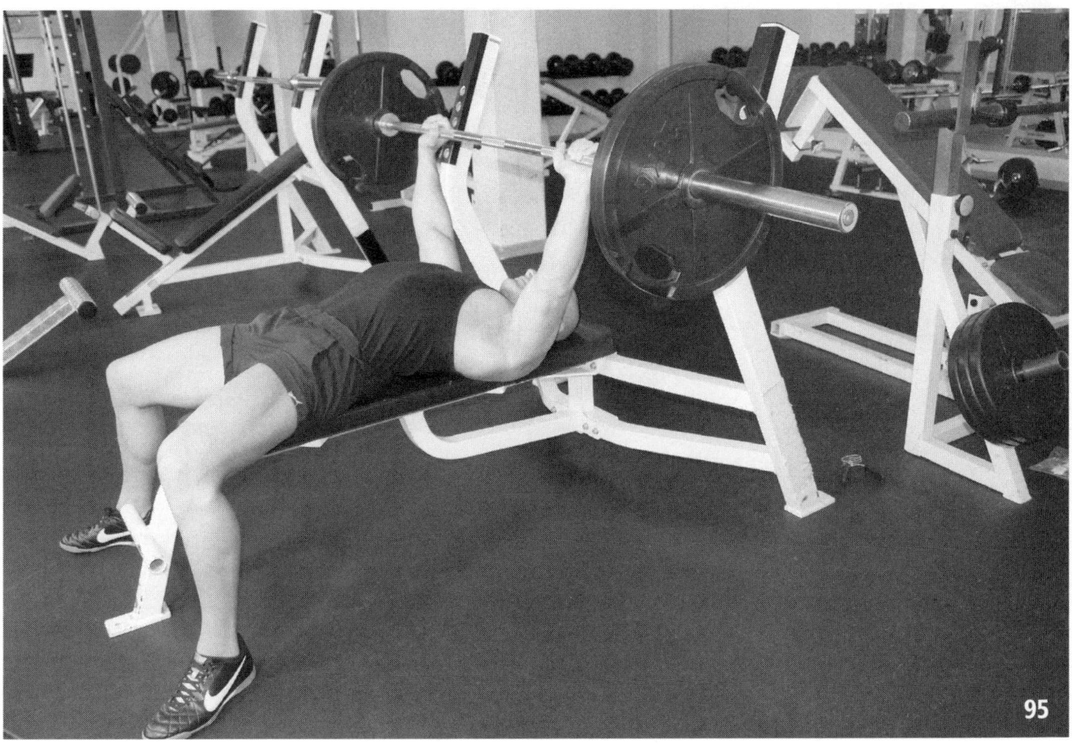

95

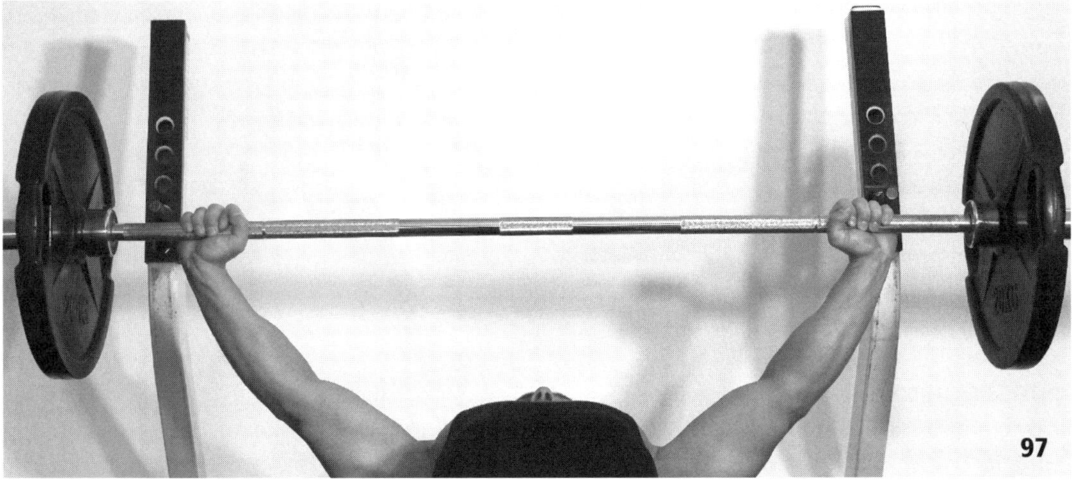

97

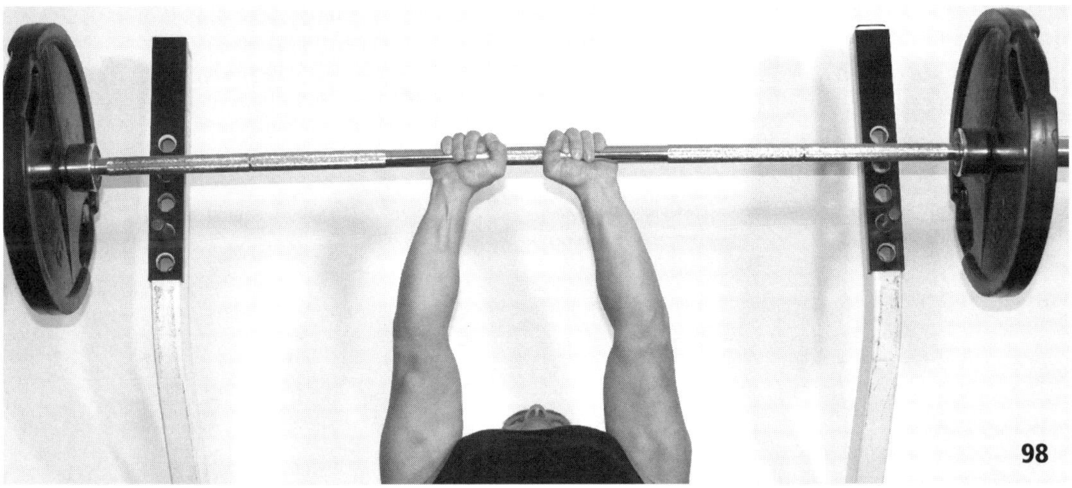

98

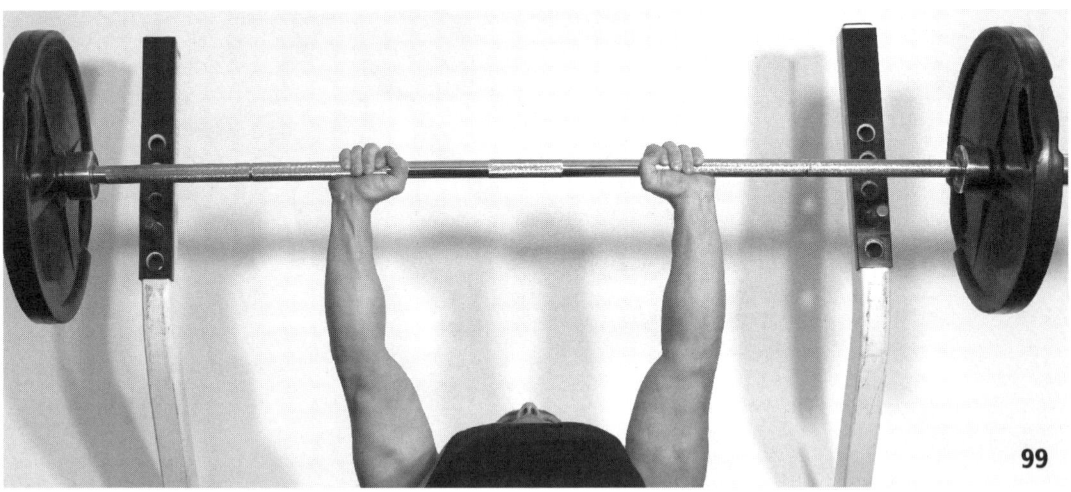

99

3.2.1.3 Gefahren bei zu weitem und zu engem Griff

Auch wenn bis hierher immer wieder gefordert wurde, die Übungen häufig zu variieren, so ist eine zu weite Griffhaltung beim Bankdrücken ebenso abzulehnen wie eine zu enge. Der zu weite Griff schränkt den Bewegungsspielraum stark ein und nimmt den Trizepsen die Möglichkeit, unterstützend zu wirken (Bild 97). Der zu enge Griff belastet die Handgelenke über Gebühr und erhöht das Verletzungsrisiko für die Schultern (Bild 98). Der Griff beim »engen« Bankdrücken sollte daher stets schulterweit gewählt werden (Bild 99).

3.2.1.4 Enges Bankdrücken: Schwerpunkt innere Brust oder Trizeps

Beim engen Bankdrücken (Bild 100) kann die Belastung auf die innere Brust gelenkt werden oder auf die Trizepse. Wer die inneren Bereiche der Brustmuskeln gezielt fordern will, wählt ein nicht zu schweres Gewicht, stellt bei der Abwärtsbewegung die Ellbogen weit aus (Bild 101) und spannt die Brustmuskeln am oberen Punkt der Bewegung für einen Augenblick fest an. Allerdings muß hier Vorsicht walten: Die Schultern werden bei der weiten Ellbogenhaltung stark gedehnt; bei manchen Athleten stellen sich dabei schnell Schmerzen ein. Als Alternative bietet sich an, weniger Gewicht zu verwenden oder Übungen mit geringerer Last, wie z.B. den Liegestütz mit ausgestellten Armen zu wählen.

Soll der Trizeps beim engen Bankdrücken mehr Arbeit leisten, so werden die Arme bei der Abwärtsbewegung eng geführt; die Ellbogen zeigen nach vorn (Bild 102). Die Höchstkontraktion der Trizepse am oberen Punkt der Bewegung steigert die Trainingswirkung noch weiter.

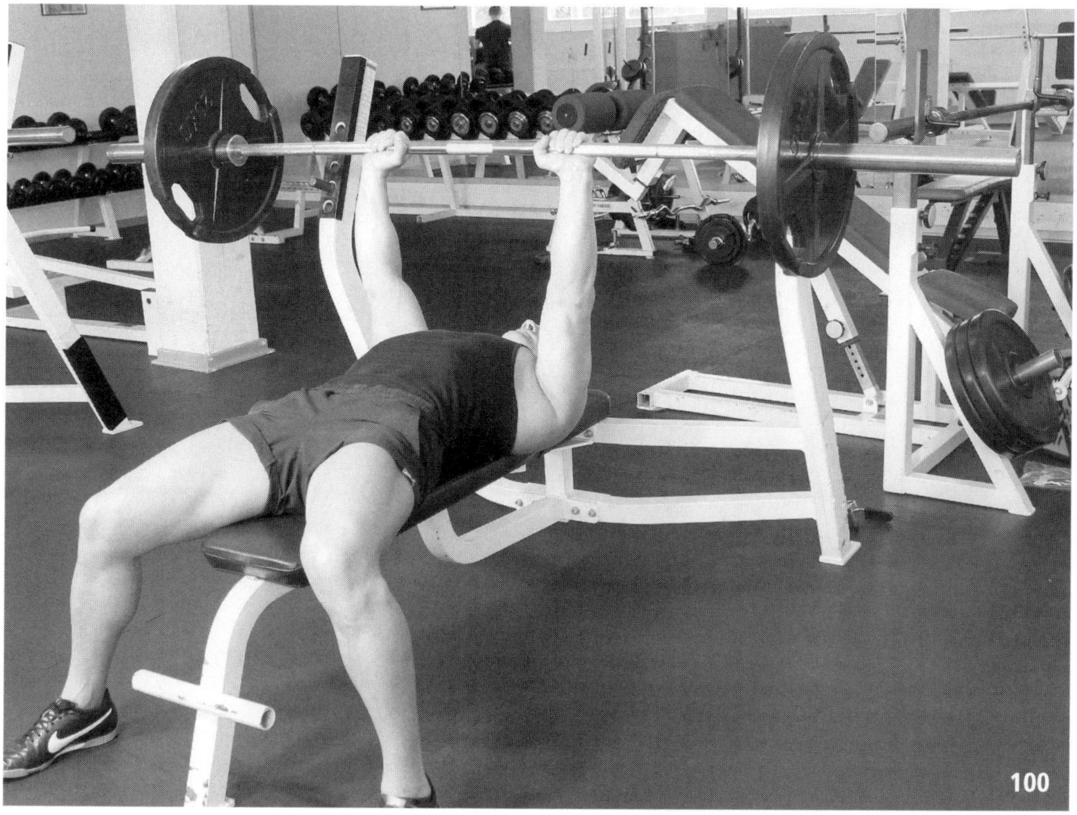

100

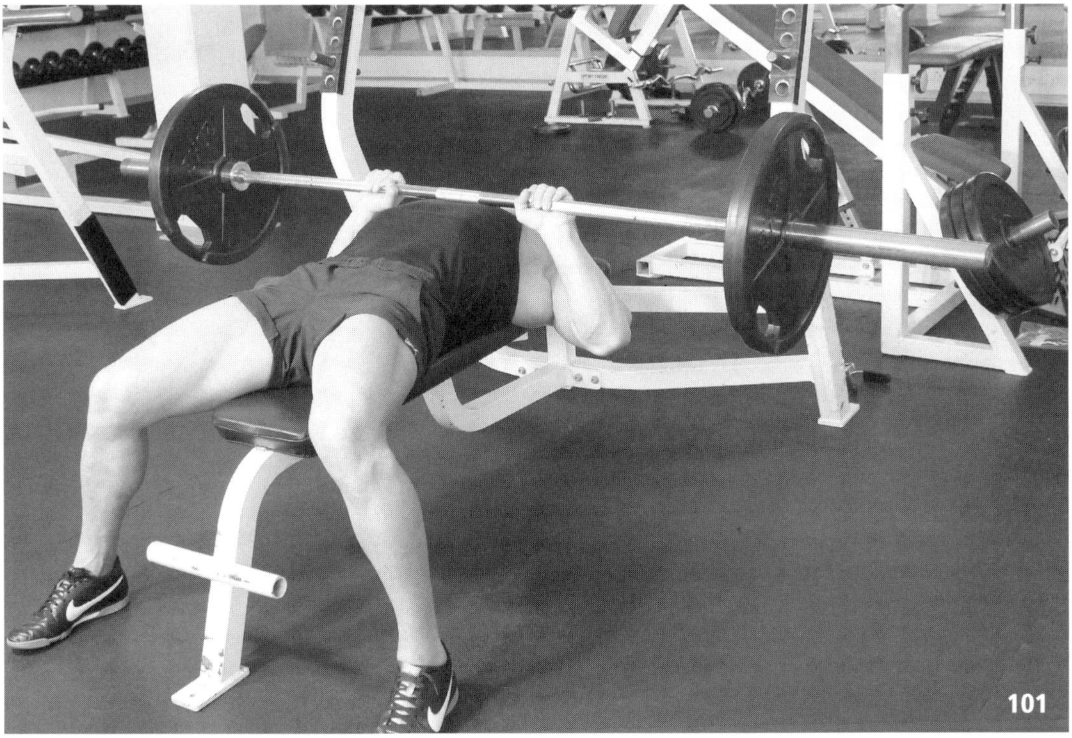

101

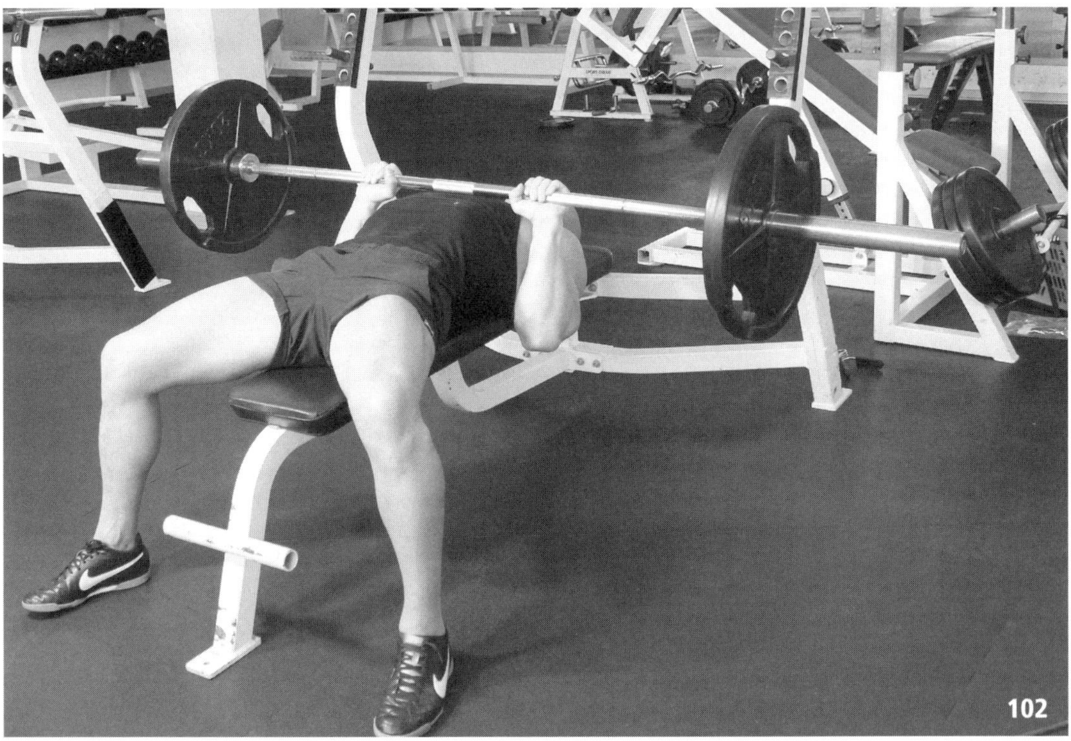

102

3.2.2 Bankdrücken

Bankdrücken mit der Langhantel ist die beste Übung für die Entwicklung der gesamten Brustmuskulatur und der vorderen Schultern, auch die Trizepse werden stark gefordert. Die Übung kann auch mit Kurzhanteln ausgeführt werden (s.u.).

Legen Sie sich dafür rücklings auf eine Flachbank und plazieren Sie die Füße sicher auf dem Boden. Greifen Sie die Langhantel in der Ablage über Ihnen und umfassen Sie die Stange mit einem etwas mehr als schulterbreiten Obergriff – so weit, daß die Unterarme senkrecht stehen, wenn die Hantelstange die Brust berührt. Stemmen Sie das Gewicht aus der Ablage, indem Sie die Arme durchstrecken und halten Sie es senkrecht über der Brust. Atmen Sie ein und senken Sie dabei das Gewicht langsam herab, bis die Stange die Brust in Höhe der Brustwarzen berührt. Die Ellbogen bleiben während der Abwärtsbewegung ausgestellt. Drücken Sie dann die Hantel kraftvoll wieder empor, bis die Arme gestreckt sind; atmen Sie dabei aus (Bild 103, 104).

3.2.2.1 Tips zur Ausführung

Die Hantelstange sollte direkt auf den Handgelenken zu liegen kommen. So ist das Gewicht am besten plaziert. Vermeiden Sie, die Hände nach hinten abzuknicken, so daß die Stange von den Fingern gehalten wird, statt sicher auf dem Daumenballen zu liegen. Wenn Sie mit dieser falschen Handhaltung und schweren Gewichten trainieren, sind schmerzhafte Unterarm- und Handgelenksverletzungen vorprogrammiert.

Nutzen Sie den vollen Bewegungsspielraum. Wenn die Hantelstange die Brust nicht berührt, nutzen Sie die effektivste, weil tiefste Phase der Bewegung nicht. In Fitness-Kursen wird manchmal das Bankdrücken statt auf der Flachbank auf dem Boden liegend ausgeführt. Das ist unsinnig, denn so kann man die Ellbogen nicht tief genug herabführen, um der Brustmuskulatur die Dehnung zu verschaffen, die für eine anschließende optimale Kontraktion benötigt wird. Anders herum gilt: Falls die Arme nicht durchgestreckt werden, kontrahieren die Brustmuskeln nicht vollständig. Beide Fehler erleichtern die Übung und berauben sie ihres Potentials für den Muskelaufbau. Und kontrollieren Sie die Bewegung: Die Hantelstange sollte nicht von der Brust »abfedern«, sondern ruhig herunter geführt werden.

Halten Sie den unteren Rücken immer flach auf der Bank; vermeiden Sie es, bei der Drückbewegung ein Hohlkreuz einzunehmen. Diese Haltung wird bei Maximalwiederholungen, z.B. im Kraftdreikampf, angewandt, doch sie muß lange trainiert werden, um verletzungsfrei ausgeführt zu werden. Für das Muskelaufbautraining mit mehr Wiederholungen ist ein Hohlkreuz zudem kontraproduktiv: Wir möchten schließlich die Brustmuskeln optimal entwickeln und da ist »sauberes« Bankdrücken mit variabler Wiederholungszahl die bessere Methode. Heben Sie auch den Kopf während der Übung nicht an, sondern lassen sie den Hinterkopf während des gesamten Satzes auf der Bank ruhen.

Die Griffweite bestimmt, welche Muskeln vorrangig trainiert werden. Je weiter der Griff, desto größer ist die Belastung der äußeren Brustmuskeln und der vorderen Schultermuskeln. Je enger der Griff, desto stärker werden die Trizepse gefordert. Mit einem engen Griff und weit ausgestellten Ellbogen werden die inneren Bereiche der Brustmuskeln besser gefordert. Zwischen dem optimalen Griff für das Bankdrücken (s.u.) und dem engen, d.h. schulterweiten Griff (s.o.), können Sie die Griffweite problemlos variieren.

Vermeiden Sie Maximalwiederholungen, d.h. den Versuch, wie viel Gewicht sie gerade *einmal* stemmen können. Das Bankdrücken wird gern für so einen Kraftvergleich genutzt, doch für den Muskelaufbau brauchen wir keine Maximalversuche. Brust und Schultergürtel sind

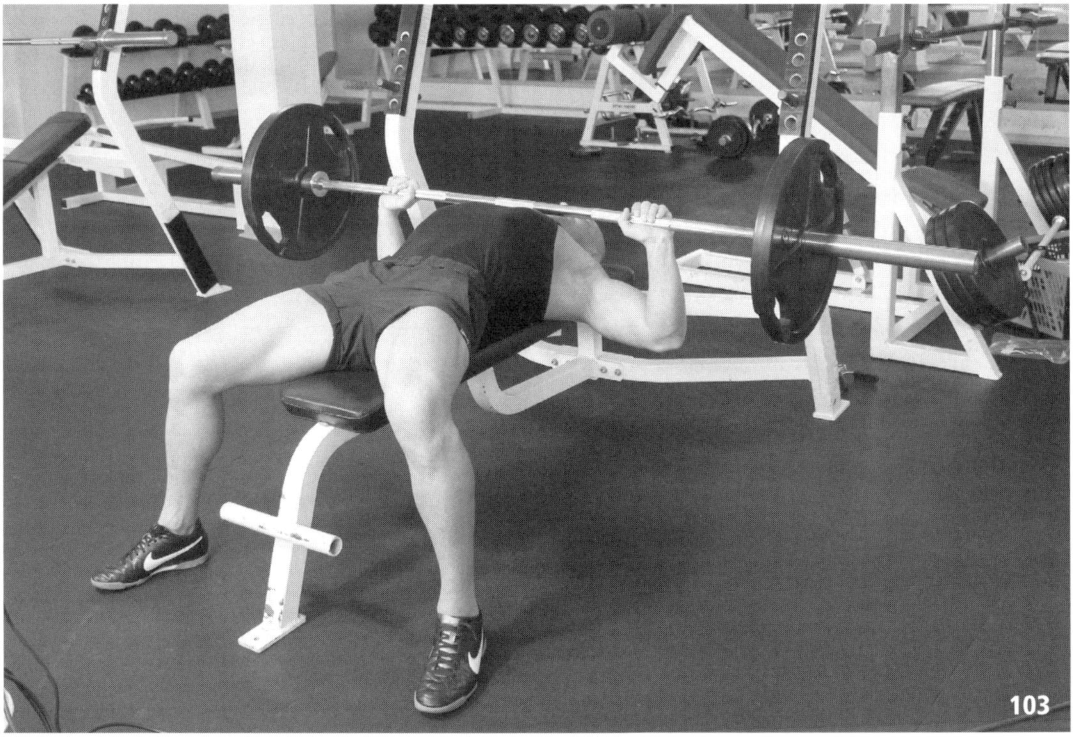

103

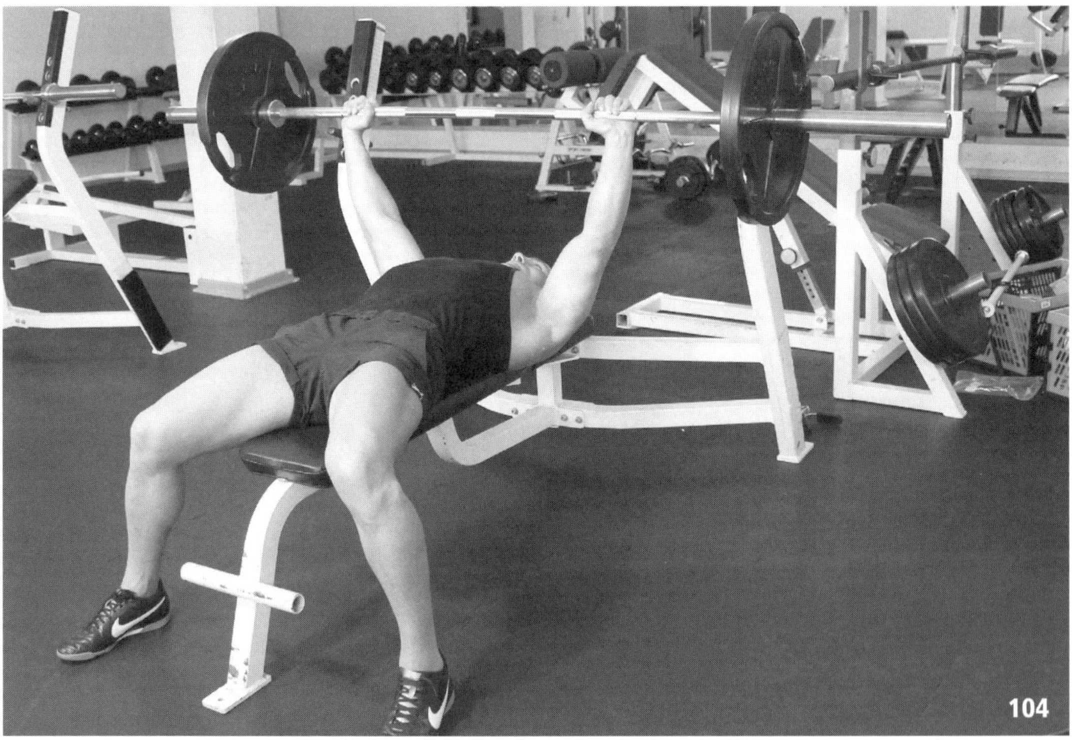

104

dabei enormen Belastungen ausgesetzt und die Gefahr einer Verletzung ist einfach zu groß. Falls es Sie dabei nämlich an der Schulter »erwischt«, haben Sie viele, viele Wochen Zeit, sich über Ihre Dummheit zu ärgern. Solche Verletzungen, die eigentlich nur beim Bankdrücken mit zu schwerem Gewicht auftreten, bereiten sehr lange Schmerzen und erfordern zur Abheilung häufig den Verzicht auf das Langhantel-Bankdrücken für lange Zeit, manchmal sogar für immer! Falls es doch einmal soweit kommt, kann in der Heilungsphase häufig noch Kurzhantelbankdrükken trainiert werden (eventuell sogar noch mit schweren Gewichten).

Manchmal wird empfohlen, zur besseren Dehnung der Brustmuskulatur bzw. für eine stärkere Beanspruchung der oberen Brustmuskeln die Hantel zum Halsansatz herabzulassen. Das sollten Sie auf keinen Fall tun! Die Hantelstange wird zu den Brustwarzen geführt, basta! Auch der Autor ist dieser Empfehlung früher einmal gefolgt und hat sich eine langwierige und äußerst schmerzhafte Schulterverletzung eingehandelt, die ihn zwang, ein halbes Jahr auf Langhantel-Bankdrücken zu verzichten. Und selbst nachdem er diese Übung, früher eine seiner liebsten, vorsichtig wieder aufnehmen konnte, hat er seither nie wieder zu seinen früheren Leistungen zurückgefunden.

3.2.2.2 Variation: Bankdrücken im Powerrack

Falls Sie kein Powerrack zur Verfügung haben, sollte Ihnen für das Bankdrücken mit schwerem Gewicht immer ein Trainingspartner zur Seite stehen. Er kann eingreifen, wenn Ihre Kräfte vorzeitig versagen. Es ist kein Spaß, wenn die schwer beladene Hantel plötzlich auf der Brust

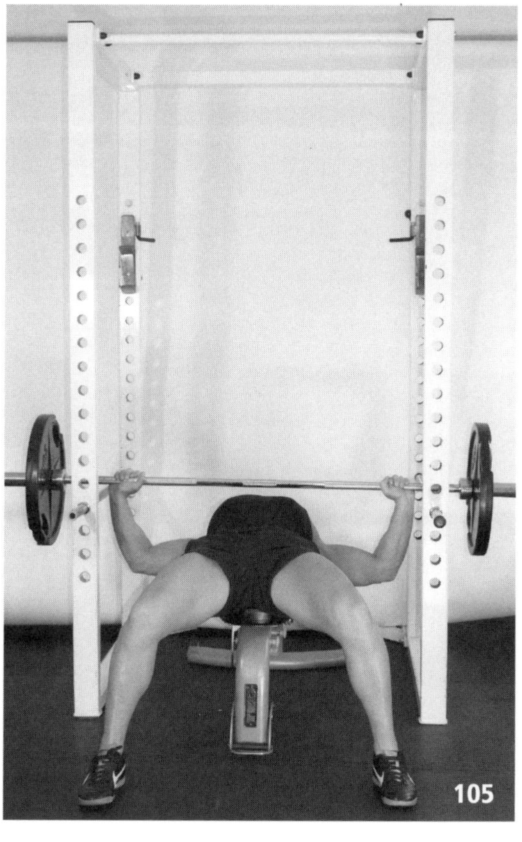

105

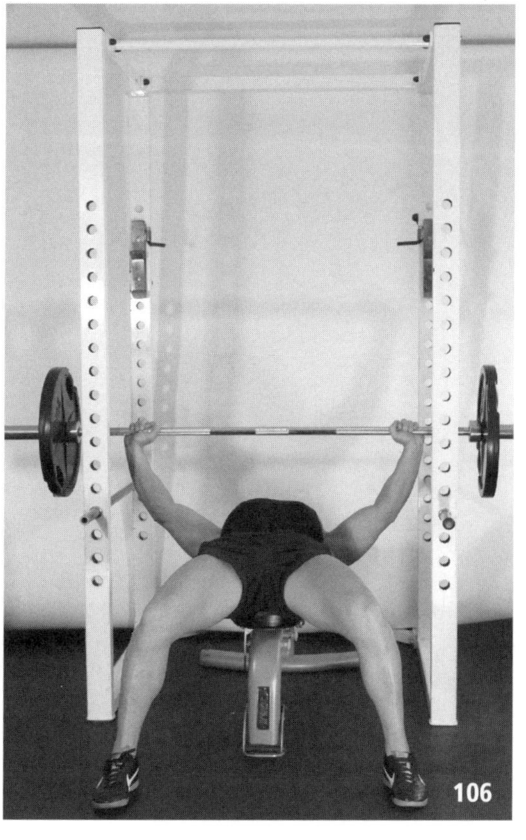

106

liegt, weil die Kraft nicht mehr ausreicht, sie in die Ablage zurückzustemmen. Aus dieser Lage kann man sich ohne Verletzung kaum selbst befreien!

Beim Bankdrücken im Powerrack (Bild 105, 106) verhindern die Sicherheitsstangen links und rechts, daß die Hantel auf der Brust zu liegen kommt, wenn die Kraft zum Hochstemmen in die Ablage fehlt. Wenn diese Sicherheitsstangen nur über Brusthöhe angebracht werden können (siehe Bild 105), so kann man sich helfen, wenn die Bank mit zwei untergelegten Hantelscheiben etwas erhöht wird. Verzichten Sie aber lieber auf die letzten Zentimeter Absenktiefe; wenn es eng wird, müssen Sie die Hantel auf den Sicherheitsstangen nach vorn rollen, um aufstehen zu können; das sollten Sie *vor* Beginn der Übung ausprobieren!

3.2.2.3 Variation: Bankdrücken mit Kurzhanteln

Diese Übung erlaubt es, das Gewicht etwas tiefer abzusenken, was eine verbesserte Dehnung der Brustmuskeln und damit einen größeren Bewegungsspielraum erlaubt. Gleichzeitig stellt es höhere Anforderungen an die Koordination, weshalb man hier insgesamt weniger Gewicht bewältigt als beim Drücken mit der Langhantel.

Das Bankdrücken mit Kurzhanteln eignet sich auch gut dafür, Entwicklungsunterschiede der linken und rechten Brust auszugleichen. Beide Seiten müssen dabei die gleiche Arbeit leisten; die stärkere kann die schwächere nicht mehr dominieren.

Greifen Sie zwei Kurzhanteln, setzen Sie sich auf die kurze Seite einer Bank, stützen Sie die Hanteln auf die Knie und halten Sie diese mit festem Griff (Bild 107). Kippen Sie nun nach hinten, wobei die Knie angewinkelt mitgeführt werden und die Hanteln auf diese Weise hoch

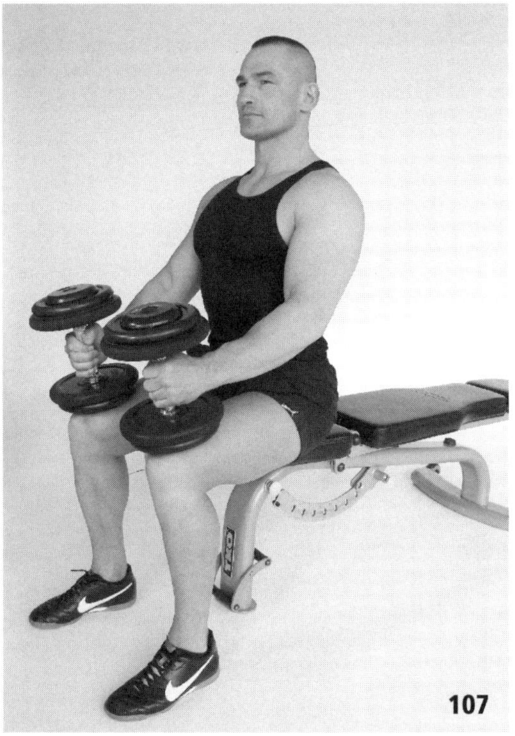

107

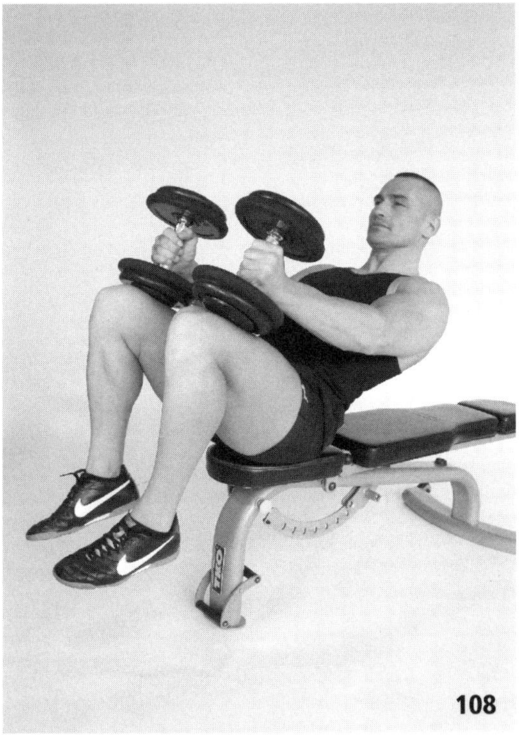

108

und nach hinten befördern (Bild 108). Wenn der Rücken die Bank berührt, »übernehmen« die Arme das Gewicht wieder; die Füße werden sicher auf dem Boden plaziert (Bild 109). Stemmen Sie die Hanteln hoch über Kopf und lassen Sie diese vorsichtig links und rechts vom Oberkörper herab, während Sie tief einatmen. Gehen Sie mit den Gewichten tief hinunter und drükken Sie die Hanteln kraftvoll wieder nach oben, wobei Sie ausatmen (Bild 110, 111).

Man kann die Hanteln gerade nach oben führen (die Handinnenseiten zeigen nach vorn) oder sie bei der Aufwärtsbewegung drehen; so, daß sie sich bei gestreckten Armen parallel über dem Oberkörper befinden (die Handinnenseiten zeigen zueinander; Bild 112). Die leichte Drehung bezieht die seitlichen Schultermuskeln etwas besser ein. Wer die Übung gut beherrscht, der kann versuchen, die Hanteln in der oberen Position mit nach vorn zeigenden Handinnenseiten leicht übereinander zu »scheren«; auf die-

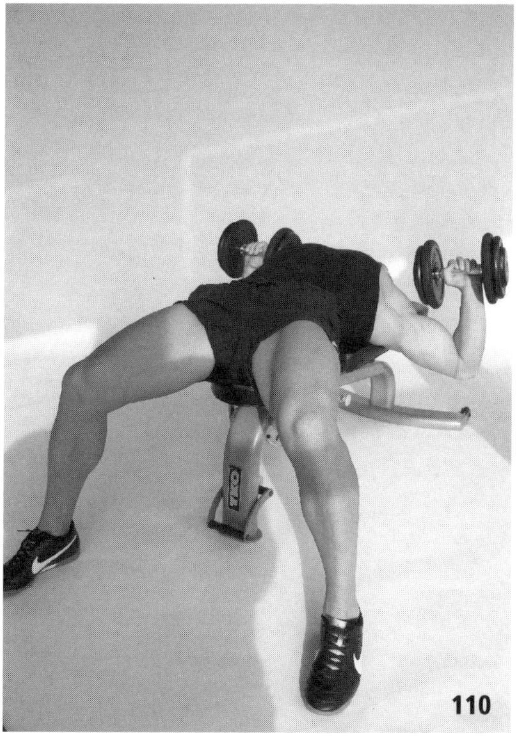

110

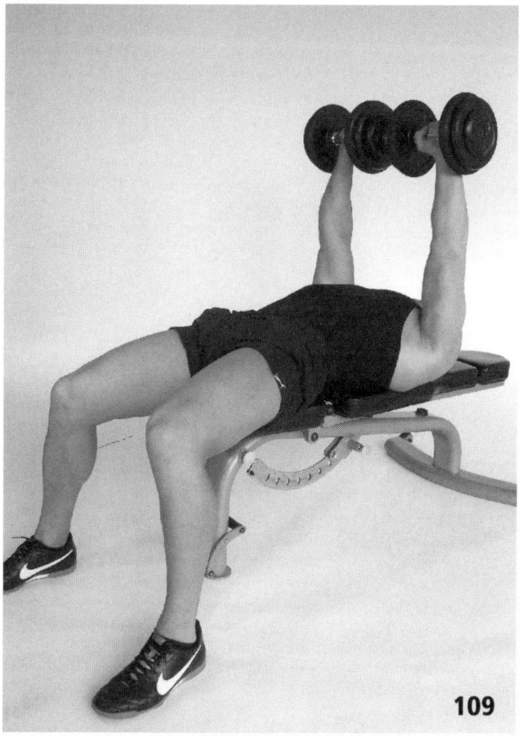

109

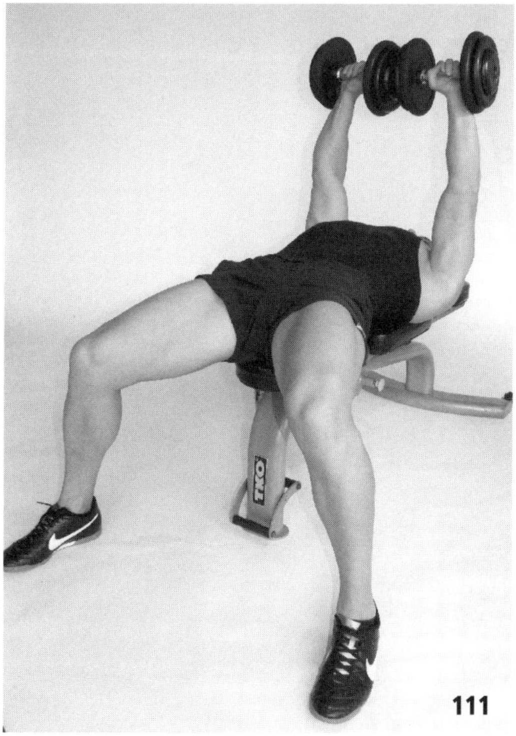

111

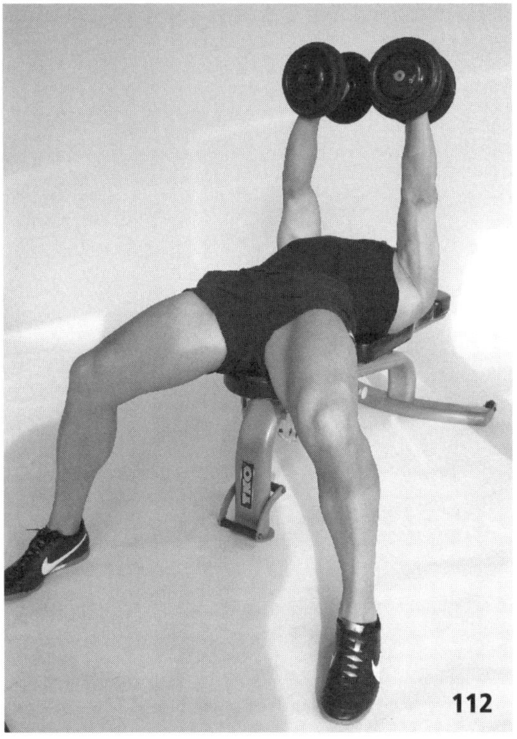

112

se Weise wird die Kontraktion der inneren Brust verstärkt (Bild 113). Dabei muß das Gewicht aber sicher beherrscht werden; im Zweifel ist die Bewegung mit weniger Last auszuführen!

3.2.3 Schrägbankdrücken

Diese Übung belastet den oberen Teil der Brustmuskeln stärker und kann auch mit Kurzhanteln ausgeführt werden (s.u.). Legen Sie sich rücklings auf eine Schrägbank, deren Winkel etwa 35 Grad beträgt (steht die Lehne steiler als 35 Grad, verlagert sich die Belastung von der Brust zusehends auf die Schultern). Greifen Sie die über Ihnen liegende Hantelstange mit weitem Obergriff. Stemmen Sie die Hantel aus der Ablage, um sie mit gestreckten Armen zu halten. Führen Sie die Stange langsam zu den Brustwarzen herab; atmen Sie dabei tief ein und stellen Sie die Ellbogen weit zur Seite hin aus. Drücken Sie dann das Gewicht explosiv empor, bis die Arme gestreckt sind; atmen Sie dabei aus

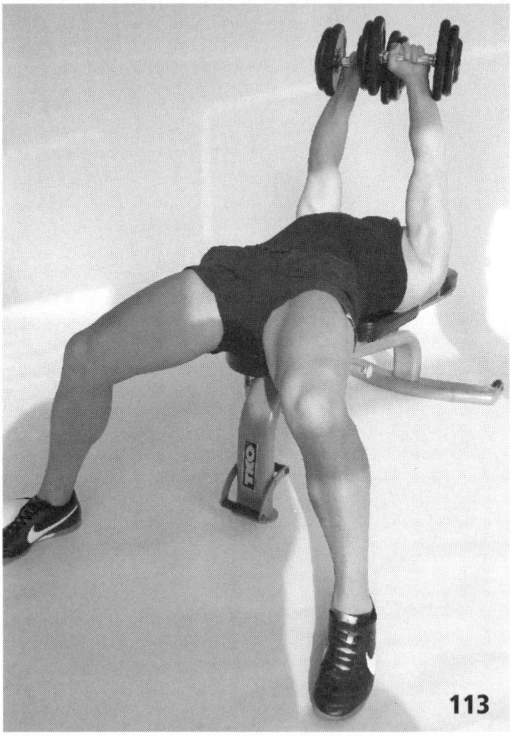

113

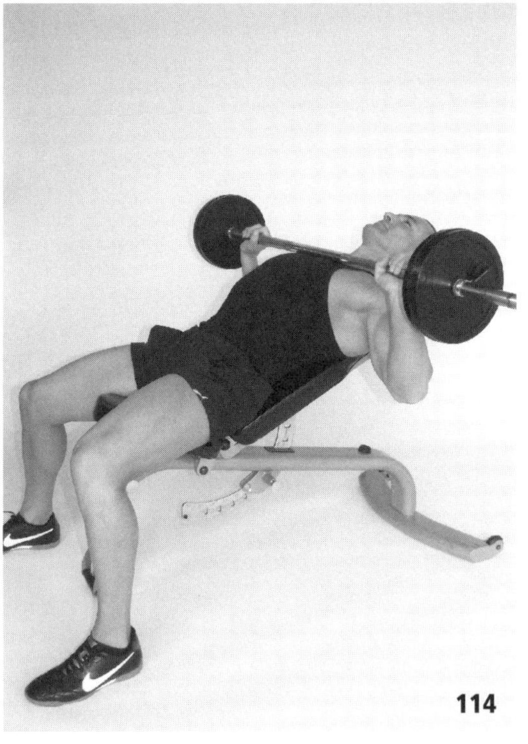

114

(Bild 114, 115). Die Ausführung mit der Langhantel auf einer einfachen Trainingsbank ohne Ablage, wie hier gezeigt, empfiehlt sich nur für leichte bis mittlere Gewichte, die Sie sicher beherrschen. Für schwere Gewichte oder sehr erschöpfende Sätze ist dringend anzuraten, diese Übung mit einem Trainingspartner bzw. auf einer Schrägbank mit Hantelablage auszuführen. Auch im Powerrack ist sicheres Schrägbankdrücken denkbar.

Der Rücken sollte die gesamte Übung hindurch flach an der Bank anliegen. Wenn Sie ein Hohlkreuz einnehmen (Bild 116), heben Sie automatisch die Brust an und die Übung gleicht dem Drücken auf der flachen Bank. Damit vermindern Sie die Wirkung auf die obere Brust, die ja durch die Schrägstellung der Lehne erzielt werden soll!

3.2.3.1 Variation: Schrägbankdrücken mit Kurzhanteln

Für das Schrägbankdrücken mit Kurzhanteln gelten die gleichen Regeln wie beim Schrägbankdrücken mit der Langhantel: Setzen Sie nur Gewichte ein, die Sie sicher beherrschen, ansonsten brauchen Sie einen Trainingspartner, der Ihnen die Hanteln abnimmt, wenn die Kraft versagt.

Nutzen Sie die gleiche Abkipptechnik, wie oben beim Bankdrücken mit Kurzhanteln beschrieben, um in Position zu gelangen. Halten Sie den Rücken flach an der Bank, verzichten Sie darauf, ein Hohlkreuz einzunehmen. Die Ellbogen werden weit ausgestellt und die Kurzhanteln können gerade oder gedreht nach oben geführt werden (Bild 117, 118). Um die innere Brust stärker zu fordern, kann auch das vorsichtige Übereinanderscheren der Kurzhanteln eingesetzt werden (Bild 119); das erfordert allerdings eine gute Beherrschung des Gewichts!

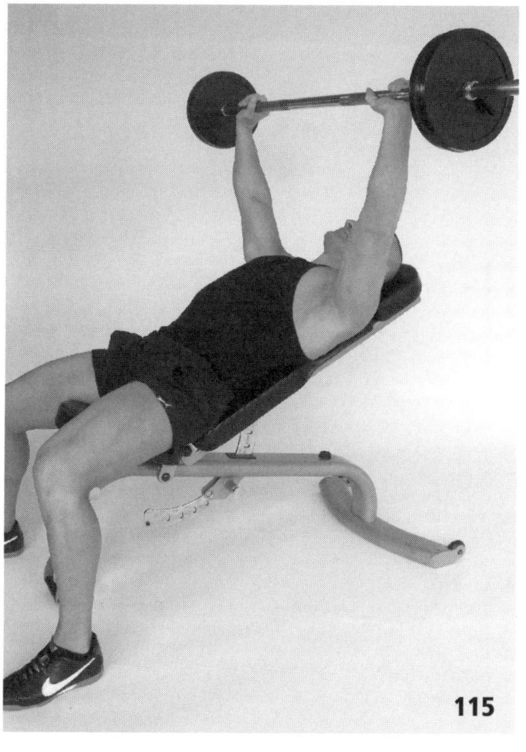

115

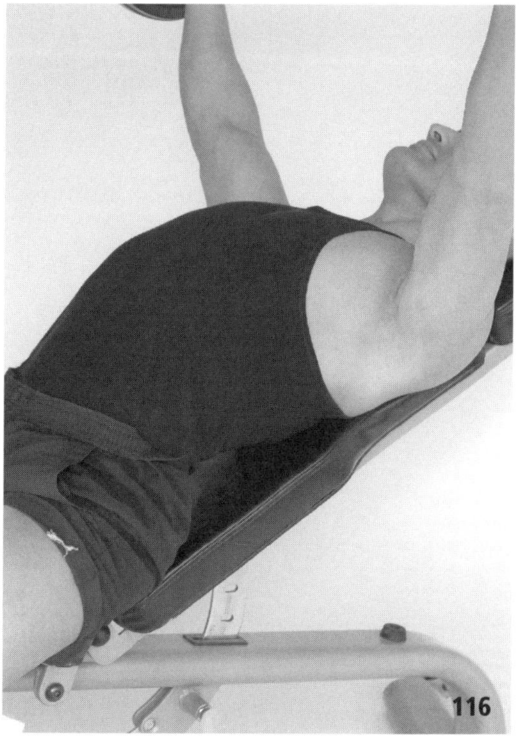

116

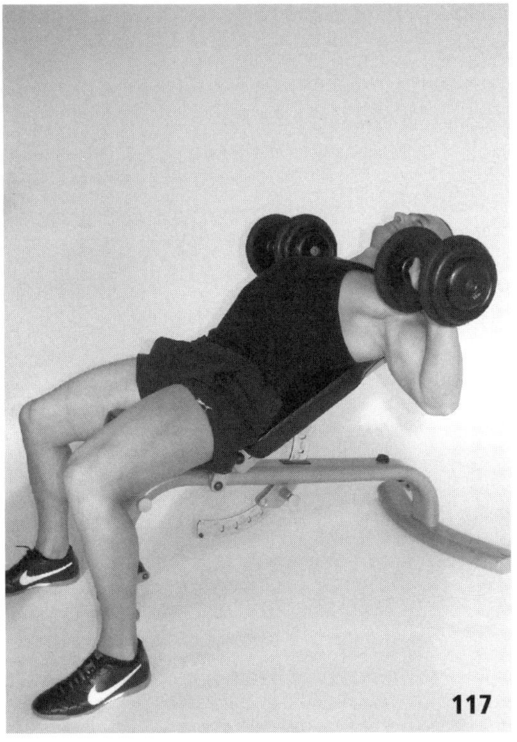

117

Es empfiehlt sich, den Winkel der Bank bei jedem Satz oder zumindest jeder Trainingseinheit leicht zu verändern, um die Brustmuskeln stets aufs Neue zu fordern, doch zu steil sollte die Lehne nicht stehen, da sich die Belastung sonst überwiegend auf die Schultern verteilt.

3.2.4 Drücken auf der geneigten Bank mit Kurzhanteln

Hier wird vor allem die untere Partie der Brustmuskeln belastet. Dafür legt man sich rücklings auf eine nach hinten abfallende Bank; der Kopf liegt tiefer als das Becken (Bild 120, 121). Für die Ausführung mit Kurzhanteln braucht man einen Partner, der diese anreicht, wenn man sich in Position gebracht hat oder man setzt die Kurzhanteln vorsichtig auf dem Boden ab, wenn man den Satz beendet hat. Für das Festhalten und Hochkommen braucht man ansonsten *sehr* kräftige Bauchmuskeln, bei höheren Gewichten wird es gar unmöglich. Auch hier empfiehlt es

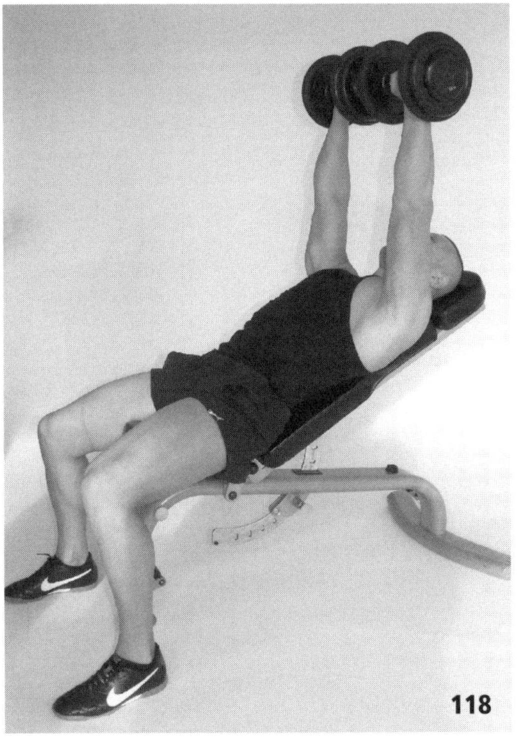

118

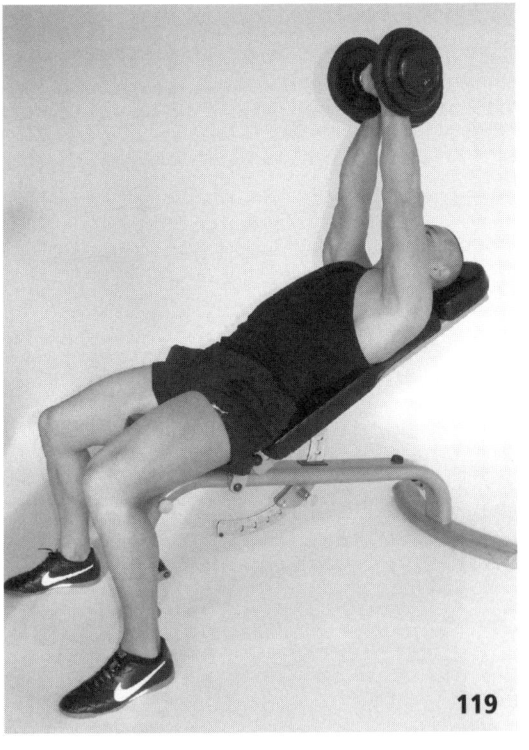

119

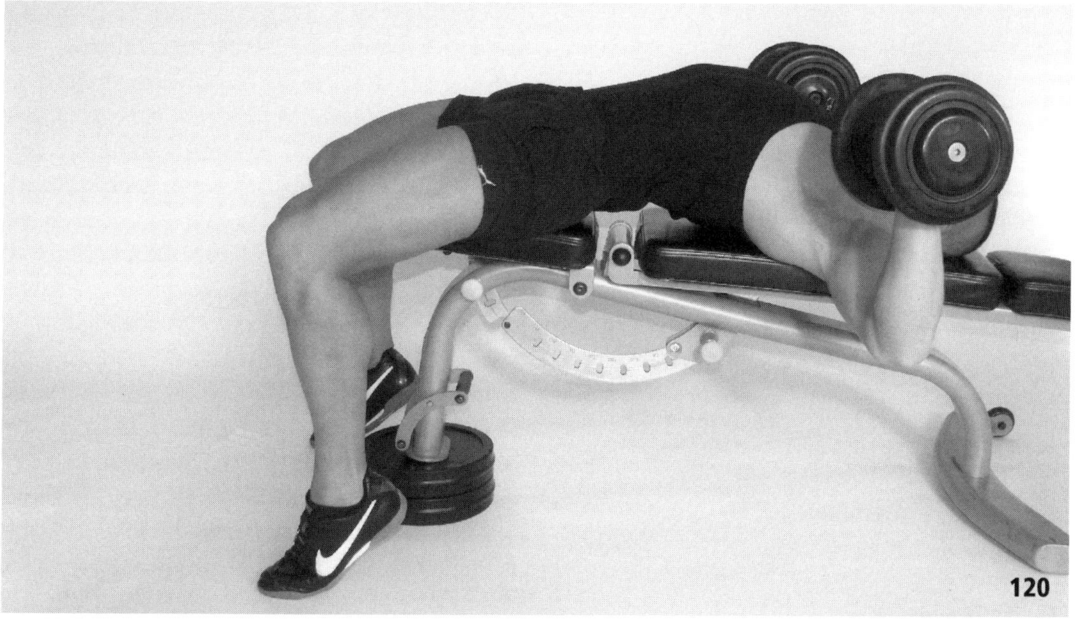

120

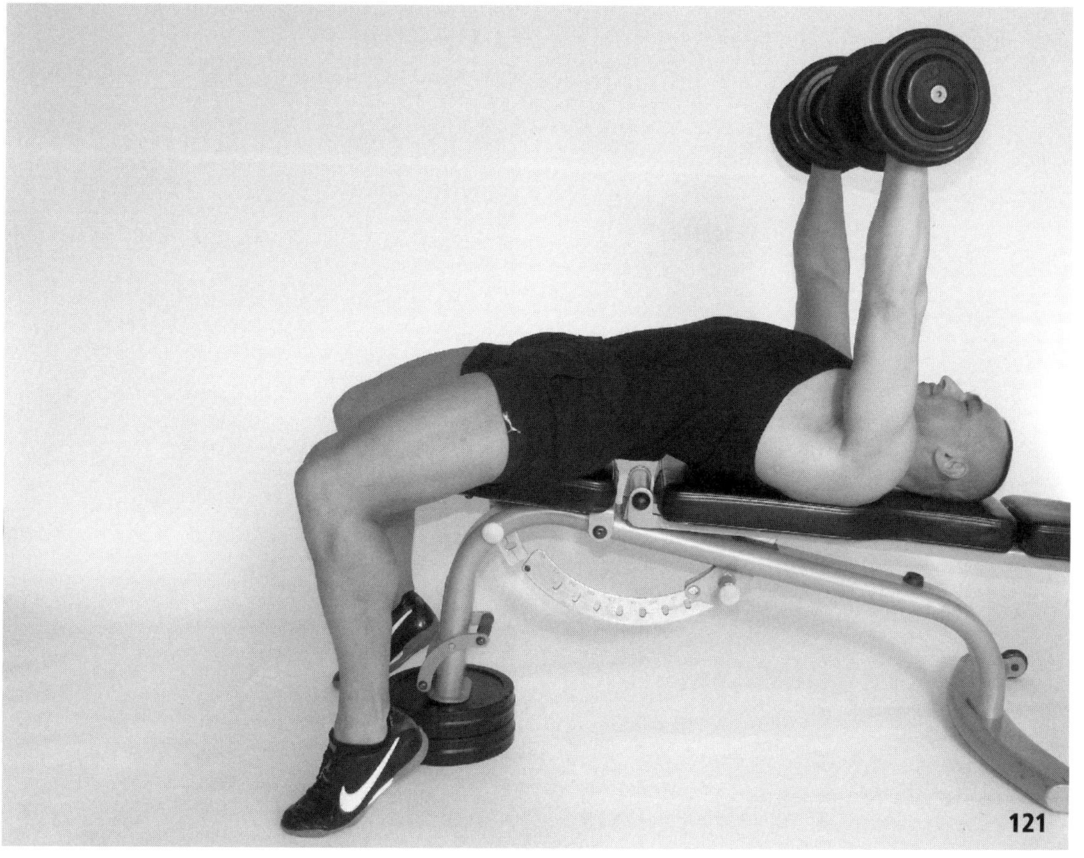

121

sich, den Winkel der Bank immer wieder zu ändern, um die Brustmuskeln einer veränderten Belastung auszusetzen.

Diese Übung kann auch mit der Langhantel ausgeführt werden, doch nicht ohne Trainingspartner. Als Alternative bietet sich die sog. Negativ-Bank im Fitness-Studio an, falls vorhanden.

Das Bankdrücken auf der geneigten Bank erfreut sich bei manchen Kraftsportlern größter Beliebtheit; allerdings stellt sich die Frage, warum? Es gelingt den meisten Athleten nämlich problemlos, den unteren Teil der Brustmuskeln mit Drücken auf der Flachbank zu entwickeln. Defizite zeigen sich dagegen häufig im oberen und inneren Bereich der Brust: Die behebt man am besten mit Schrägbankdrücken und engem Bankdrücken mit ausgestellten Ellbogen.

3.2.5 Überzug

Stellen Sie eine Kurzhantel senkrecht auf das Ende einer Bank. Legen Sie sich vorsichtig rücklings auf die Mitte der Bank, so daß die Schulterblätter aufliegen. Kopf und Schultern ragen auf der einen Seite über die Bank hinaus, Bauch, Becken und Beine auf der anderen. Greifen Sie nun die Kurzhantel mit beiden Händen so, daß die Scheibe einer Seite innen auf Ihren Handtellern ruht und stemmen Sie das Gewicht über den Kopf. Um den Brustkorb optimal zu dehnen, wird nun das Becken tief abgesenkt, so, als wollten Sie mit dem Gesäß den Boden berühren. Diese Haltung wird während des ganzen Satzes beibehalten (Bild 122).

Lassen Sie jetzt das Gewicht langsam nach hinten ab, wobei Sie die Arme leicht anwinkeln; atmen Sie dabei tief ein (Bild 123). Wenn die Ar-

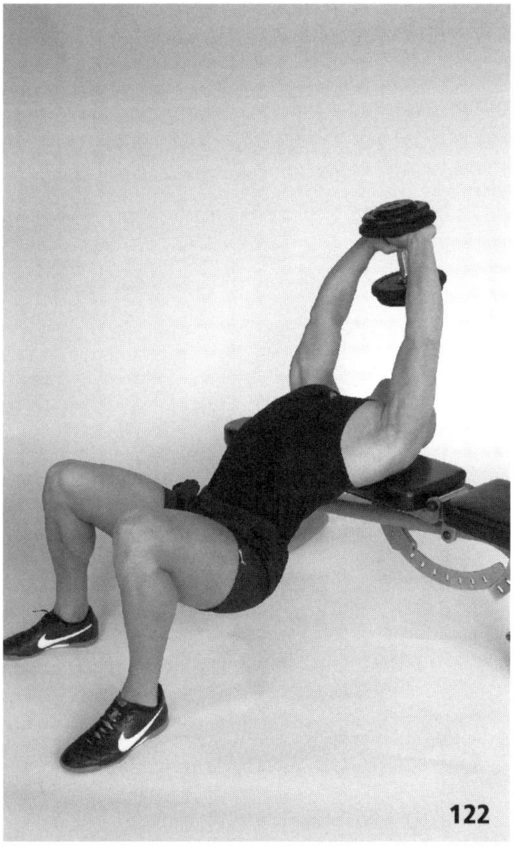

122

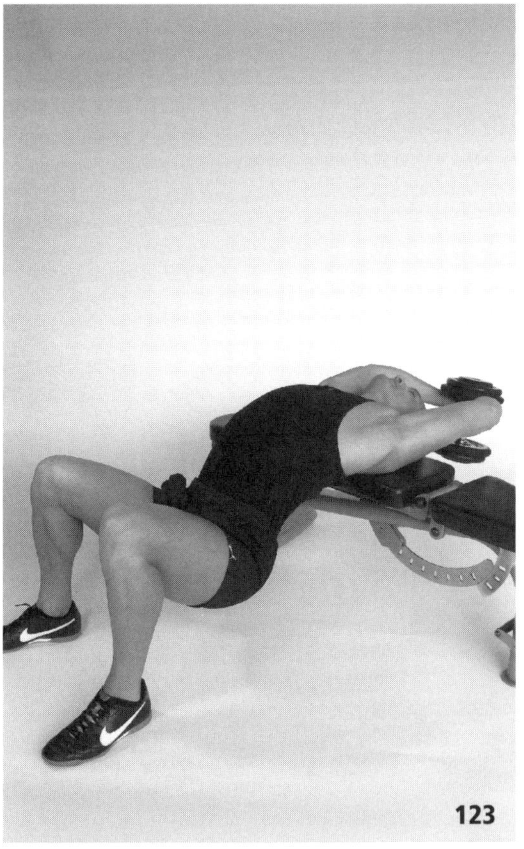

123

me beinahe waagerecht liegen und Sie eine gute Dehnung der Brustmuskeln erreicht haben, ziehen Sie das Gewicht mit den Brustmuskeln wieder hoch und bringen es über die Senkrechte hinweg nach vorn, bis die Brustmuskeln kontrahieren (die Hantel sollte sich etwa über dem Brustbein befinden). Dabei atmen Sie tief aus (Bild 124).

Die Übung ist nicht besonders angenehm auszuführen. Die Arme dienen als »Hebel« und die Schultern als »Scharnier« für die Bewegung des Gewichts. Die Belastung verteilt sich auf die Brust- und die Rückenmuskulatur; auch die Sägemuskeln, die seitlich unterhalb der Rippen sitzen, werden stark gefordert. Die Kraftsportler früherer Tage schworen auf diese Übung, welche nicht nur den Brustkorb weiten soll, sondern auch für Masse am Oberkörper sorgt.

3.2.5.1 Variation: Überzug mit der Langhantel

Überzüge lassen sich auch mit einer Langhantel ausführen. Es kommt hier nicht auf eine gute Bizepskontraktion an, daher kann auch eine SZ-Stange gewählt werden. Greifen Sie die Hantelstange etwa schulterweit und bringen Sie diese vor die Brust, bevor Sie die Ausgangsstellung für Überzüge, wie oben geschildert, auf der Bank einnehmen (Bild 125). Das Gewicht wird mit tiefem Einatmen ebenfalls weit nach hinten und unten geführt, die Arme werden dabei nicht ganz gestreckt (Bild 126), bevor mit der Aufwärtsbewegung die Ausatmung einsetzt. Die Bewegung wird über die Senkrechte hinaus geführt und endet, wenn die Brust gut kontrahiert (Bild 127).

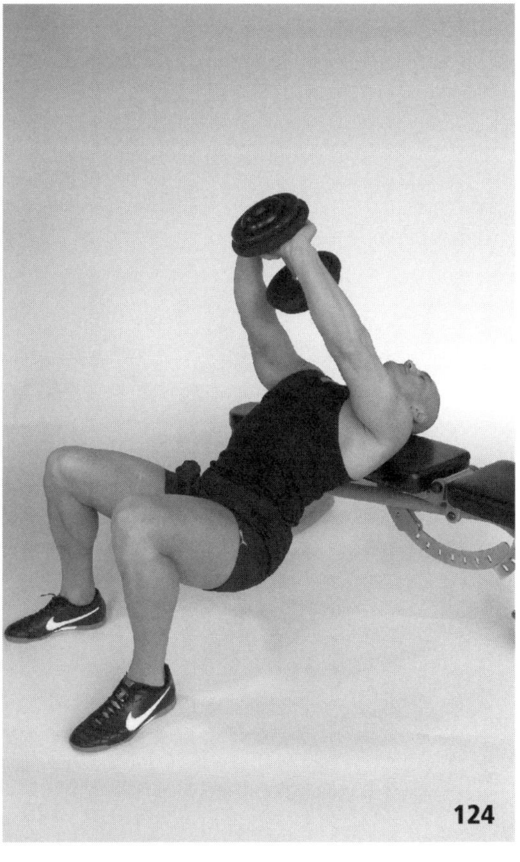

124

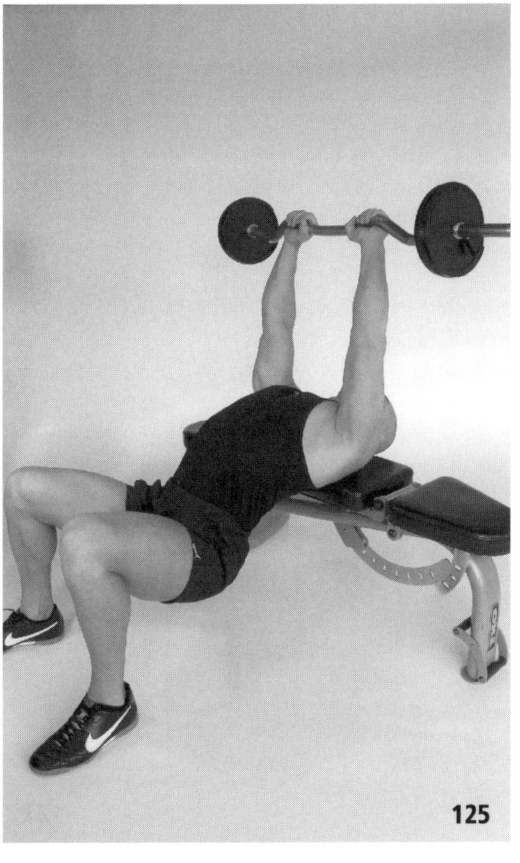

125

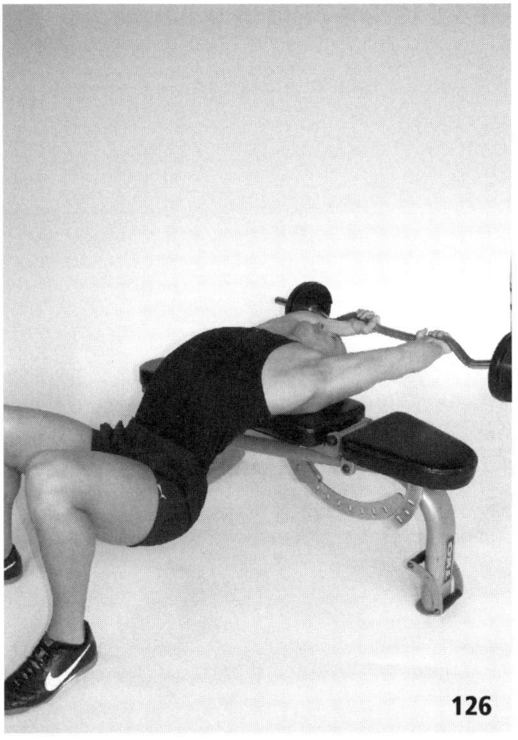

126

3.2.6 Fliegende Bewegung

Halten Sie in jeder Hand eine Kurzhantel, setzen Sie sich auf das kurze Ende einer Bank, nutzen Sie die Abkipptechnik und bringen Sie die Gewichte vor die Brust, wenn Sie sich rücklings auf die Bank legen. Plazieren Sie die Füße fest auf dem Boden und stemmen Sie die Hanteln parallel hoch über die Brust; die Handinnenseiten zeigen zueinander. Senken Sie nun die Arme im Bogen zu beiden Seiten so weit ab, bis Sie eine gute Dehnung in der Brustmuskulatur spüren. Die Arme werden bei der Abwärtsbewegung nicht gestreckt, sondern bleiben leicht gebeugt. Führen Sie nun die Gewichte über der Brust wieder zusammen, indem Sie Zug mit den Brustmuskeln ausüben. Um es mit Arnold Schwarzenegger zu sagen: Stellen Sie sich vor, Sie würden einen mächtigen Baum umarmen. Atmen Sie bei der Aufwärtsbewegung aus (Bild 128, 129). Fliegende Bewegungen erlauben eine optimale Dehnung der Brustmuskulatur, was im Anschluß zu

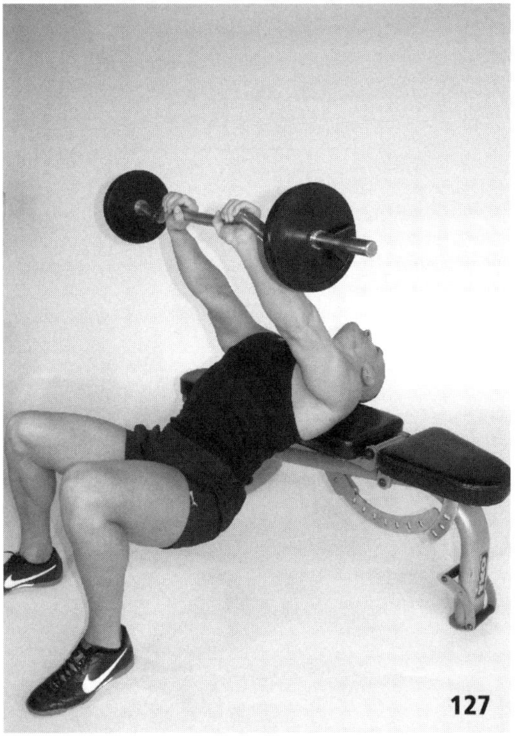

127

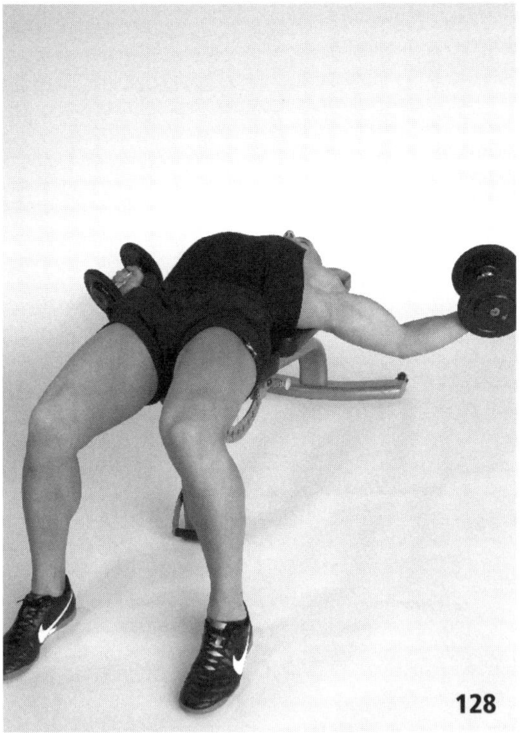

128

einer guten Kontraktion führt. Muskelkater ist fast immer garantiert, allerdings kann nicht viel Gewicht bewegt werden; die Übung empfiehlt sich daher für das Ende des Brusttrainings.

3.2.6.1 Variation: Fliegende auf der Schrägbank

Diese Ausführung belastet die obere Partie der Brustmuskeln und die Schultermuskulatur stärker. Greifen Sie zwei Kurzhanteln und legen Sie sich auf eine Bank mit schräggestellter Lehne (Bild 130, 131). Halten Sie den Rücken flach an der Bank; verzichten Sie auf ein Hohlkreuz. Bei dieser Übung ergibt sich die Höchstkontraktion in der oberen Position der Bewegung fast von selbst. Halten Sie die Anspannung der Brustmuskeln für einen Moment, bevor Sie zur nächsten Wiederholung ansetzen. Wechseln Sie den Winkel der Banklehne bei jedem Satz oder in jeder Trainingseinheit, so wird die obere Brust aus vielen Winkeln angesprochen.

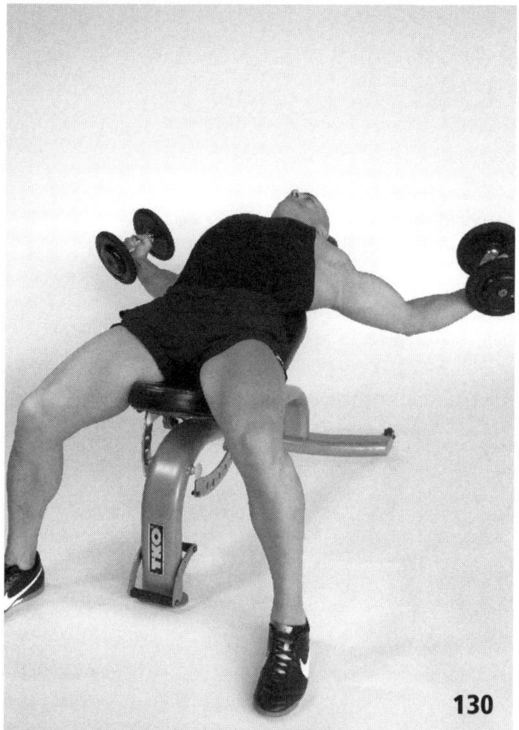

130

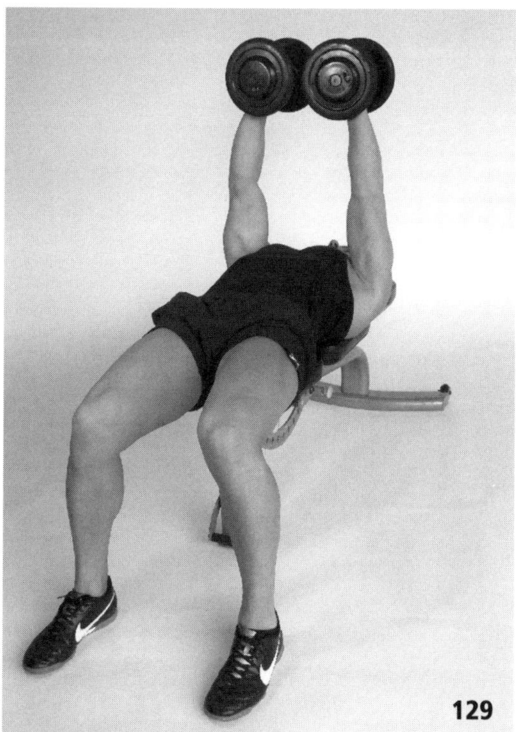
129

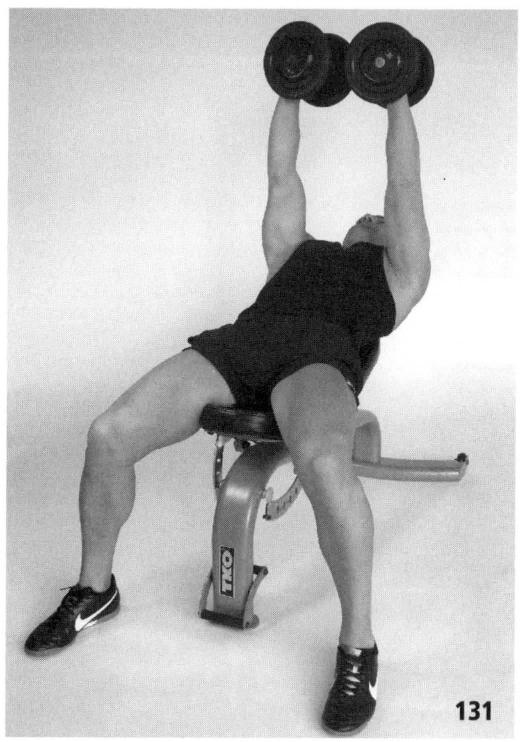

131

3.2.6.2 Variation: Fliegende auf der geneigten Bank

Das Gegenstück zur Schrägbank; hier wird die untere Brustmuskulatur stärker belastet, die Schultern sind weitgehend ausgeschaltet (Bild 132, 133). Die Bank sollte nicht zu stark geneigt sein; ein oder zwei Gewichtscheiben bzw. ein Telefonbuch, unter das Fußende gelegt, sollten ausreichen.

3.2.7 Liegestütz

Gehen Sie auf die Knie und stützen Sie die Arme etwas weiter als schulterbreit auf den Boden. Strecken Sie nun die Beine und lassen Sie die Füße auf den Zehenspitzen ruhen. Senken Sie durch Beugung der Arme den Oberkörper ab, bis die Brust fast den Boden berührt, bevor Sie sich bis zur Streckung der Arme wieder hochstemmen (Bild 134, 135). Die Übung soll gezielt die Brust belasten, deshalb müssen die Ellbogen während der Bewegung nach außen zeigen.

Der Liegestütz ist eine verkannte Übung; damit trainiert man Brust, vordere Schultern und Trizepse sehr effektiv. Wenn man den Kopf in den Nacken legt, werden die mittlere und die untere Brust stärker belastet (Bild 136 auf Seite 89). Versuchen Sie, so viele Wiederholungen wie möglich zu schaffen, und halten Sie in der oberen Position die Kontraktion in den Brustmuskeln jeweils für einen Moment, ehe Sie die nächste Wiederholung einleiten.

3.2.7.1 Tips zur Ausführung

Zur Steigerung der Effektivität können Sie den Liegestütz mit erhöhten Füßen ausführen. Die Füße ruhen entweder auf einer Bank oder auf einem Sessel oder Stuhl (Bild 137). Das erschwert die Übung beträchtlich.

Die Trainingswirkung auf Brust- und Trizepsmuskeln kann man auch verbessern, wenn die Hände erhöht werden. Das erlaubt eine bessere Dehnung und im Anschluß eine stärke-

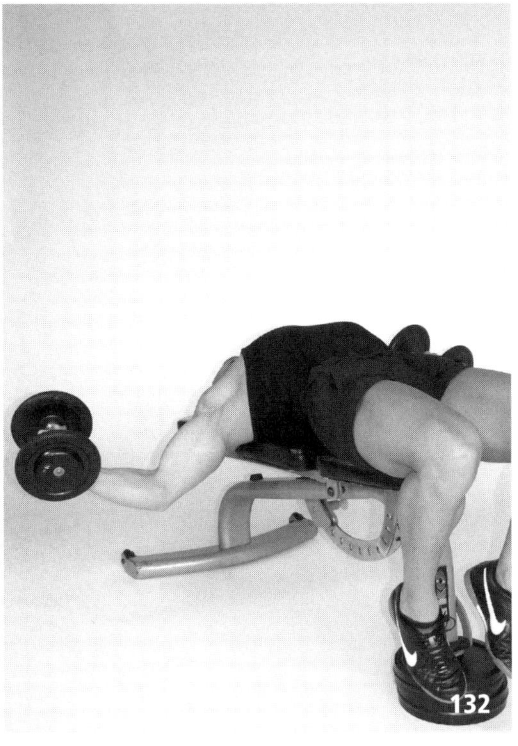

132

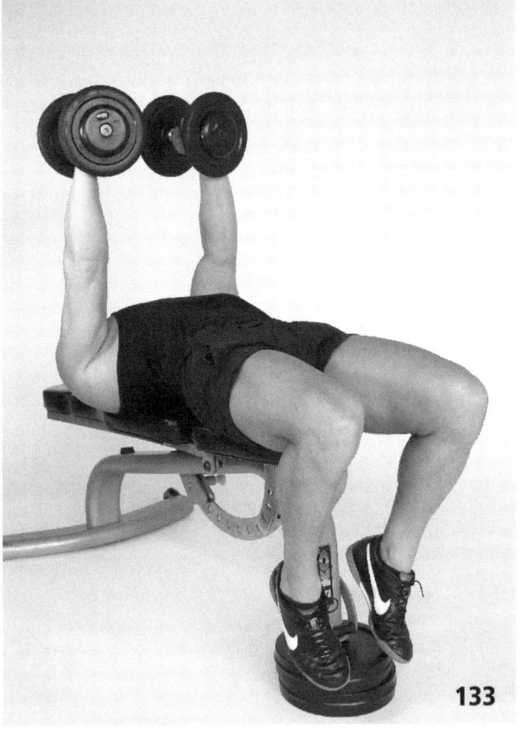

133

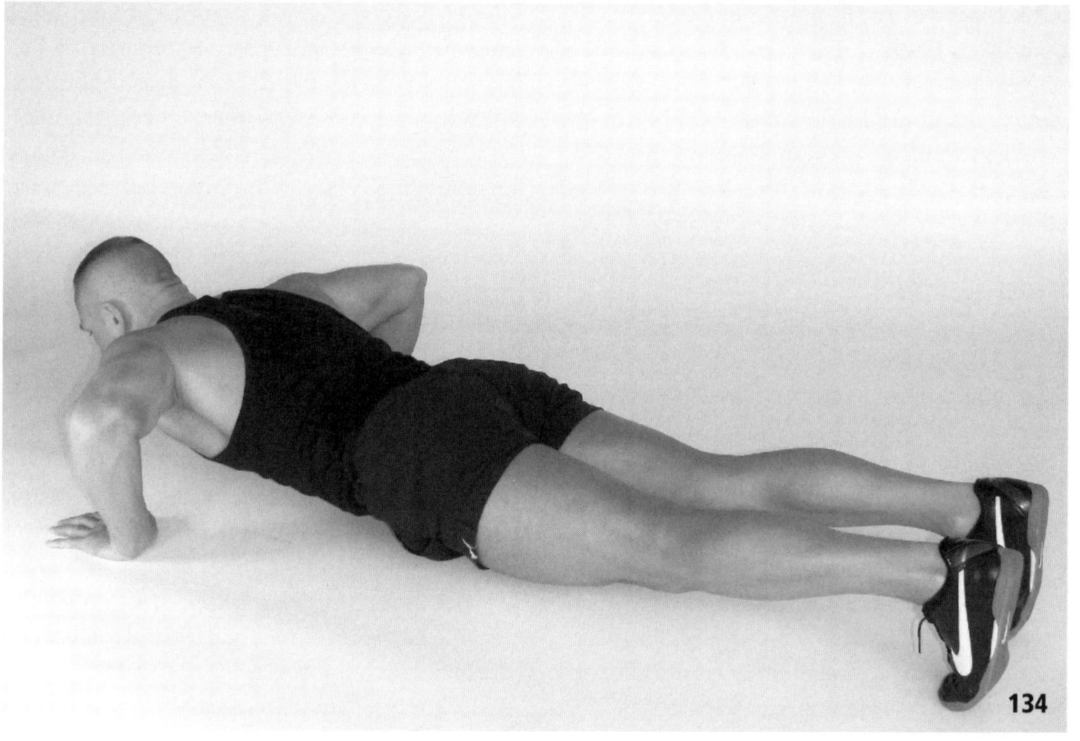

134

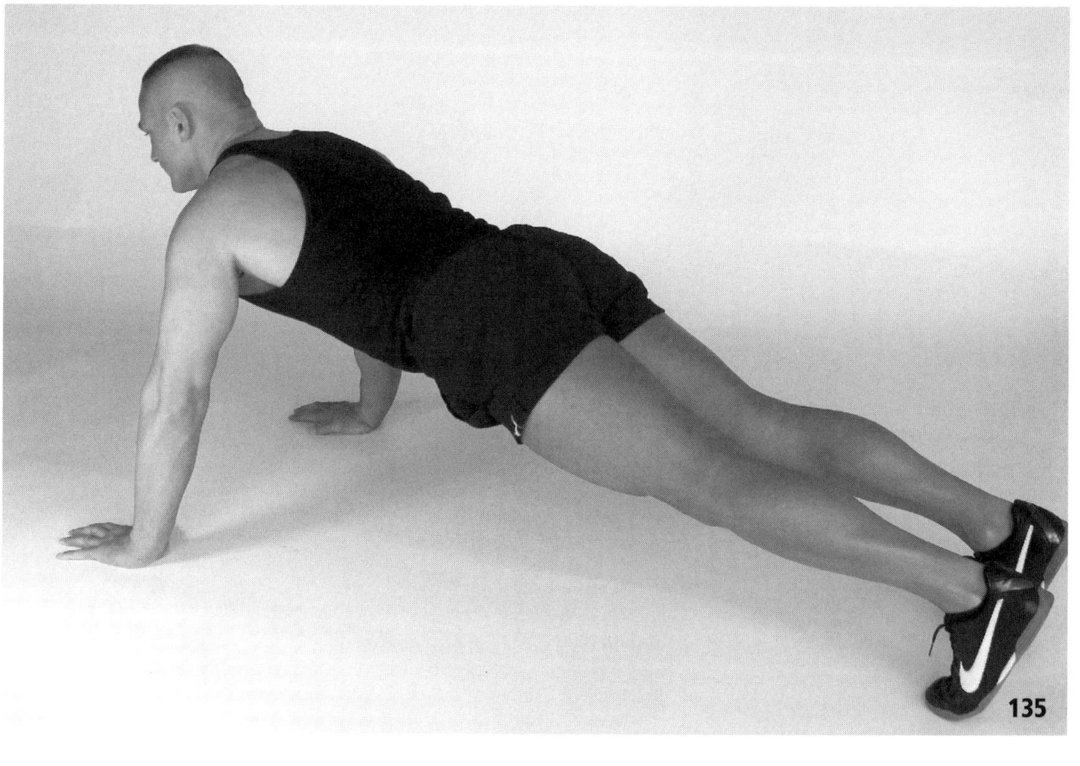

135

re Kontraktion. Legen Sie dafür etwas von der Dicke eines Telefonbuches unter jede Hand oder verwenden Sie spezielle Liegestützgriffe, um eine bessere Dehnung zu erzielen (Bild 138).

Wenn Sie das Gewicht erhöhen möchten, bitten Sie einen Trainingspartner, sich über Sie zu hocken, so daß sein Gesäß Ihren oberen Rücken berührt. Am besten zeigt sein Gesäß zu Ihrem Nacken und er schaut nach hinten. Ein leichtes Zusatzgewicht wird simuliert, indem der Trainingspartner mit Hilfe seiner Beinmuskulatur Ihre Aufwärtsbewegung unterstützt. Je weniger er seine Beine einsetzt, um Ihnen zu helfen, desto schwerer wird das Gewicht (Bild 139, 140).

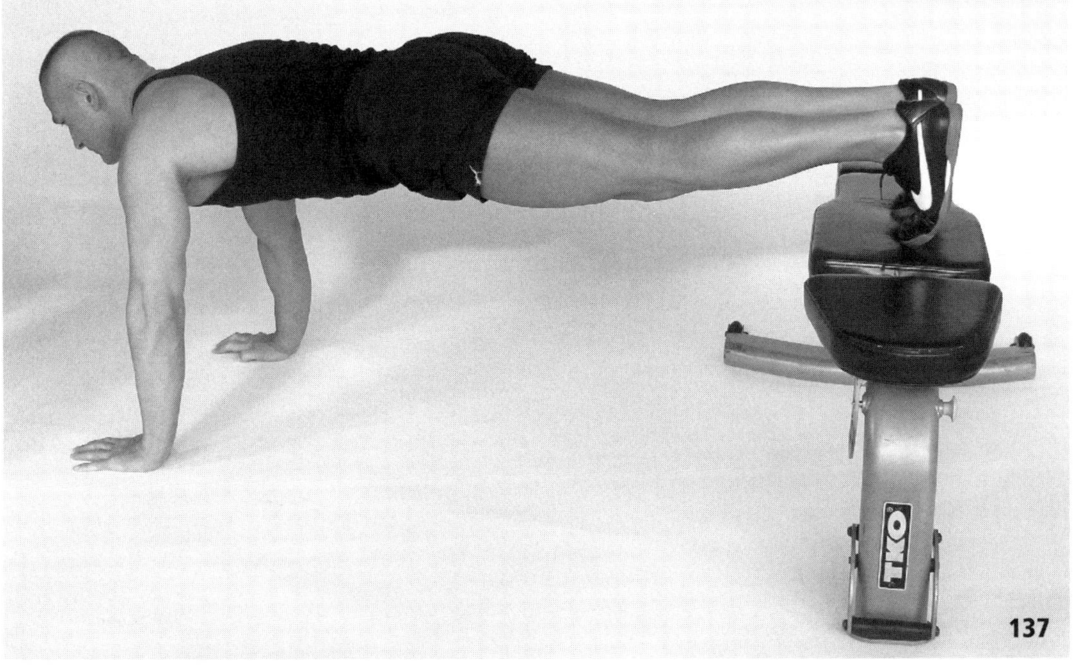

137

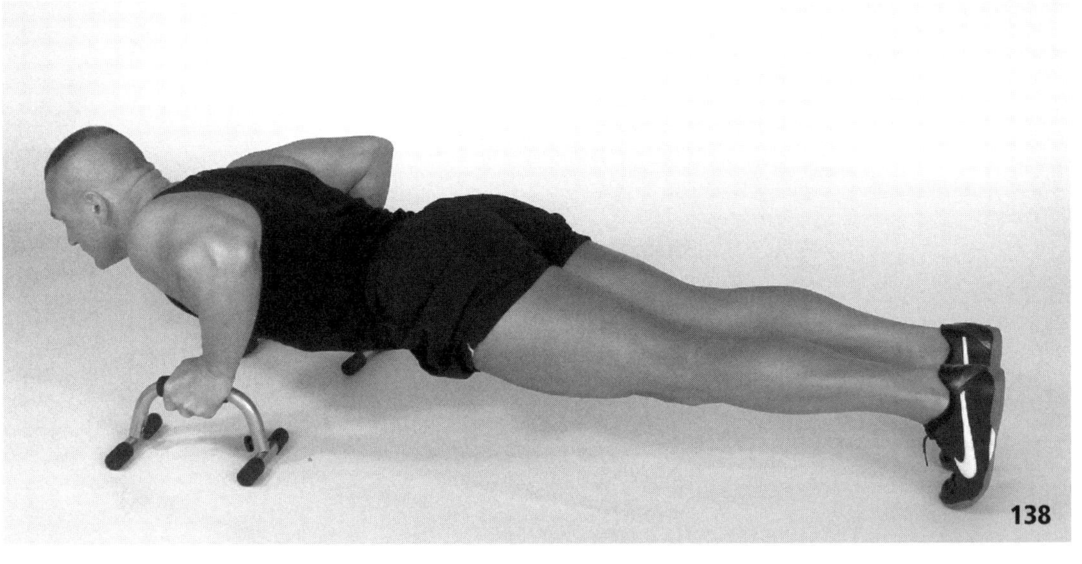
138

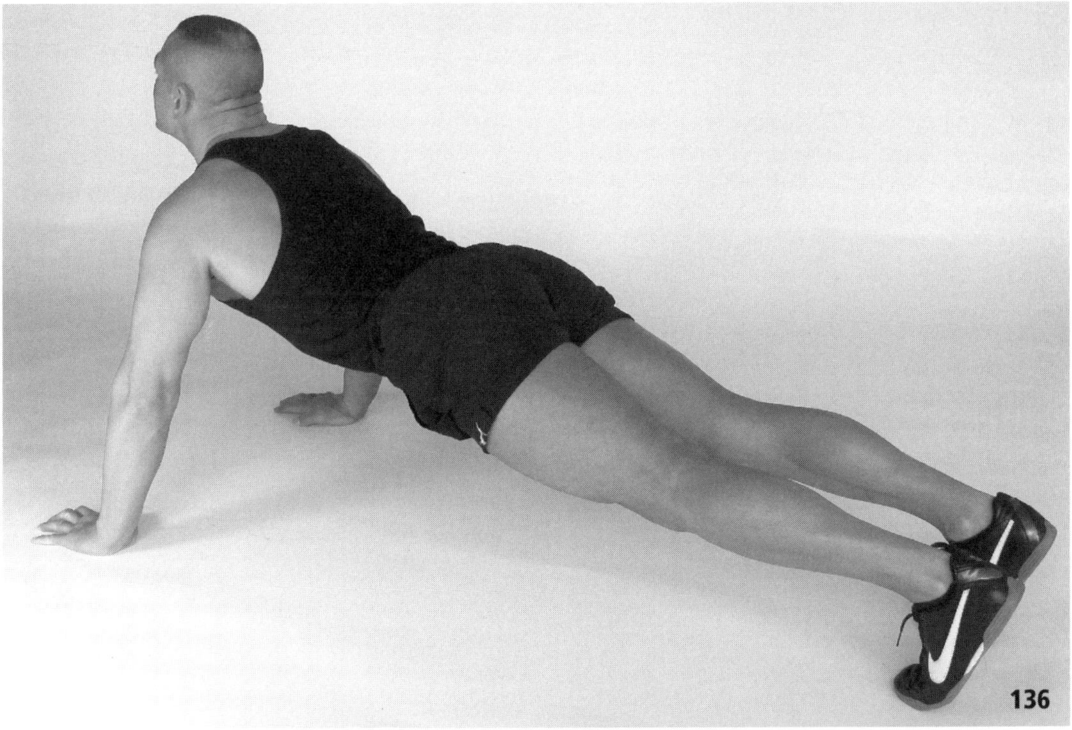
136

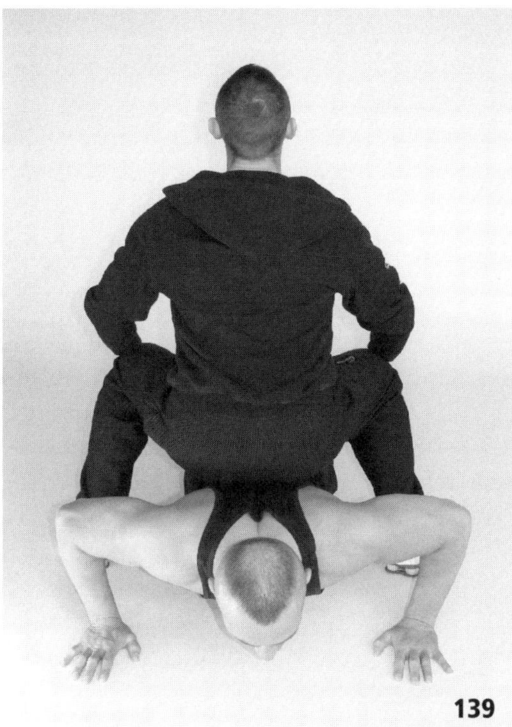
139

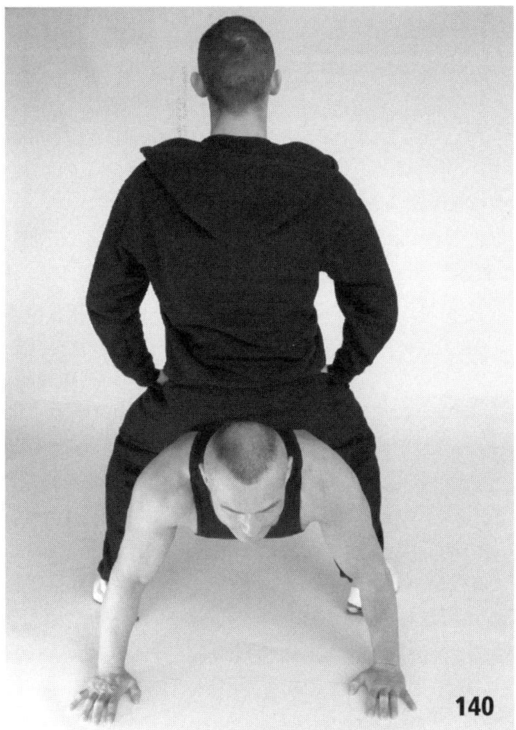
140

3.3 Die Schultern

Der Schultermuskel besteht aus drei Köpfen: Der vordere hebt den Arm vor dem Körper, der seitliche hebt ihn zur Seite und der hintere Kopf ist für die Aufwärtsbewegung des Arms nach hinten verantwortlich. Entsprechend muß die Schulter für eine umfassende Entwicklung auch aus diesen drei Richtungen trainiert werden. Das Frontheben belastet vor allem die vordere Schulterpartie, Seitheben die seitliche und das vorgebeugte Seitheben den hinteren Teil des Schultermuskels. Alle Drückübungen über Kopf wirken sich auf die gesamte Schulter aus, doch der vordere Teil der Schulter wird am stärksten gefordert. Drückübungen über Kopf mit einer Drehung des Arms wirken stärker auf die seitlichen Schultern, während Ruderübungen besonders die hintere Schulterpartie belasten.

Wie zuvor bereits erwähnt, wird die vordere Schulter beim Brusttraining schon stark gefordert. Beim Rückentraining, besonders beim vorgebeugten Rudern mit der Lang- oder Kurzhantel (s.u.), wird dagegen der hintere Kopf der Schultermuskulatur angesprochen; alles Bewegungen, die als Grundübungen häufig mit schwerem Gewicht ausgeführt werden. Daher ist beim speziellen Schultertraining Mäßigung anzuraten. Wer hier wiederum schwer trainiert, der hat die kleine Muskelgruppe der Schultern schnell überfordert. Mittelschweres Drücken über Kopf und leichte Übungen wie Front- und Seitheben, jeweils sehr korrekt ausgeführt, eignen sich dagegen optimal, um die Schultern ergänzend zu schweren Drück- und Zugübungen zu trainieren.

Hier spricht die Erfahrung: In jungen Jahren fand der Autor seine Schultern zu schwach ausgeprägt. Er hatte schon länger schweres Bankdrücken trainiert und gute Brustmuskeln aufgebaut, doch die Schultern gefielen ihm nicht. Also hat er diesem Schwachpunkt seine volle Aufmerksamkeit gewidmet und neben dem normalen Training fast ein Jahr lang ein strenges und schweres Schultertraining durchgezogen, immer 12 Sätze, dreimal pro Woche. Die Kraft wurde enorm gesteigert, doch die Schultern sind keinen Jota gewachsen. Ein Freund dagegen, der viel seltener trainierte und dem Schultertraining keine besondere Aufmerksamkeit widmete, entwickelte in dieser Zeit Schultern wie die sprichwörtlichen Kanonenkugeln. Begehen Sie nicht den gleichen Fehler: Manchmal ist weniger eben doch mehr!

Der Grund für die schwächer entwickelten Schultern lag nicht in einer Vernachlässigung, sondern eher im zu einseitigen Training. Es wäre wohl besser gewesen, das Brusttraining einzuschränken (auch wenn es noch so viel Spaß gemacht hat, schweres Bankdrücken zu trainieren) und die Schultern dafür mit einigen Sätzen mehr zu trainieren. Gleichzeitig hätte das Schultertraining zweimal pro Woche vorangestellt werden sollen und das Brusttraining zurück; so hätten die Schultern mit voller Kraft trainiert werden können. Damit wären sie wohl besser gewachsen.

Zuletzt muß festgehalten werden, daß sich das Schultertraining auch auf das Training anderer Körperteile auswirkt. Schulterübungen wie z.B. das Drücken über Kopf verlangen auch den Trizepsen einiges ab. Wenn die Trizepse nach den Schultern trainiert werden, reichen also wenige weitere Sätze aus. Und wer die Schultern vor dem Bankdrücken trainiert, wird beim Brusttraining weniger Last bewältigen, als gewohnt.

3.3.1 Drücken über Kopf mit Kurzhanteln

Nehmen Sie eine Kurzhantel in jede Hand und bringen Sie die Gewichte in Vorhalte neben die Schultern. Die Handinnenseiten zeigen nach vorn, die Daumen nach innen. Stehen Sie dabei aufrecht und versuchen Sie, die Schultern nicht zurückzubeugen. Drücken Sie beide Gewichte gleichzeitig über den Kopf hoch, bis die Arme fast ganz gestreckt sind, bevor sie diese langsam wieder zu den Schultern herablassen (Bild 141, 142). Bemühen Sie sich, während der Übung gerade zu stehen und den Oberkörper aufrecht zu halten, um die Brustmuskeln möglichst wenig ins Spiel zu bringen.

3.3.1.1 Tips zur Ausführung

Wählen Sie nicht zu schwere Gewichte; erfahrungsgemäß wird es bereits nach wenigen Wiederholungen deutlich schwerer, die Hanteln hochzustemmen.

3.3.1.2 Variation: Drücken über Kopf mit einer Kurzhantel

Statt gleichzeitig können die Hanteln auch abwechselnd über Kopf gedrückt werden. Stützen Sie die freie Hand in die Seite und stemmen Sie die Hantel mit einem Arm so häufig, wie Sie können, bevor Sie zum anderen Arm wechseln (Bild 143, 144).

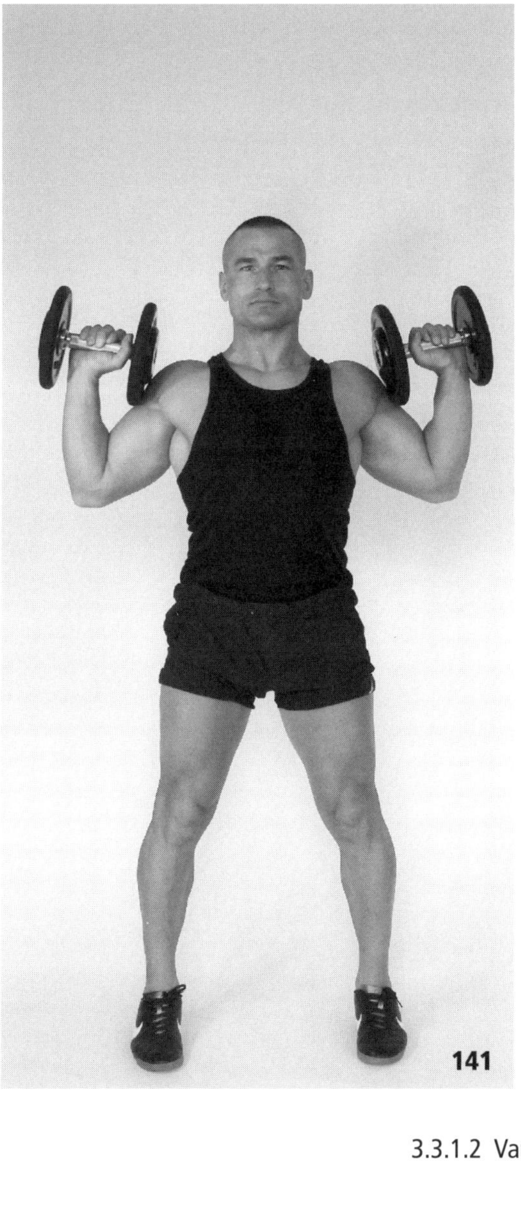

141

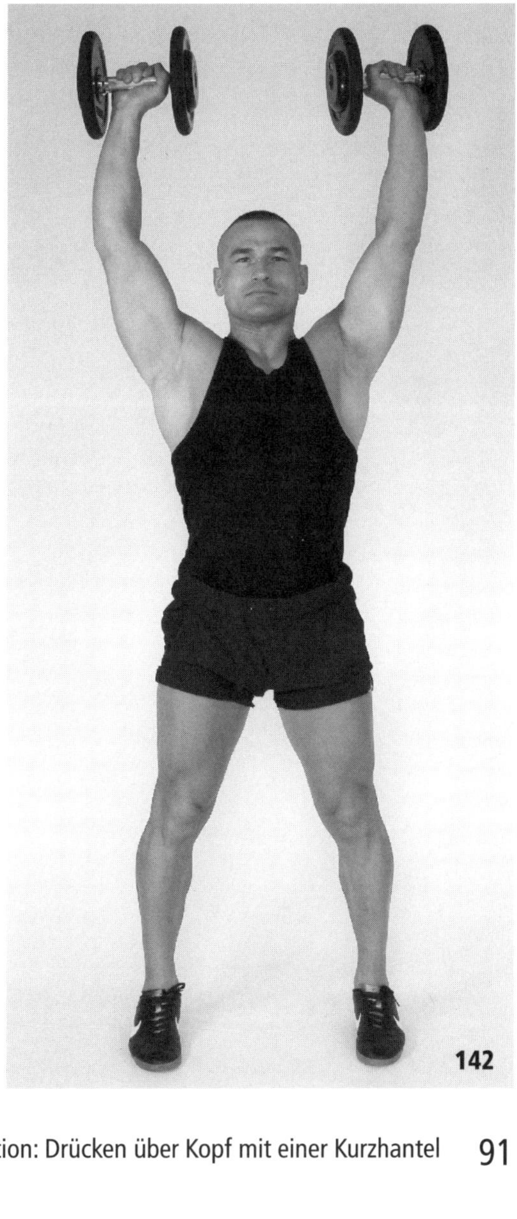

142

3.3.1.3 Variation: Drücken über Kopf mit Kurzhanteln sitzend

Wenn Ihnen diese Übung Schmerzen im unteren Rücken bereitet, oder Sie mehr Abwechslung in das Training bringen möchten, dann können Sie Drücken über Kopf auch sitzend ausführen (Bild 145, 146). So wird die Belastung der Wirbelsäule deutlich vermindert.

3.3.1.4 Variation: Arnold-Pressen

Bei dieser Übung werden die Hanteln ebenfalls über Kopf gedrückt, doch mit einer Drehung der Arme. Wie der Name schon sagt, wurde diese Übung von Arnold Schwarzenegger empfohlen. Sie bietet gegenüber dem normalen Kurzhanteldrücken über Kopf die Vorteile des größeren Bewegungsspielraums und, durch die Armdrehung, der besseren Einbeziehung der seitlichen Schultermuskeln.

Wie beim normalen Drücken nimmt man zwei Kurzhanteln auf und bringt diese in Vorhalte, doch die Hände werden einwärts gedreht, d.h. die Handinnenseiten zeigen zum Körper, die Daumen nach außen (Bild 147). So kann man die Hanteln in der Ausgangsstellung etwas tiefer halten, was den Bewegungsradius vergrößert. Beim Aufwärtsdrücken werden beide Arme gedreht, so daß die Handinnenseiten nach vorn und die Daumen nach innen zeigen (Bild 148). Versuchen Sie, die Hanteln für einen Augenblick

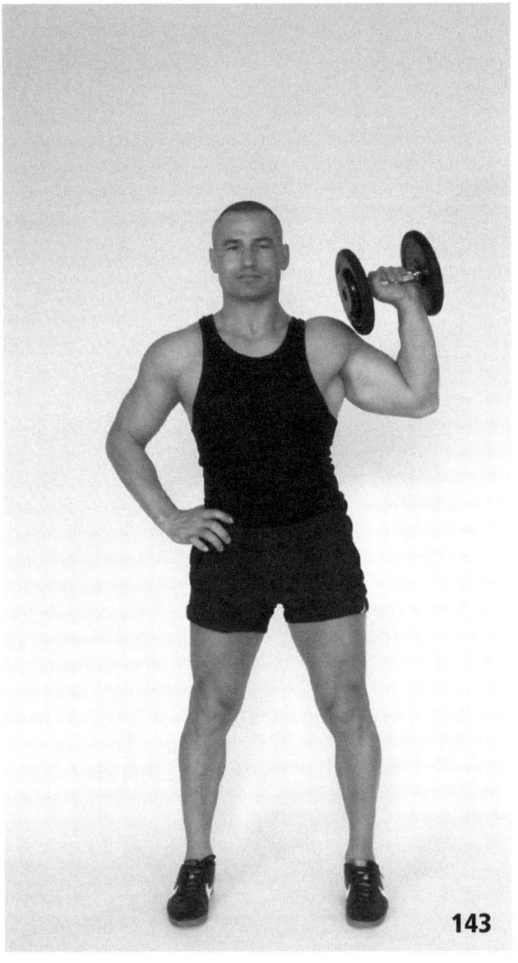

143

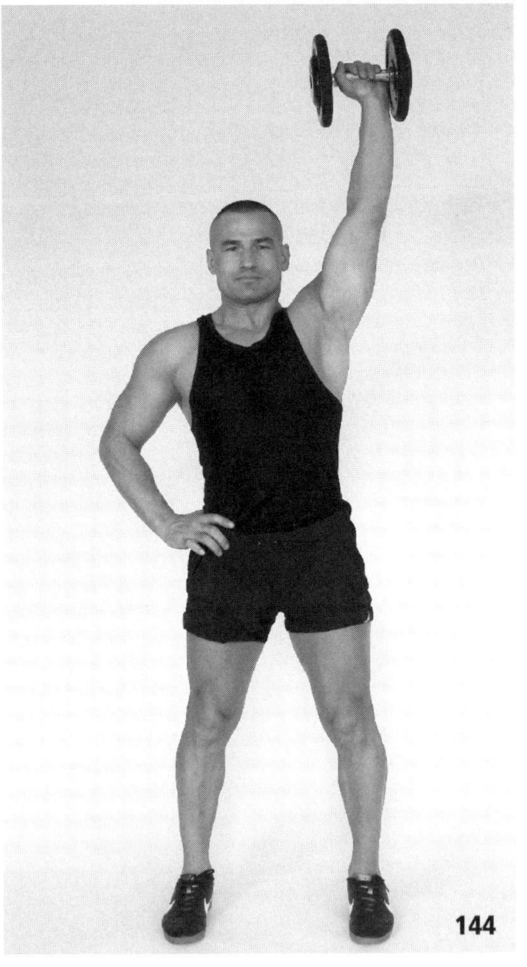

144

oben zu halten (Bild 149), bevor sie diese mit einer Armdrehung langsam wieder ablassen.

3.3.1.4.1 Tips zur Ausführung

Achten Sie darauf, den Oberkörper ruhig zu halten und sich beim Hochdrücken der Hanteln nicht zurückzulehnen. Je weniger Schwung Sie mit dem Oberkörper holen, desto stärker ist die Trainingswirkung für die Schultern. Gleichzeitig schonen Sie den unteren Rücken. Arnold-Pressen kann auch im Sitzen ausgeführt werden; das empfiehlt sich für all jene, die mit Rückenschmerzen zu kämpfen haben.

Darüber hinaus läßt sich diese Übung auch abwechselnd ausführen, d.h. der ruhende Arm wird in die Seite gestützt, während der andere arbeitet (Bild 150-152). Diese Ausführung erlaubt eine bessere Konzentration auf die trainierte Körperseite und deshalb mehr Gewicht als die beidseitige Variante.

Arnold-Pressen ist eine ziemlich anstrengende Übung. Durch den großen Bewegungsumfang und die Armdrehung werden die Schultermuskeln gezwungen, sehr stark zu kontrahieren. Wenn die Arme in der oberen Position nicht ganz gestreckt werden, läßt sich die Belastung noch weiter steigern. So wird den Schultern die Möglichkeit genommen, sich in der oberen Position, wenn die Last am geringsten ist, teilweise erholen zu können.

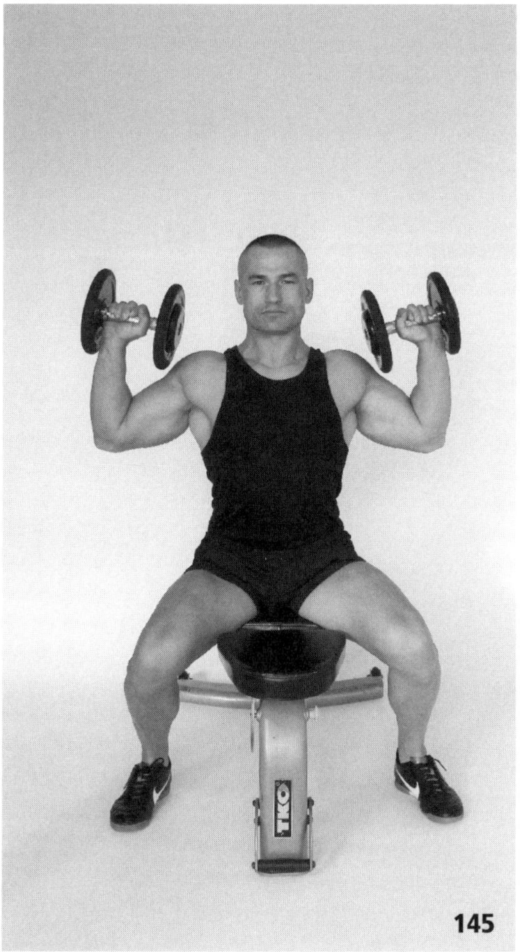

145

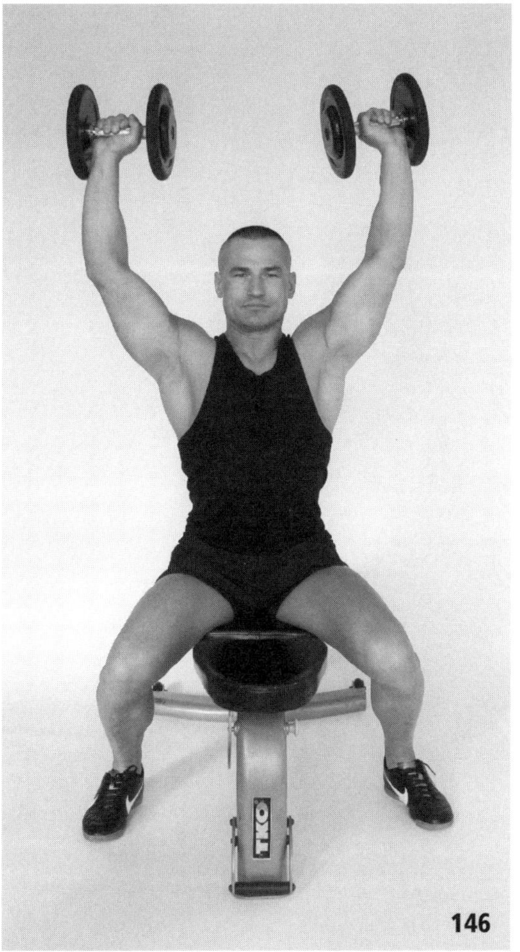

146

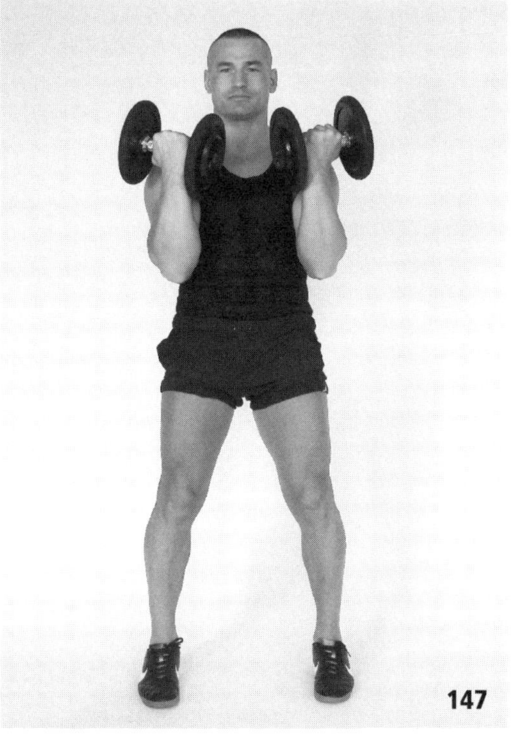

147

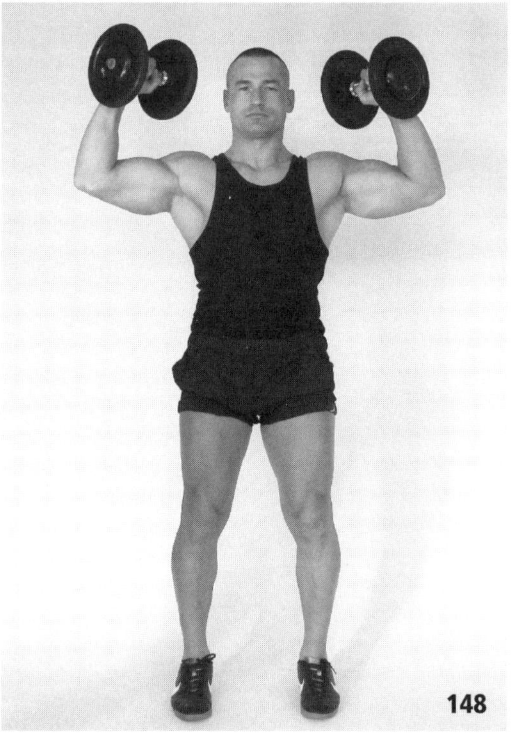

148

3.3.2 Frontdrücken

Die klassische Schulterübung im Kraftsport. Nicht nur die vorderen Schultermuskeln, auch die obere Brust und die Trizepse werden gefordert. Die Übung ist nicht einfach auszuführen; es erfordert eine spezielle Technik, um die Langhantel in Vorhalte zu bekommen; vor allem, wenn mehr Gewicht aufliegt.

Stellen Sie sich aufrecht vor eine auf dem Boden liegende Langhantel. Der Stand sollte so weit sein, daß Sie während der anschließenden Übung mühelos das Gleichgewicht halten können. Beugen Sie sich in der Hüfte vor und umfassen Sie die Stange mit schulterweitem Obergriff. Gehen Sie mit geradem Rücken in die Hok-

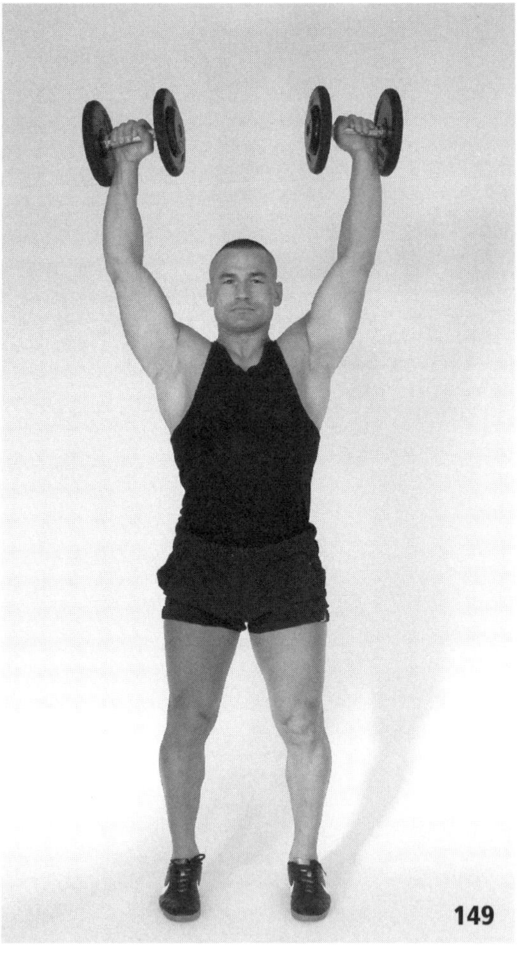

149

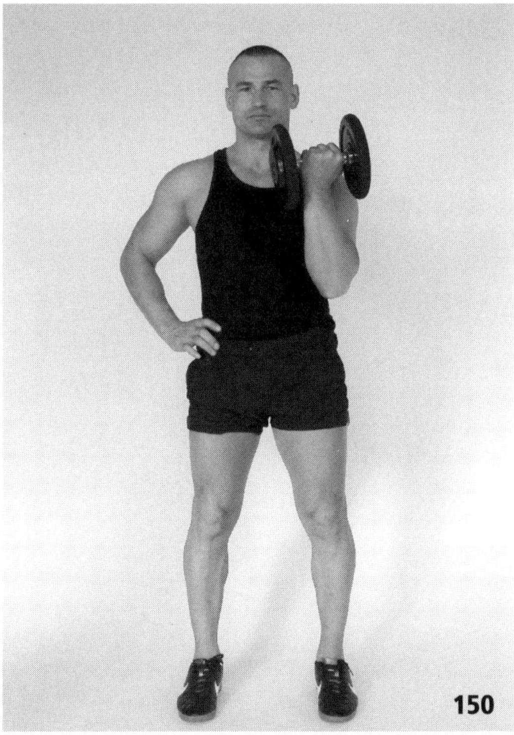

150

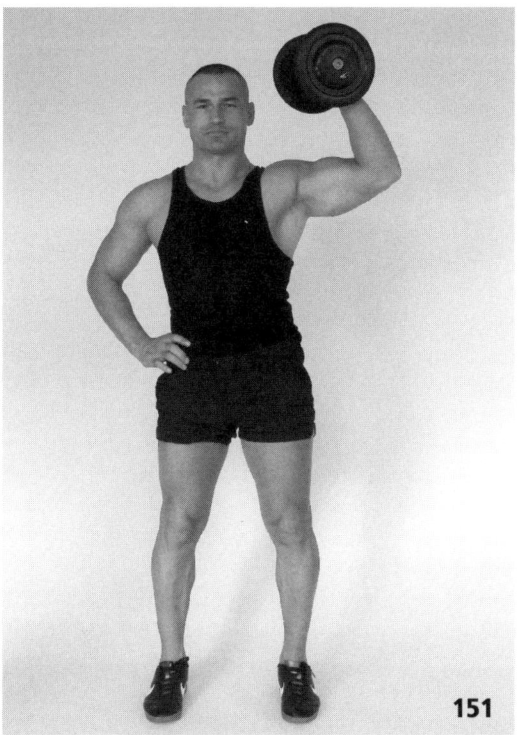

151

ke (Bild 153), nehmen Sie die Hantel vom Boden auf, strecken Sie die Beine (Bild 154), richten Sie sich gleichzeitig auf (Bild 155) und bringen Sie das Gewicht in Vorhalte vor die Brust; die Handinnenseiten zeigen dabei nach vorn (Bild 156).

In dieser Ausgangsposition ruht die Hantel in Schulterhöhe auf den Händen, der Kopf ist in den Nacken gelegt, die angewinkelten Ellbogen liegen am besten eng am Körper unter der Stange und das Gewicht wird von den Armen getragen. Halten Sie Ihren Oberkörper so aufrecht wie möglich und die Knie leicht gebeugt. Atmen Sie tief ein, um den Körper zu stabilisieren. Drücken Sie nun das Gewicht explosiv über den Kopf, bis die Arme gestreckt sind; atmen Sie

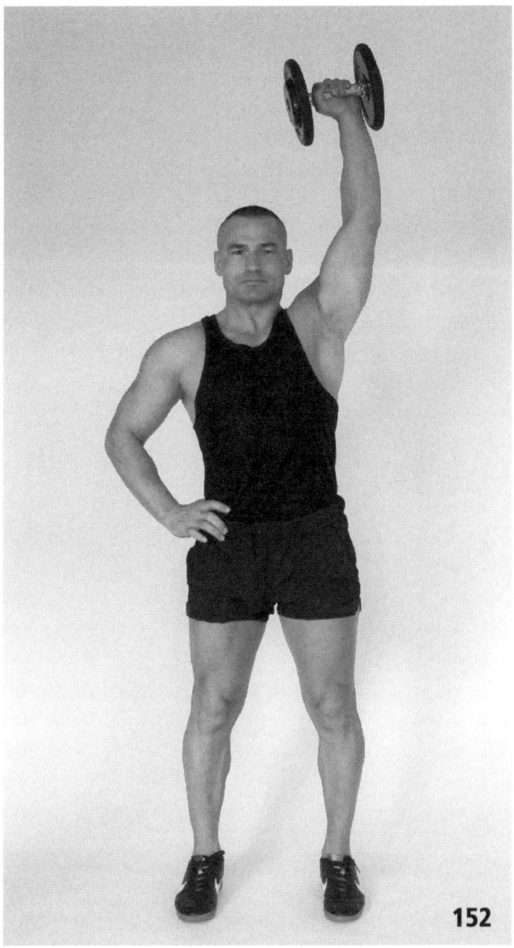

152

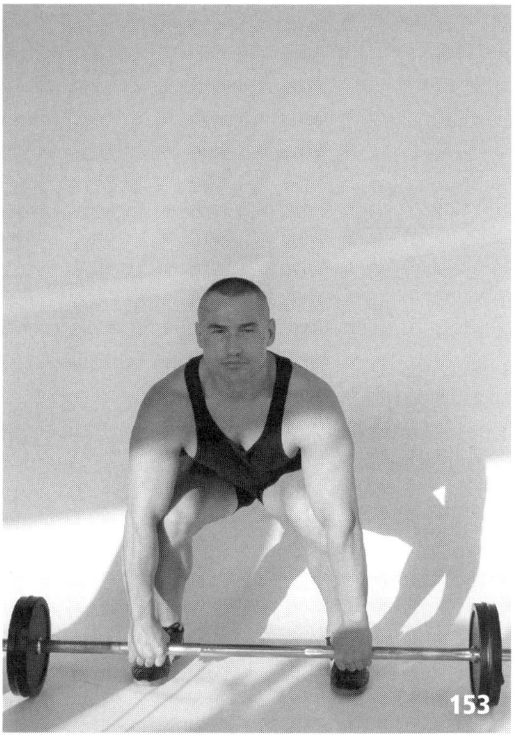

153

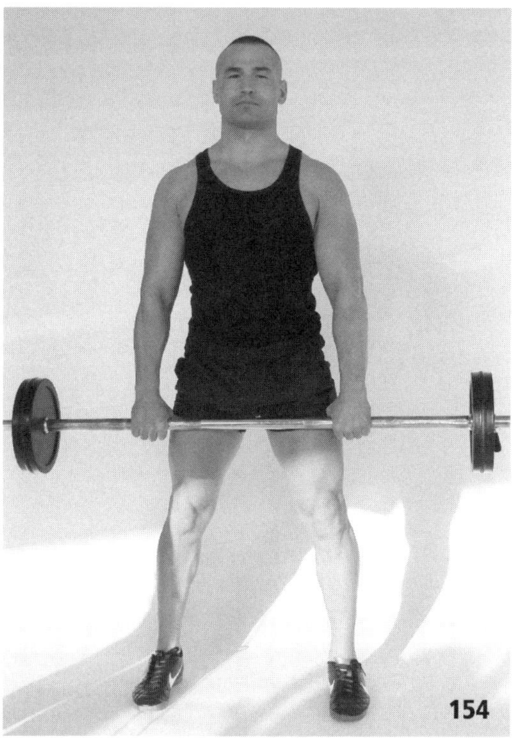

154

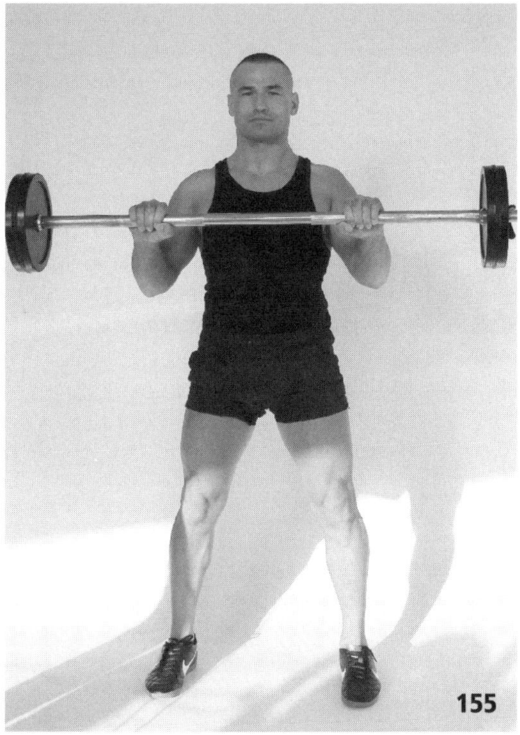

155

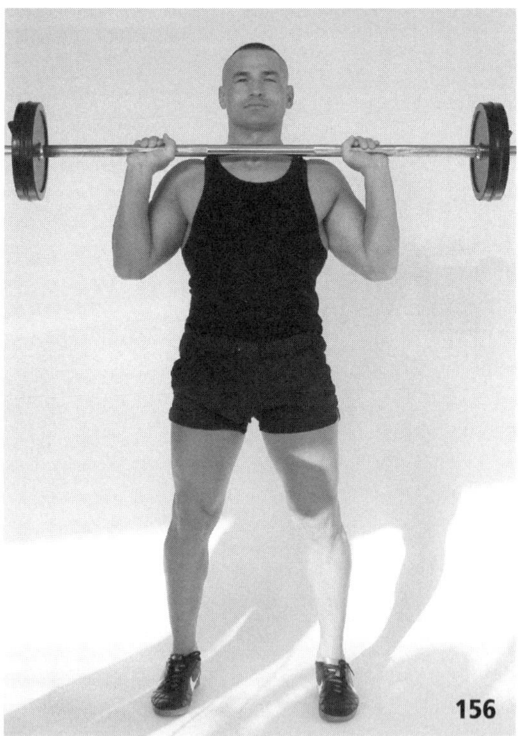

156

dabei aus (Bild 157). Halten Sie die Hantel für einen Moment in dieser Position und lassen Sie diese dann langsam in die Vorhalte herab; atmen Sie gleichzeitig wieder ein. Beginnen Sie sofort mit der nächsten Wiederholung. Die Hantel wird erst am Ende des Satzes wieder abgelegt.

3.3.2.1 Tips zur Ausführung

Halten Sie den Oberkörper so aufrecht wie möglich und lehnen Sie sich nicht zurück, so reduzieren Sie die Belastung des unteren Rückens.

Für schweres Drücken über Kopf wird in der Regel das Tragen eines Gewichthebergürtels empfohlen. Das entlastet die Muskeln des unteren Rückens. Ich würde Ihnen raten, das

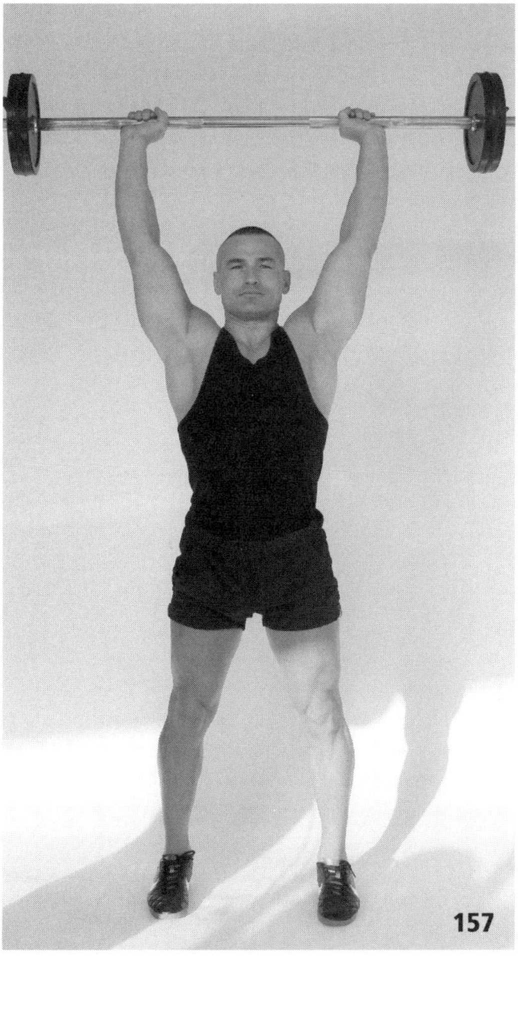

157

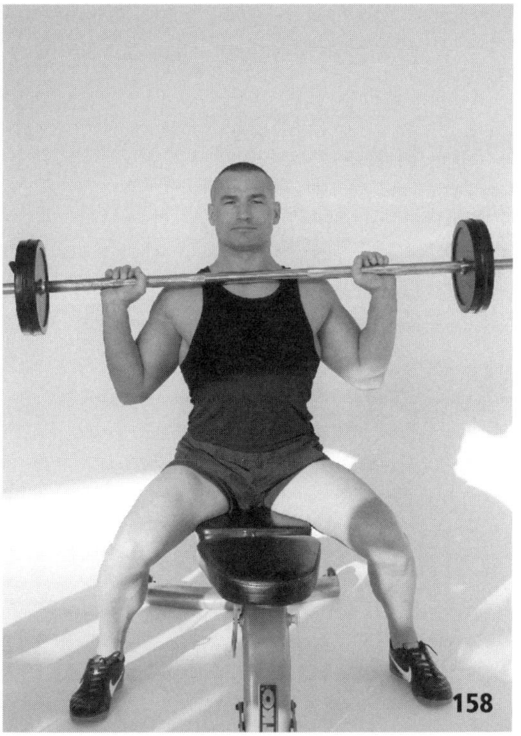

158

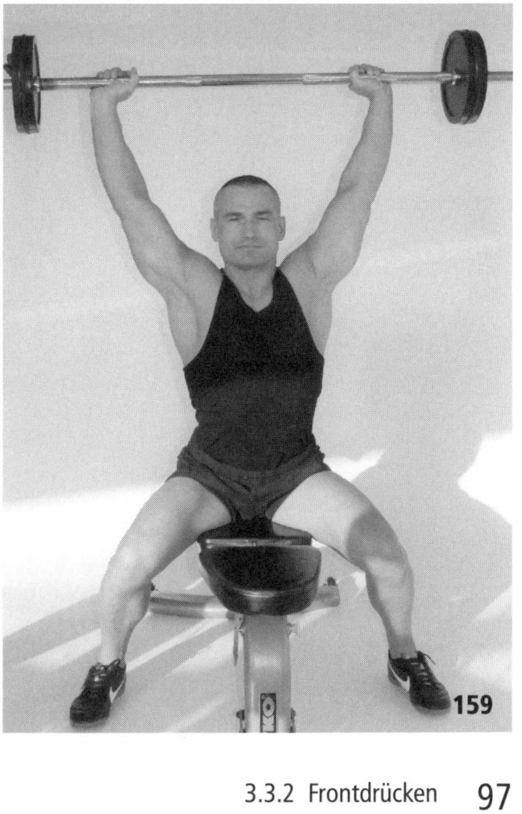

159

Gewicht lieber etwas geringer zu wählen, dafür einige Wiederholungen mehr auszuführen. Wenn Sie die Übung »sauber« gestalten, können Sie auf einen Gürtel verzichten. Auf diese Weise werden die Hüftregion und der untere Rücken gestärkt, statt geschont. Sollten sich trotzdem Rückenschmerzen einstellen, so weichen sie auf die Ausführung im Sitzen aus. Sie sollten sich dabei aber nicht anlehnen, um eine freiere Bewegung zu ermöglichen.

3.3.2.2 Variation: Frontdrücken sitzend

Die rückenschonende Variante des Frontdrükkens. Auch hier muß die Hantel zunächst in Vorhalte gebracht werden, bevor man sich hinsetzt; am besten auf eine flache Bank ohne Lehne. So erhält der Oberkörper die nötige Bewegungsfreiheit. Die Füße werden weit plaziert, um den Körper zu stabilisieren. Die Ausführung gleicht dem stehenden Frontdrücken (Bild 158, 159). Am Ende des Satzes wird die Langhantel auf dem Schoß abgelegt und mit herabhängenden Armen gehalten; so fällt das Aufstehen mit dem Gewicht leichter.

3.3.3 Nackendrücken

Nackendrücken trainiert die gesamte Schulterregion, besonders aber die vorderen und seitlichen Köpfe der Schulter. Diese Übung wird sitzend ausgeführt und die Langhantel wird hinter dem Kopf hochgedrückt. Man stellt die Lehne der Bank beinahe senkrecht (80-85 Grad) oder läßt die Lehne flach und sitzt aufrecht. Greifen Sie eine Langhantel etwas weiter als schulterbreit, setzen Sie sich, drücken Sie diese über Kopf und lassen Sie sie zum Nacken hin ab. Drücken Sie die Hantel aus dieser Ausgangsstellung langsam über Kopf, bis die Arme durchgestreckt sind. In der oberen Position ruht das Gewicht für einen Augenblick auf den gestreckten Armen, bevor es langsam wieder zum Nacken abgesenkt wird (Bild 160, 161).

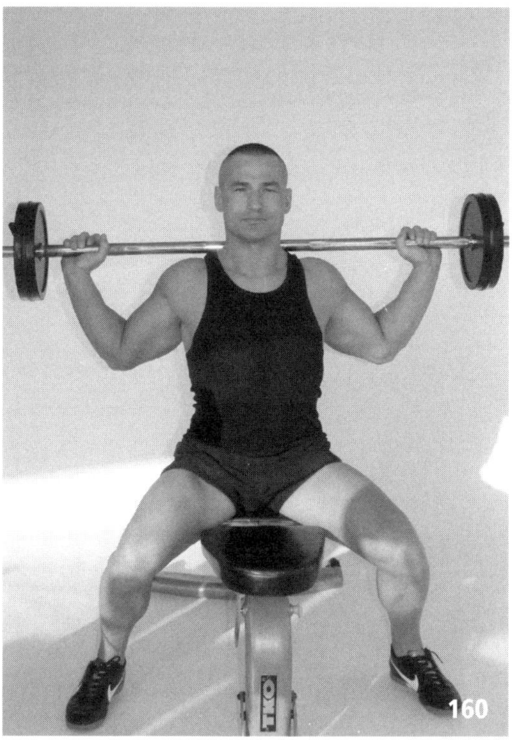

160

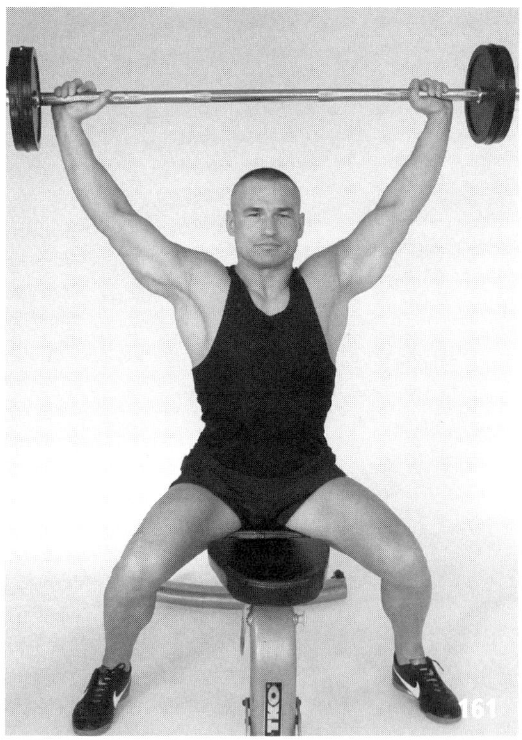

161

3.3.3.1 Tips zur Ausführung

In vielen Fitness-Studios zählt die 90-Grad-Bank für das Nackendrücken zur Standardausrüstung. Trotzdem ist anzuraten, diese zu meiden. Wählen Sie lieber eine freie Bank, bei der Sie die Lehne einstellen können oder verzichten Sie darauf, sich anzulehnen. Das ist deutlich bequemer und schützt vor Schulterverletzungen.

Nackendrücken gilt als *die* Schulterübung, doch das Herablassen der Hantel hinter dem Kopf ist eine unnatürliche Bewegung, da die Schultern dabei weit gedehnt werden. Dazu kommt oft die angelehnte, sehr aufrechte Sitzposition, welche die Übung weiter erschwert. Vielen Kraftsportlern bereitet das Nackendrükken zunächst keine Probleme, doch mit der Zeit stellen sich häufig Schmerzen in den Schultern oder den Ellbogen ein. Falls Sie auch darunter leiden, würde ich Ihnen raten, sich für das Nakkendrücken ohne Lehne aufrecht hinzusetzen. Auf diese Weise gewinnt man mehr Bewegungsfreiheit. Wenn die Beschwerden sich damit nicht beheben lassen, dann sollten Sie auf das Nakkendrücken mit der Langhantel verzichten. Es gibt viele andere Schulterübungen, die weniger verletzungsträchtig sind und es problemlos ersetzen können.

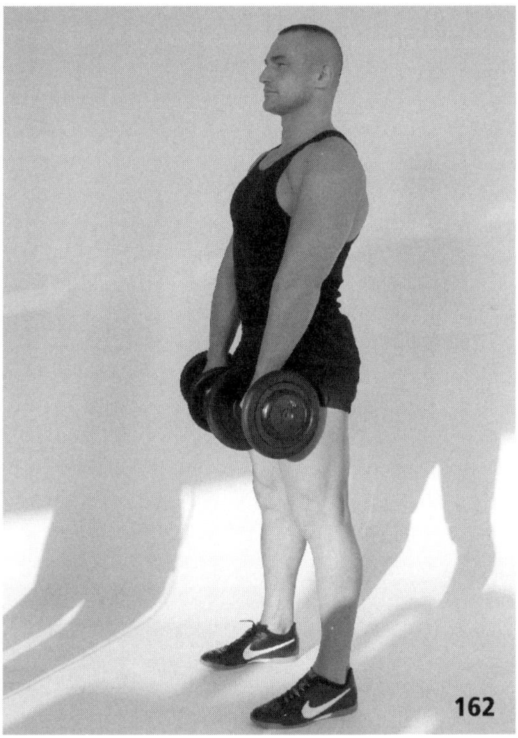

162

3.3.4 Frontheben abwechselnd

Eine gute Übung für die vorderen und seitlichen Köpfe der Schultermuskeln. Auch die Teilung zwischen Schulter- und Brustmuskeln soll sich durch diese Übung deutlicher ausprägen lassen.

Halten Sie eine nicht zu schwere Kurzhantel in jeder Hand und stehen Sie aufrecht. Strekken Sie die Arme und heben Sie die Hanteln abwechselnd im weiten Bogen über den Kopf, wo-

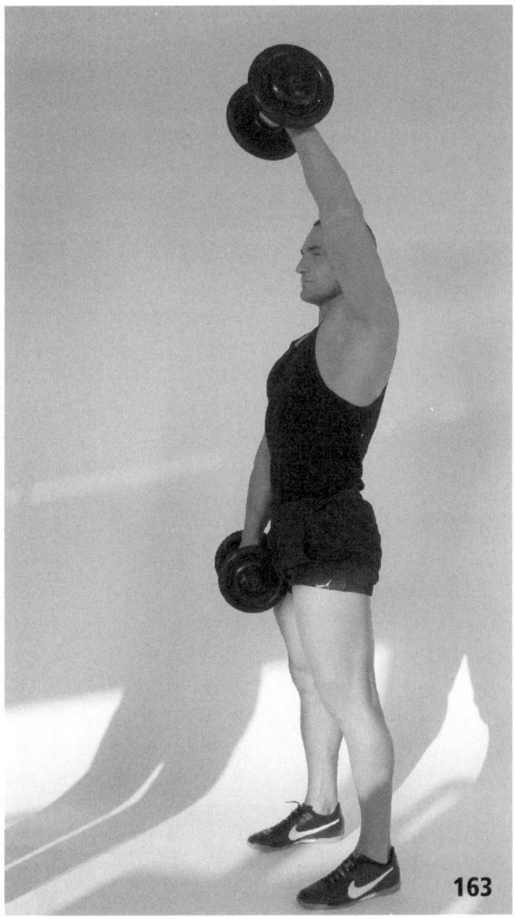

163

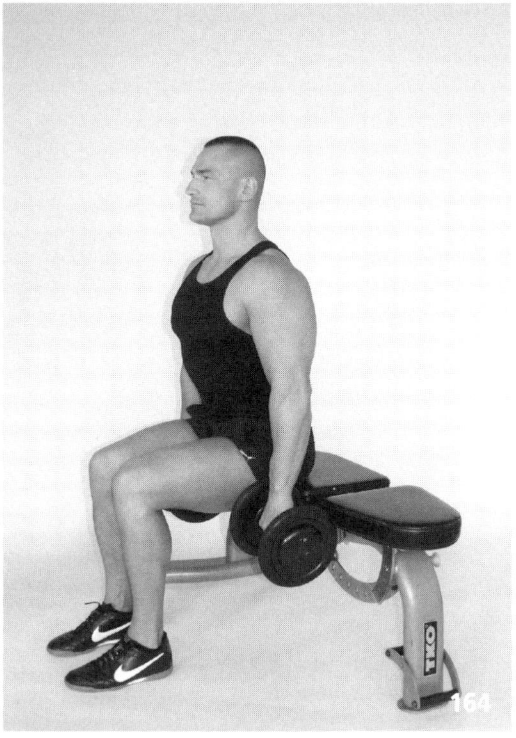

164

bei die Arme nicht ganz gestreckt werden (Bild 162, 163). Heben Sie jeweils den anderen Arm an, wenn Sie das Gewicht des einen in die Ausgangsstellung zurückbringen. Im Idealfall treffen sich beide Hanteln vor dem Oberkörper, die eine geht abwärts, die andere aufwärts.

3.3.4.1 Tips zur Ausführung

Frontheben ist, trotz der leichten Gewichte, eine ziemlich schwere Übung; die Schultern ermüden dabei schnell. Trotzdem sollten Sie nicht den häufigen Fehler machen, die Arme nur bis auf Schulterhöhe zu heben. Sie verschenken damit die wertvolle Höchstkontraktion, wenn die Gewichte nicht darüber hinaus gehoben werden.

Frontheben kann auch sitzend ausgeführt werden (Bild 164, 165), das erlaubt eine exaktere Ausführung, weil man mit dem Oberkörper keinen Schwung holen kann. Auch hier gilt: Die Hantel sollte weit hochgeführt werden; wer das Gewicht nur soweit hebt, bis der Arm waa-

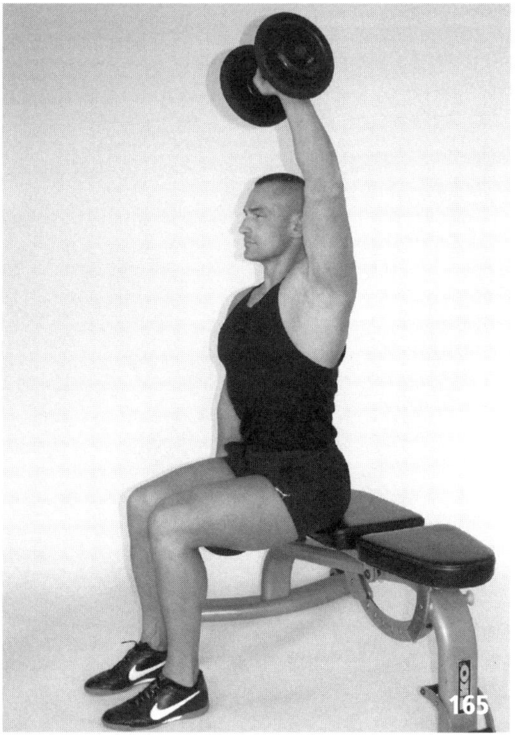

165

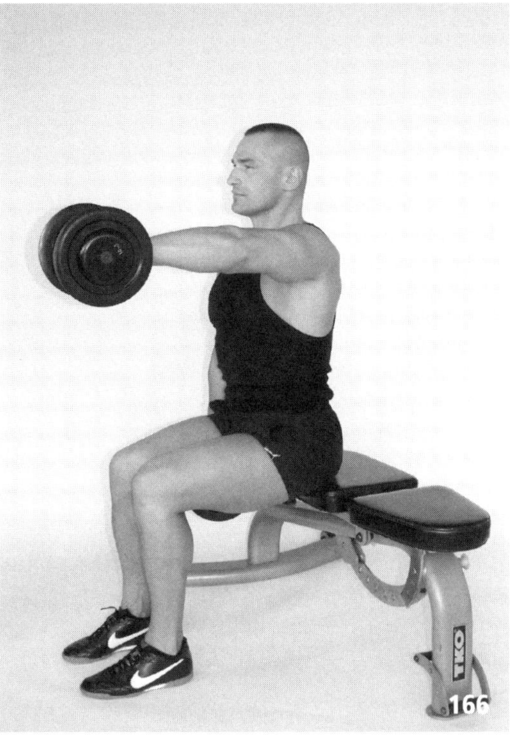

166

gerecht ist (Bild 166), verschenkt das Potential dieser Übung!

3.3.5 Seitheben

Das Seitheben ist eine Übung, die gezielt auf die seitlichen Köpfe der Schultermuskeln wirkt. Wer sich breitere Schultern wünscht, der sollte auf diese Übung nicht verzichten. Allerdings ist sie etwas unbequem auszuführen.

Stehen Sie leicht vorgebeugt mit nicht zu schweren Kurzhanteln in jeder Hand. Die Hanteln sollten mit fast gestreckten Armen vor den Oberschenkeln gehalten werden, die Handinnenseiten zeigen zueinander. Heben Sie beide Hanteln gleichzeitig mit leicht gebeugten Armen bis auf etwas über Schulterhöhe. In der obersten Position der Bewegung zeigen die Daumen nach unten, als wären die Hanteln Kannen, aus denen Sie Wasser ausgießen möchten (Bild 167, 168). Auf diese Weise werden auch die hinteren Schultermuskeln einbezogen. Halten Sie die Anspannung in den Schultern für einen Augenblick, bevor Sie die Gewichte langsam wieder ablassen. Versuchen Sie, die Abwärtsbewegung mit den Schultermuskeln »abzubremsen«, um ihnen keine Pause zu gönnen. Und setzen Sie bei der Aufwärtsbewegung so wenig Schwung ein wie möglich, sonst werden die Schultern entlastet.

3.3.5.1 Tips zur Ausführung

Seitheben ist eine weitere Übung, die fast kein Hantelsportler korrekt ausführt. Weil die kleine Muskelgruppe der Schultern hierbei fast ohne Unterstützung anderer Muskeln auskommen muß, werden leichte Gewichte schon nach wenigen Wiederholungen bleischwer. Das führt dazu, daß die Aufmerksamkeit von der korrekten Ausführung der Übung schnell darauf gelenkt wird, die Hanteln überhaupt noch hochzubekommen.

Wählen Sie lieber leichte Gewichte und eine sehr saubere Ausführung; die Übung ist auch

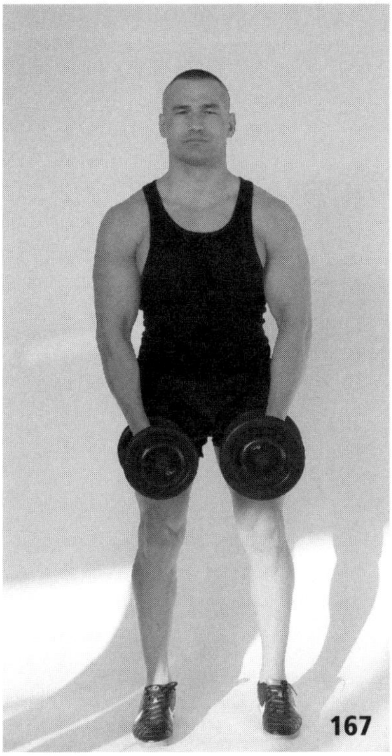

167

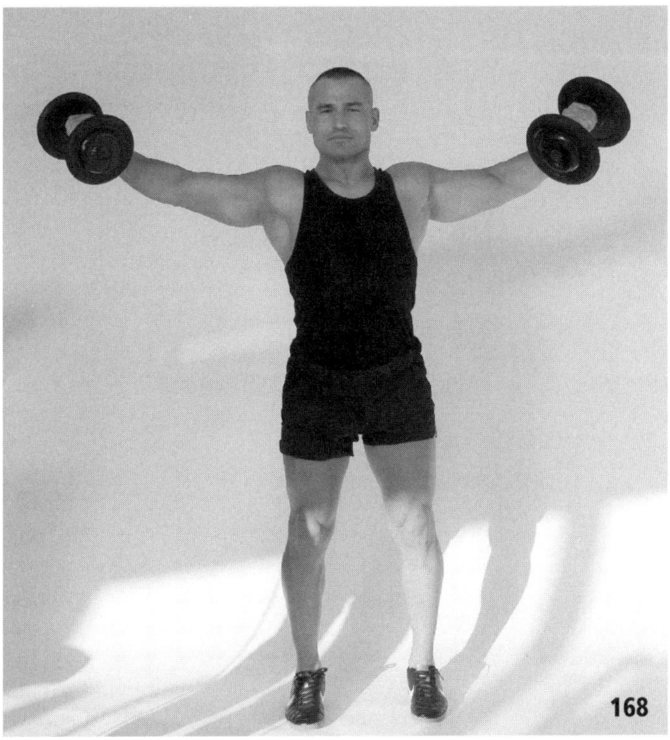

168

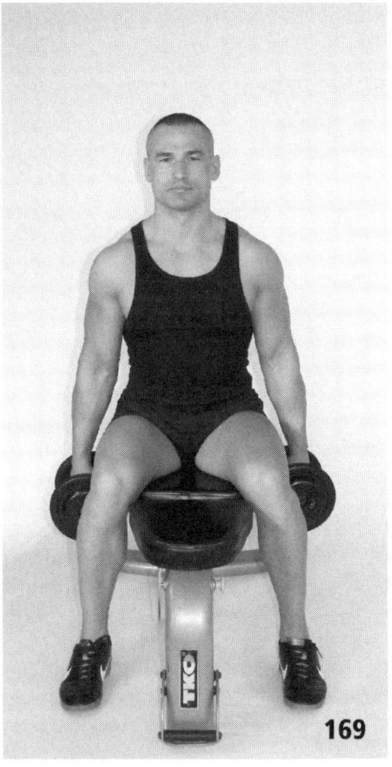
169

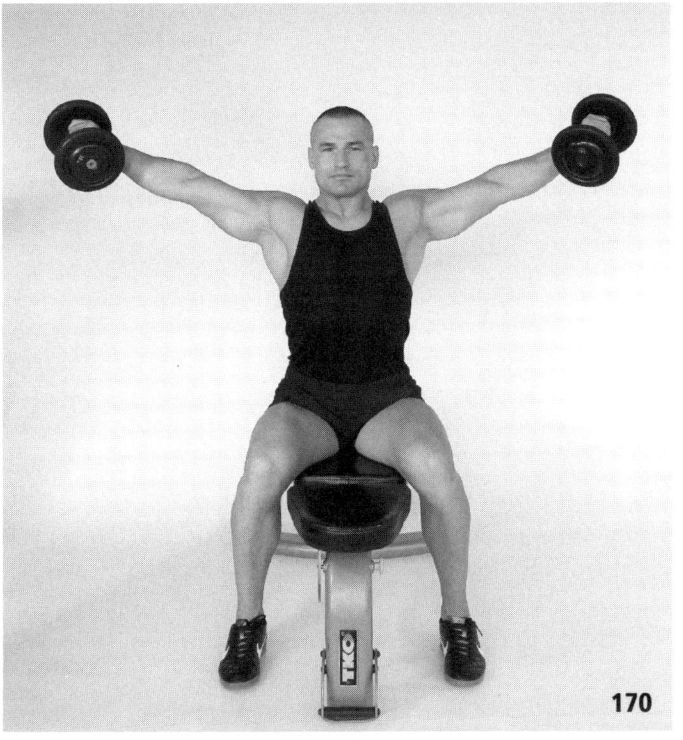
170

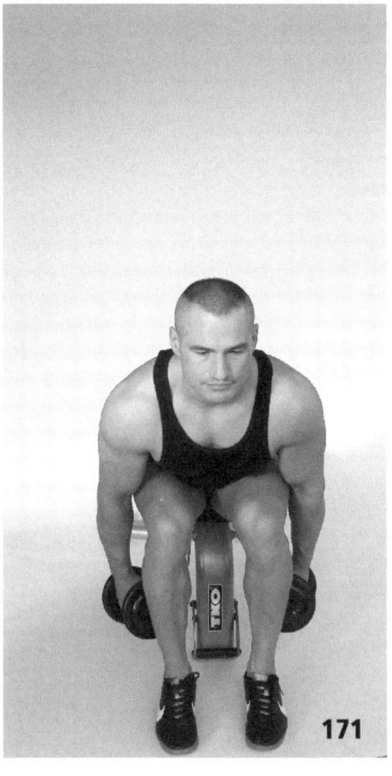
171

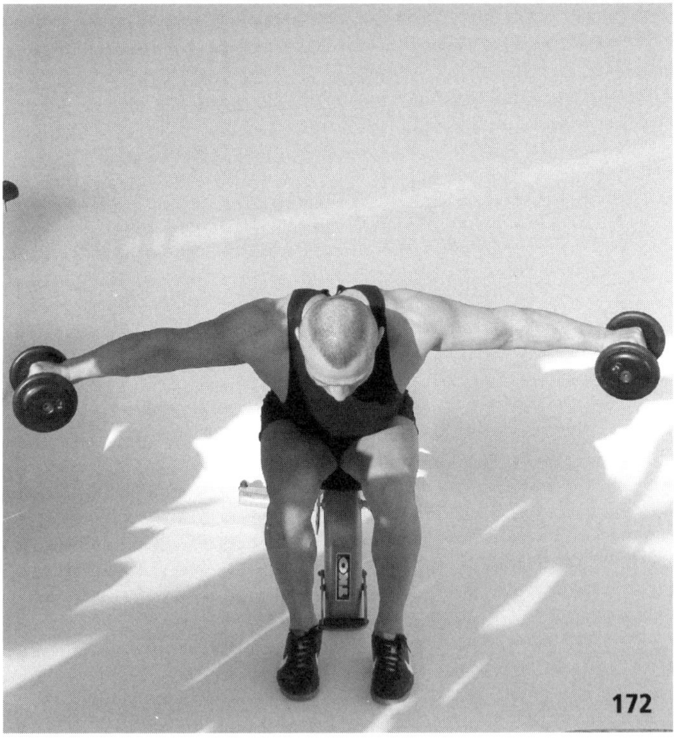
172

noch effektiv, wenn Sie 15-20 Wiederholungen schaffen.

Wer die Übung aufrecht stehend als zu unbequem empfindet, der kann den Oberkörper etwas vorbeugen und den Kopf neigen, bis das Kinn die Brust berührt. Auch müssen die Arme nicht unbedingt gerade geführt werden, sondern dürfen ruhig leicht gebeugt werden. Die Trainingswirkung auf die seitlichen Schultermuskeln bleibt unvermindert hoch.

3.3.5.2 Variation: Seitheben sitzend

Seitheben kann im Sitzen ebenfalls ausgeführt werden; die Bewegung muß so ohne Schwung aus Beinen und Oberkörper auskommen und wird exakter (Bild 169, 170). Auch für die sitzende Variante gilt: Wem die aufrechte Ausführung zu unbequem erscheint, der darf den Oberkörper leicht vorneigen und das Kinn auf die Brust nehmen, wenn die Hanteln hochgeführt werden. Am höchsten Punkt »die Kannen ausgießen«, bevor die Hanteln wieder abgesenkt werden.

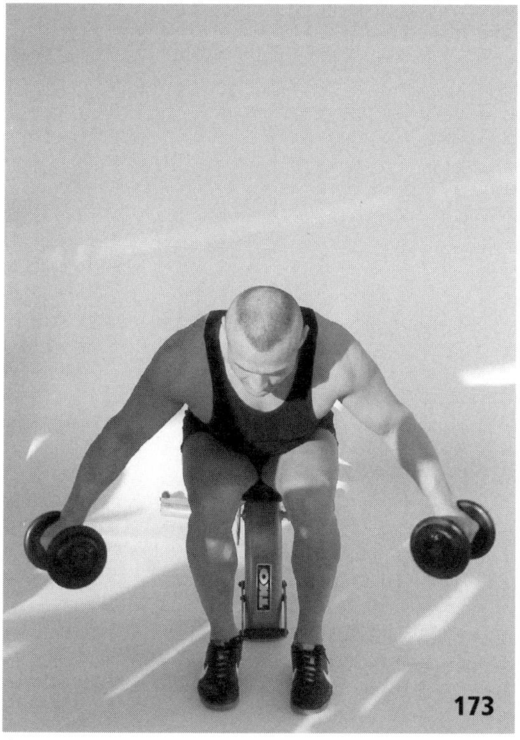

173

3.3.5.3 Variation: Seitheben sitzend vorgebeugt

Diese Variante belastet vor allem die hinteren Köpfe der Schultermuskeln. Diese werden durch schwere Zugbewegungen wie vorgebeugtes Rudern oder Klimmzüge eigentlich schon gut trainiert. Wer solche Übungen aber nicht ausführt, der sollte zumindest das vorgebeugte Seitheben in seinen Trainingsplan einbauen, um die Schultern umfassend zu entwickeln.

Die Bewegung gleicht dem sitzenden Seitheben, doch wird der Oberkörper tief gebeugt, so daß er fast auf den Oberschenkeln zu liegen kommt. Man sitzt auf der vorderen Kante einer Bank, die Knie und Füße eng zusammen. Die Arme sind leicht gebeugt und die (nicht zu schweren) Kurzhanteln werden in der tiefen Position unter den Oberschenkeln, hinter den Waden, zusammengeführt. Die Aufwärtsbewegung erfolgt in weitem Bogen zu beiden Seiten, wobei die Handgelenke in der oberen Position wieder zum »Kannenausgießen« nach unten gedreht werden (Bild 171, 172). Bei der Abwärtsbewegung wird ebenfalls mit den Schultern abgebremst, um das Maximum an Belastung aus dieser Übung herauszuholen.

3.3.5.3.1 Tips zur Ausführung

Die Arme sollten während der Aufwärtsbewegung leicht gebeugt sein, aber gerade hochgeführt werden. Wenn das Gewicht zu weit nach vorn kommt, weil die Arme zu stark gebeugt sind (Bild 173), verlagert sich die Belastung auf die vorderen Deltamuskeln. Werden die Arme zu weit nach hinten geführt, kommt die Rückenmuskulatur ins Spiel und die hinteren Deltamuskeln werden entlastet.

3.4 Der Rücken

Der M. latissimus dorsi ist der größte und stärkste Muskel des Oberkörpers. Er führt von den

Schultern bis zum unteren Rücken und dient dazu, die Arme auf den Rücken zu drehen und sie an den Rumpf zu ziehen. Der Trapezius, auch Kapuzenmuskel genannt, liegt zwischen den Schultern und zieht sich zum Nacken herauf; seine verschiedenen Teile bewegen die Schulterblätter in alle Richtungen. Die Erektorenmuskeln liegen am unteren Rücken direkt neben der Wirbelsäule. Sie stützen diese und sorgen für eine aufrechte Haltung.

Von den Kraftsportler wird der große Rükkenmuskel »Lat« genannt. Für das Lattraining werden vorwiegend Klimmzüge, Züge von oben (an der Latzugmaschine), Ruderübungen und Kreuzheben eingesetzt. Um die Breite des großen Latissimus umfassend zu trainieren, empfehlen sich verschiedene Griffweiten und Züge nach vorn (Klimmzug zur Brust) und nach hinten (in den Nacken). Mit Ruderübungen wird vor allem die Masse des Latissimus entwickelt; auch hier sollte eine Vielzahl von Übungsvarianten und Griffen (s.u.) zum Einsatz kommen. Den unteren Rücken und damit auch den unteren Teil des Latissimus trainiert man am besten mit Kreuzheben und vorgebeugtem Rudern.

Der Trapezmuskel wird mit Schulterheben sowie aufrechtem Rudern gezielt belastet und die Erektorenmuskeln werden mit Extensionen (Anheben des Oberkörpers, wenn man auf dem Bauch liegt) und Kreuzheben mit fast gestreckten Beinen gefordert. Allerdings müssen die Erektoren auch bei allen Beinübungen gro-

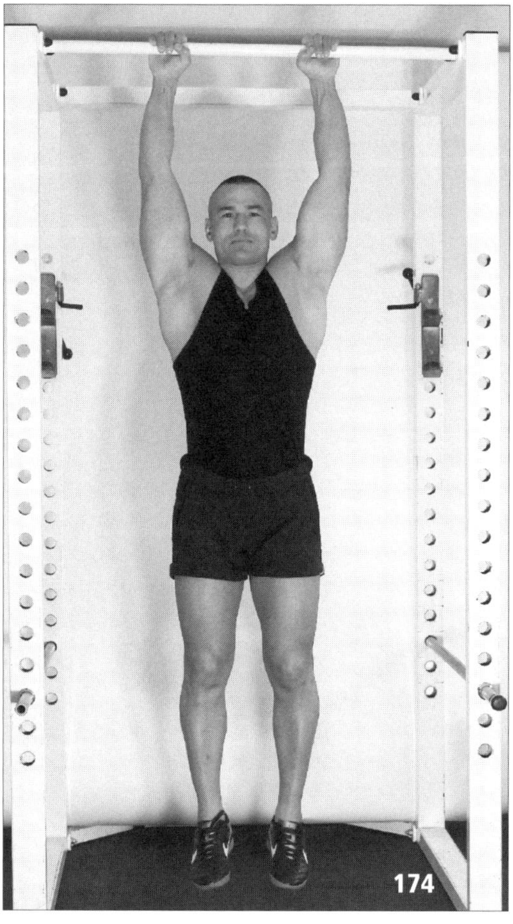
174

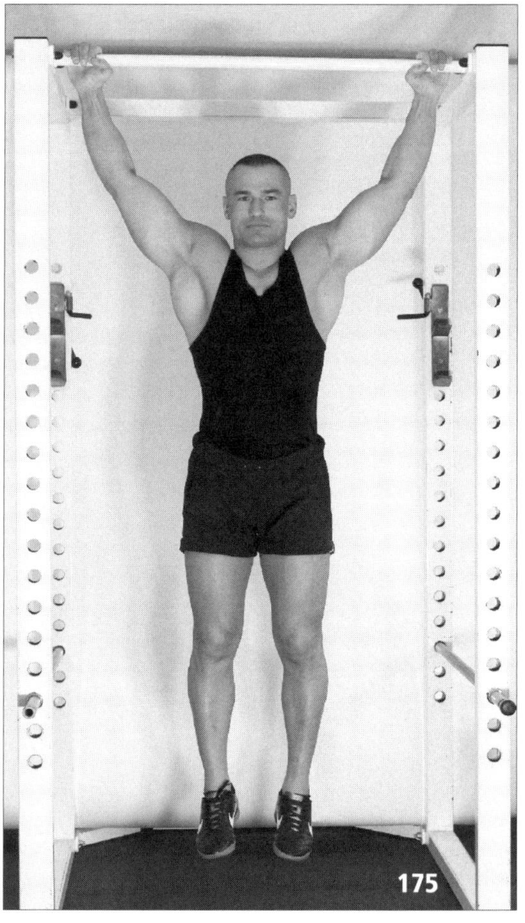
175

ße Lasten stabilisieren und das Kreuzheben belastet diese untere Rückenpartie ebenfalls stark. Achten Sie daher auf Anzeichen der Überlastung (z.B. nicht enden wollender Muskelkater); im Zweifel setzen Sie lieber eine Zeitlang leichtere Übungen dafür ein.

3.4.1 Technik: Griffweite, Ober- und Untergriff

Für das Lattraining wird häufig ein weiter Griff eingesetzt. Der große Handabstand soll mehr Dehnung und einen größeren Bewegungsspielraum für den Rückenmuskel ermöglichen. Tatsächlich erzeugt ein weiter Griff aber weniger Dehnung für den Lat, als es ein enger Griff ermöglichen würde. Außerdem verhindert der weite Griff den größtmöglichen Bewegungsspielraum, denn er läßt dem Oberarm im Schulterbereich weniger Rotationsfreiheit. Für eine gute Entwicklung der Rückenmuskulatur sollte die Griffweite besser häufig gewechselt werden. Trainieren sie mit engen, mittleren (Bild 174) und weiten Griffen (Bild 175) und wechseln Sie auch zwischen Ober- (Bild 176) und Untergriff (Bild 177), wenn möglich.

Alle Arten von Klimmzügen und Rudern beteiligen die Bizepse an der Arbeit. Die Bizepse sind kleiner und schwächer als der Lat; sie verhindern, daß der Rücken so hart wie möglich trainiert werden kann. Der Bizeps kann am besten mitarbeiten und entfaltet die größte Kraft, wenn die Stange mit Untergriff gehalten wird. Denken Sie nur an Langhantelcurls: Mit einem Untergriff kann der Bizeps viel stärker kontrahieren als mit Obergriff. Ein weiter Handabstand und Untergriff schließen sich aber gegenseitig aus. Mit mittelweitem Handabstand und Untergriff läßt sich der Lat schon besser trainieren; je enger der Handabstand (Bild 178, 179), desto mehr Kraft können die Bizepse aufbringen. So kann auch der Lat härter gefordert werden.

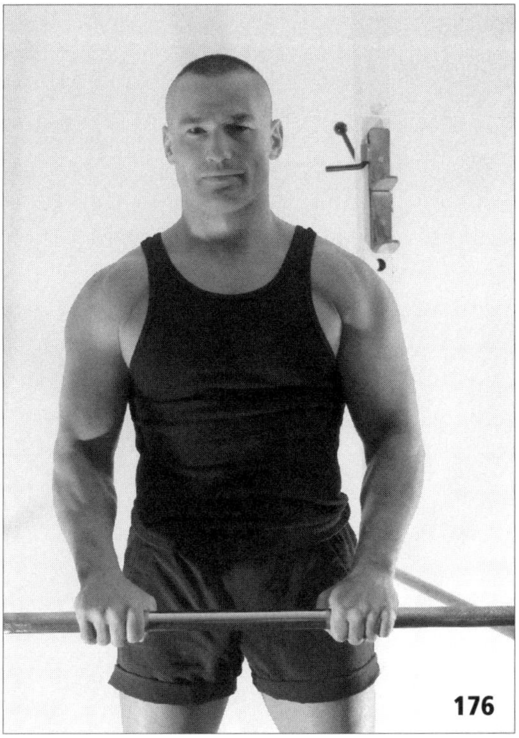
176

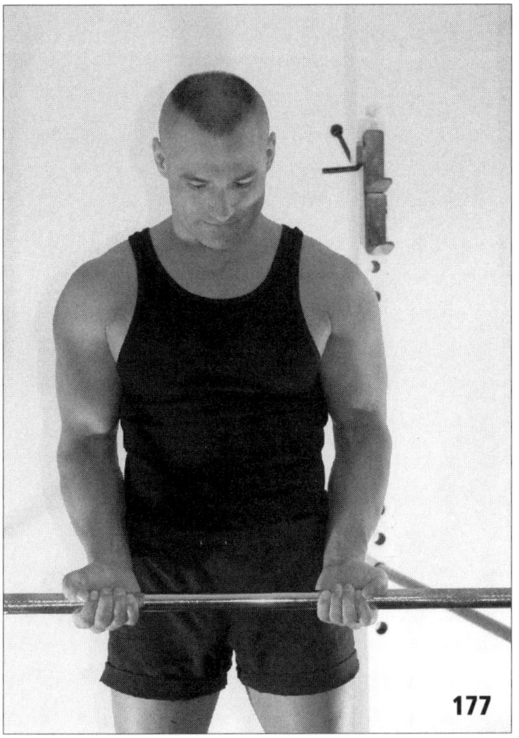
177

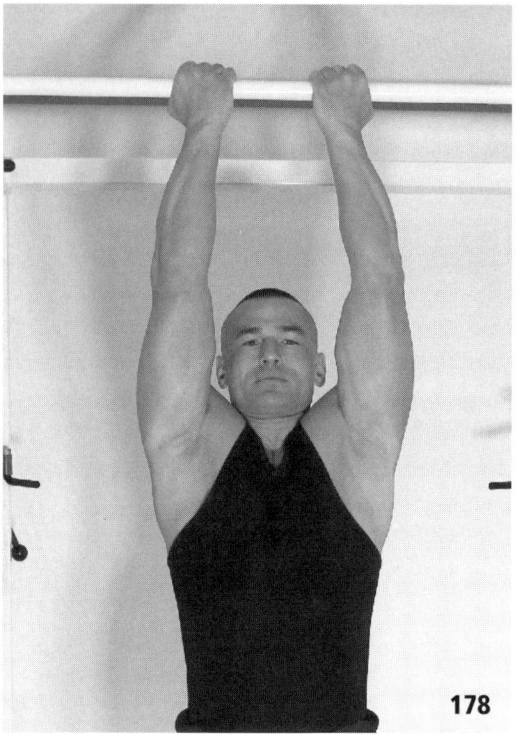

178

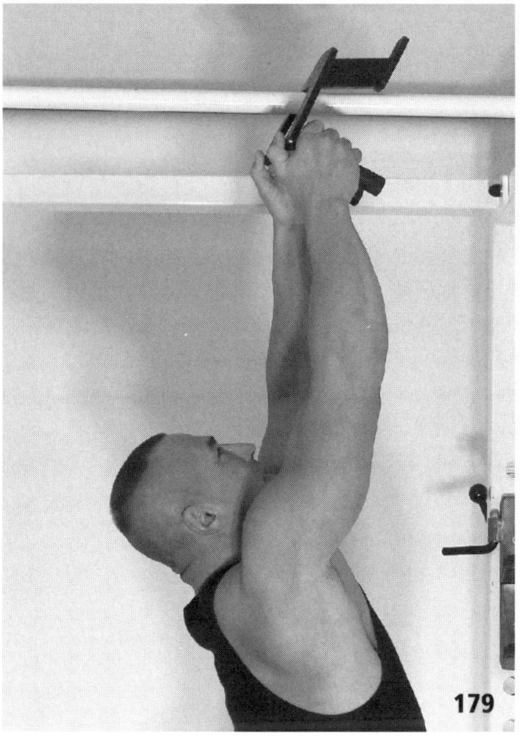

179

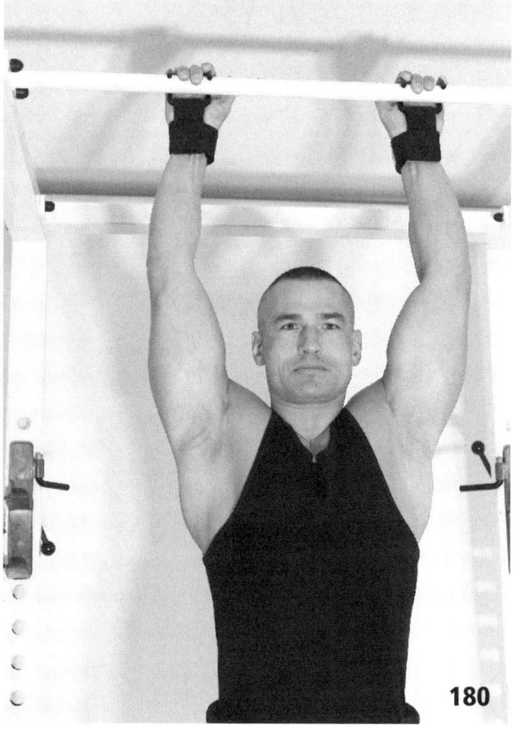

180

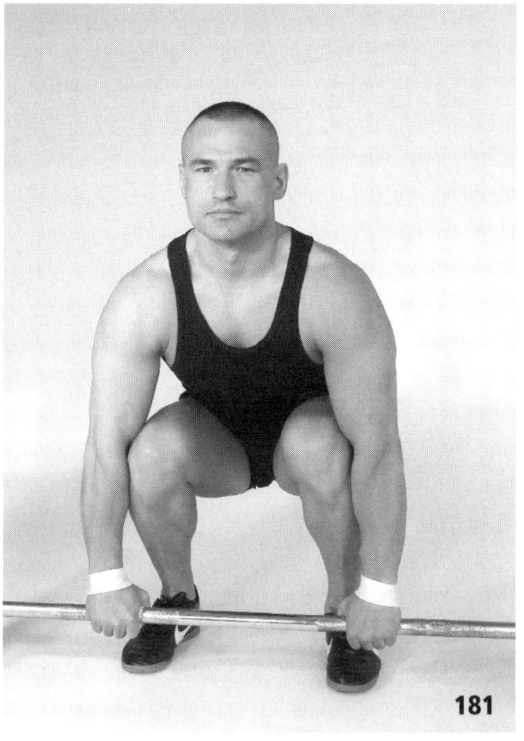

181

Bei Klimmzügen oder schwerem Kreuzheben kann es vorkommen, daß die Finger eher ermüden als die Bizeps- oder Rückenmuskulatur. Dafür werden im Kraftsport Hilfsmittel wie Stahlkrallen (Bild 180) oder Zugriemen (Bild 181) eingesetzt. Beides ist etwas umständlich anzulegen, doch es erhöht die Griffkraft. So kann der Rücken erschöpfend trainiert werden.

3.4.2 Klimmzug weit zum Nacken

Auch wenn der weite Griff und die »Breite« des Latissimus bildlich verbunden sein mögen, beim Training verhält es sich anders herum. Ein enger Griff trainiert die äußeren Bereiche des Latissimus besser, während ein weiter Griff eher die inneren Bereiche dieses Muskels belastet. Daraus ergibt sich die Forderung, Klimmzüge in vielen möglichen Varianten zu trainieren, eng, schulterbreit und weiter, sowie mit Ober- und Untergriff.

Der klassische Klimmzug im Bodybuilding wird weit und zum Nacken ausgeführt. Greifen Sie die Stange mit Obergriff und ziehen Sie den Körper mit den Rückenmuskeln hoch, bis Ihr Nacken die Stange berührt. Die Füße dürfen ruhig verschränkt werden, das erleichtert die Balance während der Bewegung. Lassen Sie sich bis zur vollen Streckung der Arme wieder herab, um die Rückenmuskulatur optimal zu dehnen, bevor Sie mit der nächsten Wiederholung beginnen. Atmen Sie beim Ablassen ein und bei der Aufwärtsbewegung aus (Bild 182, 183).

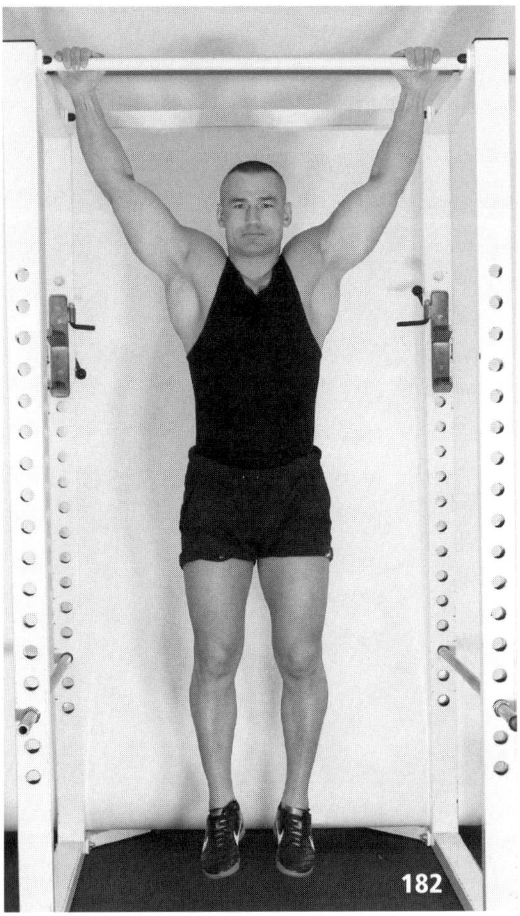
182

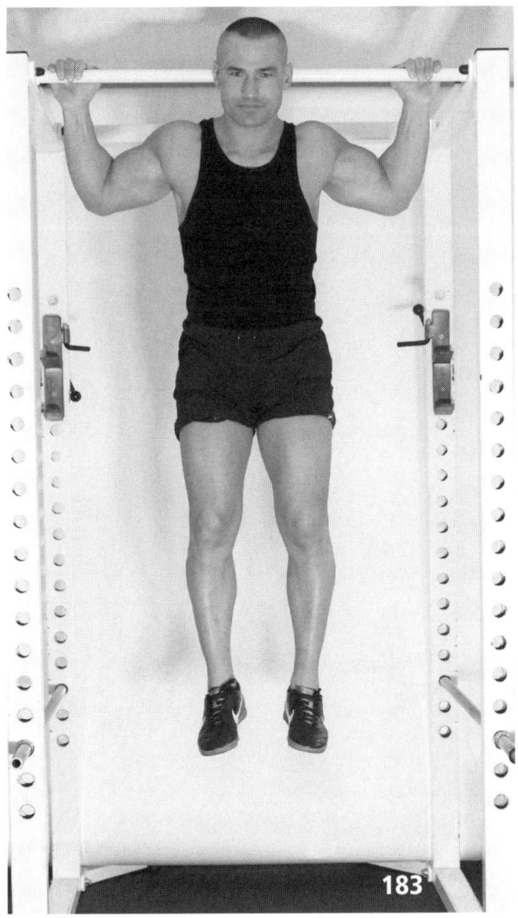
183

3.4.2.1 Tips zur Ausführung

Eine Klimmzugstange werden Sie in jedem Fitness-Studio finden. Für das Training zu Hause empfiehlt sich eine günstige Klimmzugstange, die im Türrahmen verspannt werden kann. Da die Stange in diesem Fall häufig nicht hoch genug angebracht werden kann, müssen für Klimmzüge die Unterschenkel angehoben werden, was die Übungswirkung aber nicht schmälert. Prüfen Sie stets vor Beginn des Klimmzugtrainings, ob die Stange sich vielleicht gelockert hat, indem Sie sich mit beiden Armen an die Stange hängen, mit den Fußspitzen aber noch auf dem Boden bleiben (Bild 184).

Bei Klimmzügen gilt: Je enger der Griff, desto mehr Gewicht kann durch Mithilfe der Bi-

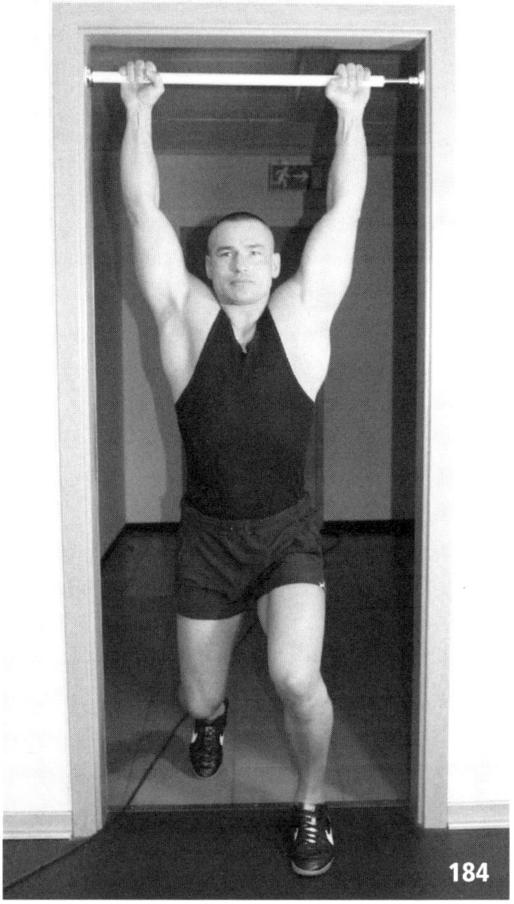

184

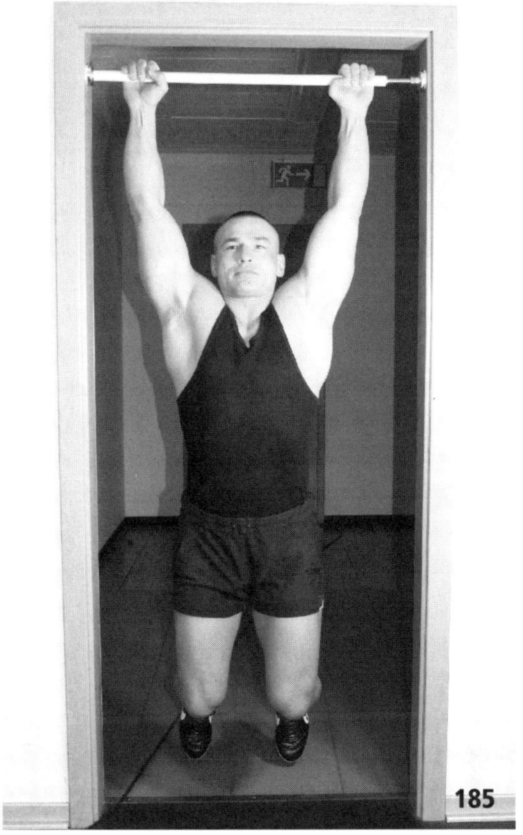

185

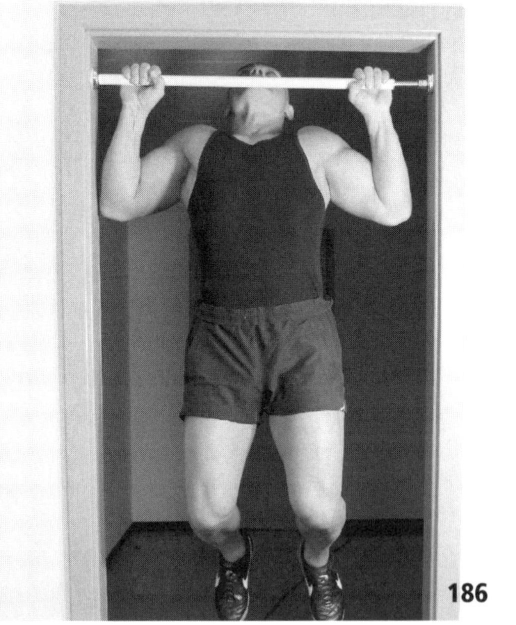

186

zepse bewegt werden; Übungen mit engem Griff bilden also die Masseübungen für den Rücken.

Der Klimmzug ist eine schwere Übung über mehrere Gelenke und mit großem Bewegungsspielraum, die mit dem Körpergewicht ausgeführt wird. Die Wenigsten schaffen hier viele saubere Wiederholungen, deshalb sind zum Ende eines Satzes auch Teilwiederholungen anzuraten. Denn selbst wenn es Ihnen nicht mehr gelingt, mit dem Kopf über die Stange zu kommen, reicht die Kraft häufig noch für ein oder zwei »halbe« Wiederholungen.

3.4.2.2 Variation: Klimmzug zur Brust

Greifen Sie die Klimmzugstange mit Obergriff etwas weiter als schulterbreit und ziehen Sie den Körper so weit hoch, bis die Stange (im Idealfall) die Brust berührt. Lassen Sie sich nun bis zur völligen Streckung der Arme wieder herab (Bild 185, 186).

3.4.2.3 Variation: Klimmzug mit Parallelgriff

Dies ist eine der besten Übungen für den M. latissimus dorsi. Der enge, seitliche Griff erlaubt die beste Dehnung und anschließend eine optimale Kontraktion. Greifen Sie dafür die Klimmzugstange in der Mitte mit beiden Händen direkt übereinander, so wie einen Schwertgriff (Bild 187, 188). Im Fitness-Studio können Sie auch einen Parallelgriff von der Kabelzugmaschine über die Klimmzugstange legen (Bild 189, 190).

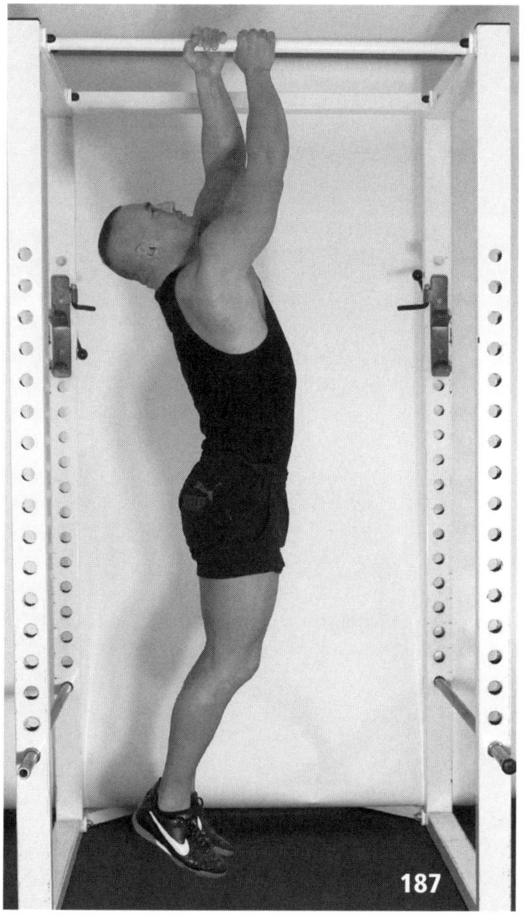

187

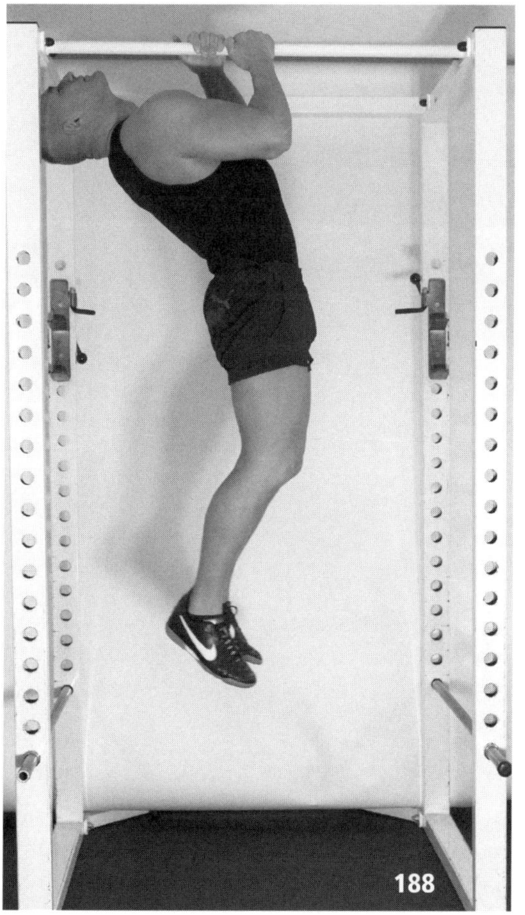

188

Lassen Sie sich entspannt herabhängen, um die Rückenmuskulatur so gut wie möglich zu dehnen, bevor Sie sich unter Einsatz der Arme und der Rückenmuskulatur langsam hochziehen. Legen Sie dabei den Kopf in den Nacken, bringen Sie die Brust nach oben und versuchen Sie, mit dem Brustbein die Stange zu berühren. Dabei nehmen Sie automatisch ein Hohlkreuz ein und der Lat wird optimal angespannt. Danach bis zur vollständigen Streckung wieder ablassen, bevor Sie erneut beginnen.

3.4.2.4 Variation: Klimmzug mit schulterweitem Untergriff

Eine der besten Übungen für den Rücken und besonders die Bizepse, da die gesamte Rückenmuskulatur und, zu einem kleineren Teil, auch Schulter- und Nackenmuskeln die Bewegung unterstützen. Greifen Sie die Klimmzugstange mit schulterweitem Untergriff. Ziehen Sie sich mit den Armen so weit hoch, bis Ihre Schlüsselbeine die Stange berühren. Lassen Sie sich bis zur vollen Streckung der Arme wieder herab. Wenn man im oberen Teil der Bewegung den Kopf in den Nacken legt, wird eine bessere Kontraktion der Bizepse erzielt (Bild 191, 192).

3.4.2.5 Variation: Klimmzug mit engem Untergriff

Wie zuvor, nur mit engem Griff. Wird der Körper dabei gerade gehalten, kann die Rückenmuskulatur nicht optimal mithelfen und die Be-

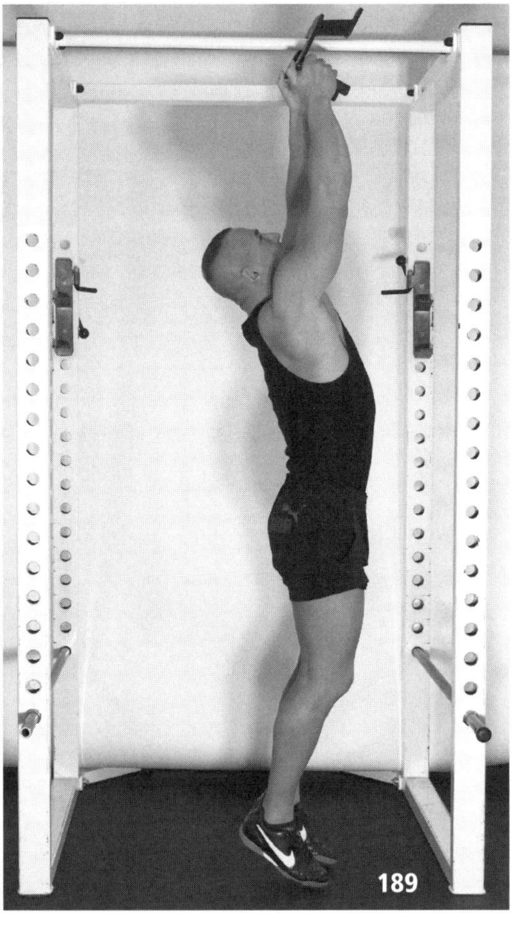

189

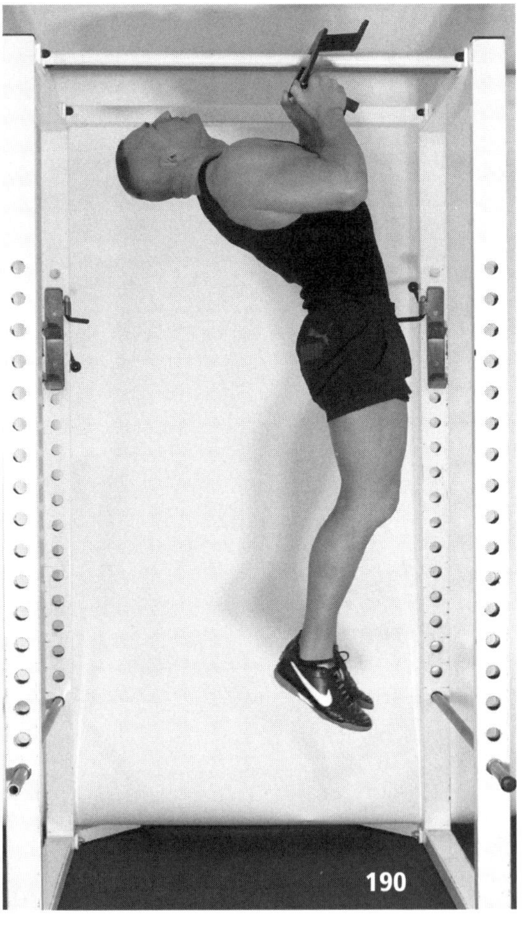

190

lastung verlagert sich wiederum stärker auf die Bizepse (Bild 193, 194).

3.4.3 Kreuzheben

Dies ist neben Kniebeugen und Klimmzügen die beste Ganzkörperübung, die in keinem Trainingsplan fehlen sollte. Sie fordert den gesamten Rücken, die Beinbeuger, die Waden und das Gesäß. Die Arme, die Schultern und viele andere Muskeln arbeiten unterstützend mit.

Nehmen Sie einen schulterweiten Stand vor der auf dem Boden liegenden Langhantel ein. Ihre Schienbeine sollten die Stange berühren. Beugen Sie die Knie und den Oberkörper in der Hüfte vor und umfassen Sie die Stange mit schulterweitem Griff. Verwenden Sie den sogenannten Wechsel- oder Kreuzgriff: eine Hand im Obergriff, die andere im Untergriff (daher hat die Übung ihren Namen). So kann die Hantelstange bei zunehmender Erschöpfung nicht aus den Händen gleiten. Wechseln Sie den Kreuzgriff bei jedem Satz, um beide Körperseiten gleich zu trainieren.

In der Ausgangsposition beugen Sie die Knie, bringen das Gesäß tief herunter und halten den Rücken gerade. Legen Sie den Kopf in den Nakken, Blickrichtung nach oben und strecken Sie die Arme durch (Bild 195). Atmen Sie tief ein, halten Sie den Atem an, und heben Sie das Gewicht zunächst unter Einsatz der Beinmuskulatur an; die Stange wird dabei eng an den Schienbeinen hochgeführt (Bild 196).

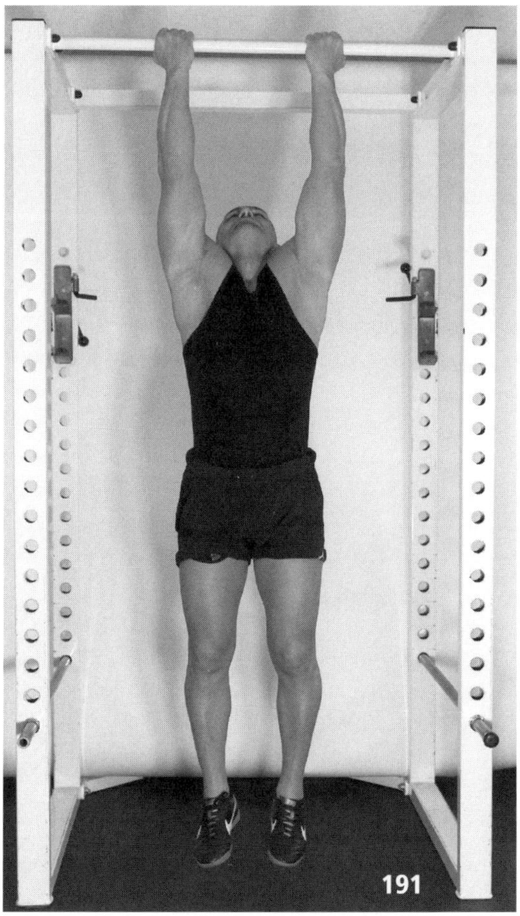
191

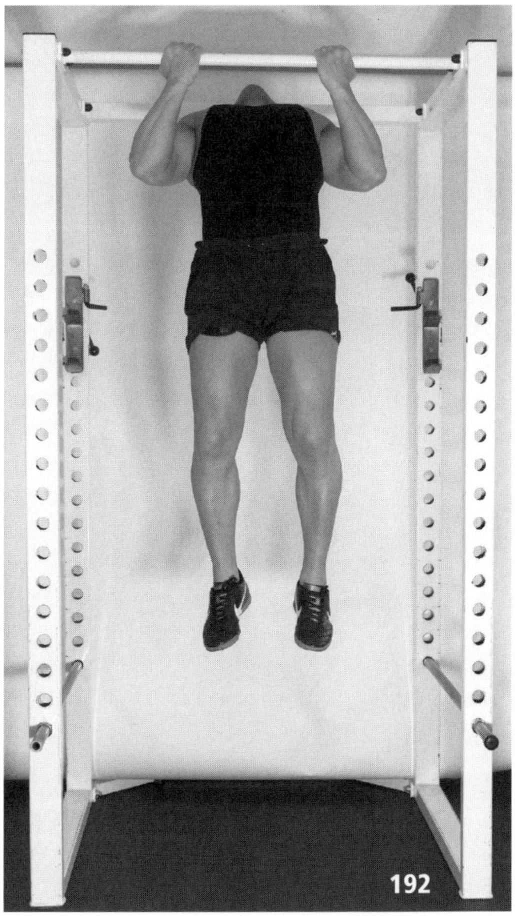
192

Wenn sich die Hantel auf Höhe der Knie befindet, setzen Sie den Rücken ein; zu diesem Zeitpunkt sollten Sie auch mit der Ausatmung beginnen. Richten Sie sich auf, bis Sie gerade stehen, strecken Sie die Brust heraus und ziehen Sie die Schultern zurück (Bild 197). Lassen Sie Ihre Arme die ganze Bewegung hindurch gestreckt, den Rücken möglichst gerade und führen Sie die Hantel stets eng an den Beinen entlang. Beim Ablassen des Gewichts winkeln Sie die Knie an, beugen den Oberkörper in der Hüfte vor und lassen das Gewicht eng an den Beinen herunter. Die Hantel sollte den Boden kurz berühren, aber nicht ablegt werden, bevor Sie mit der nächsten Wiederholung beginnen.

3.4.3.1 Tips zur Ausführung

Trainieren sie die korrekte Ausführung zunächst mit wenig Gewicht und vielen Wiederholungen. Für Ungeübte ist schon das sehr anstrengend und hat bereits einen guten Trainingseffekt. Gerade bei dieser Übung gilt: Die korrekte Bewegung geht immer vor Gewicht. Bei falscher Technik und höheren Gewichten kann man sich schmerzhafte Zerrungen der Rückenstrecker einfangen, die man noch lange bei allen anderen Übungen spürt!

Wenn die Langhantel mit kleinen Gewichtscheiben bestückt wird, etwa mehreren Zehn-Kilo Scheiben auf jeder Seite, kann Kreuzheben ohne weiteres auf dem Boden ausgeführt werden. Falls größere Gewichtscheiben benö-

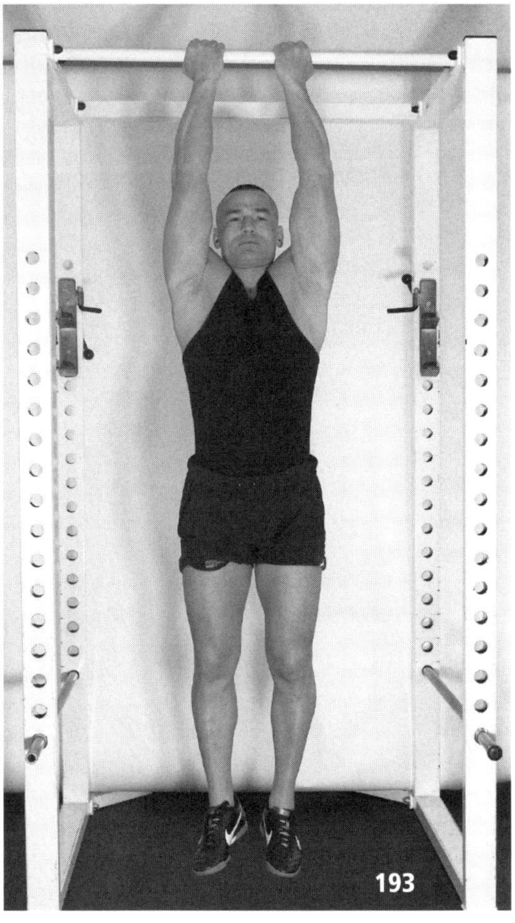

193

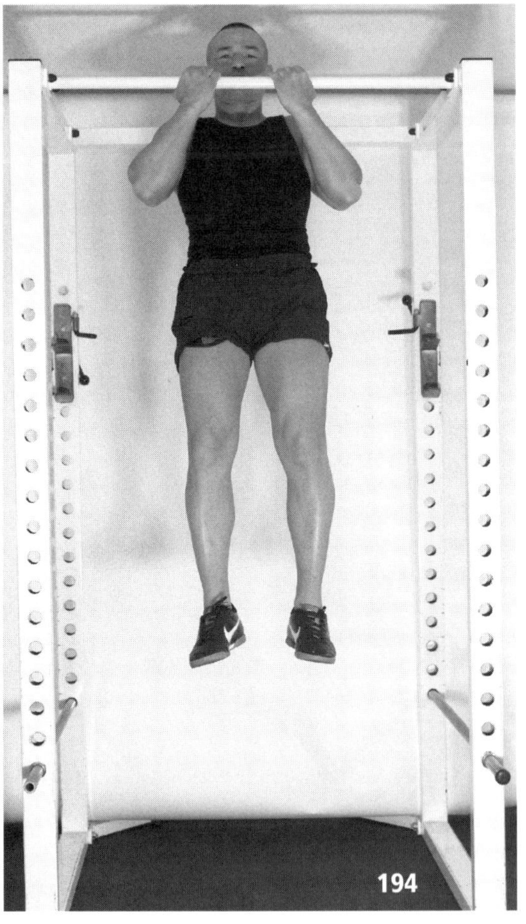

194

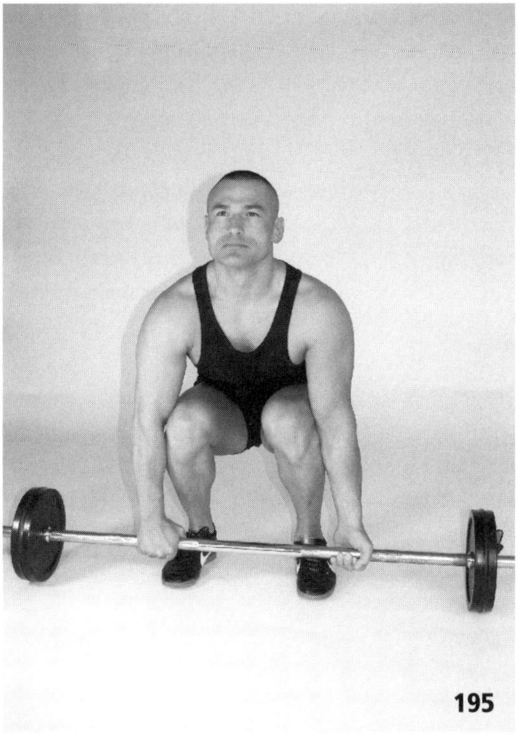

195

tigt werden, empfiehlt es sich, auf einem Wadenblock, bzw. auf ein oder zwei großen Hantelscheiben zu stehen. Bei erhöhtem Stand kann man die Hantel weiter ablassen und den Rücken besser dehnen. Lassen Sie die Hantel nicht auf den Boden fallen, sondern versuchen Sie, die Bewegung langsam auszuführen und das Gewicht dabei stets zu kontrollieren.

Achten Sie darauf, bei der Aufwärtsbewegung keinen Buckel einzunehmen, was das Verletzungsrisiko erhöhen würde. Am besten vermeidet man diese falsche Haltung, wenn man mit den Hüften ebenso schnell emporkommt wie mit den Schultern, so daß der Rücken aus der geraden, vorgeneigten Haltung automatisch in die aufrechte übergeht. Schauen Sie auch nicht auf den Boden, sondern legen Sie den Kopf in den Nacken und blicken Sie nach oben, wenn Sie die Aufwärtsbewegung durchführen.

Bei Problemen mit dem unteren Rücken ist diese Übung zur Kräftigung der Rückenstrek-

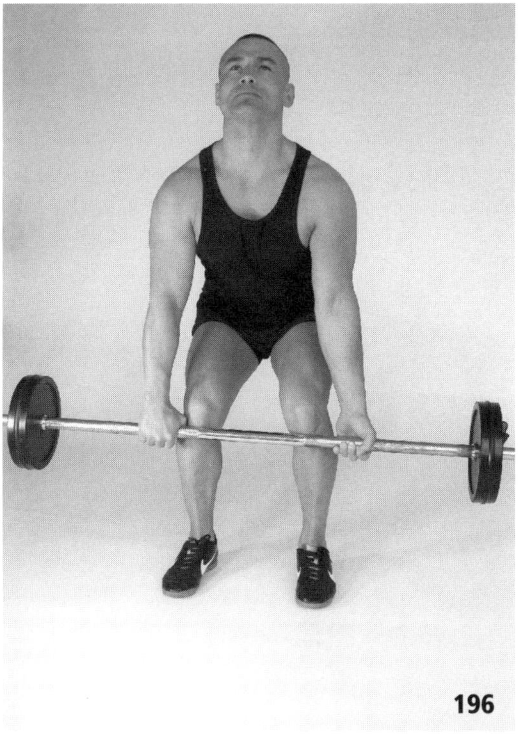

196

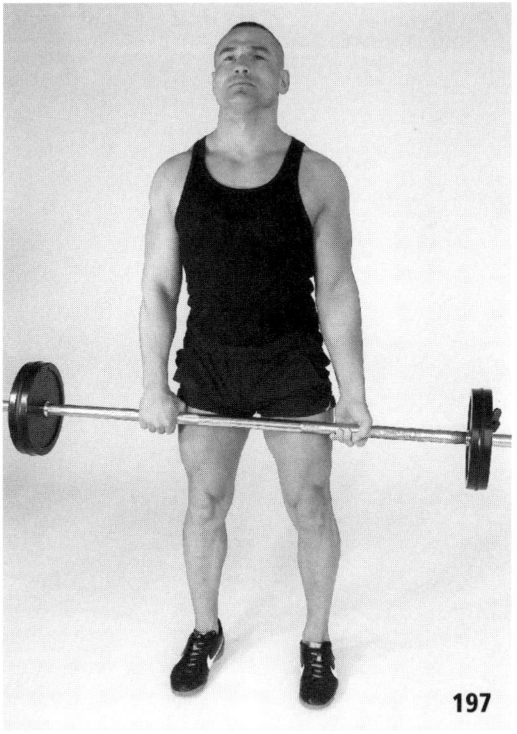

197

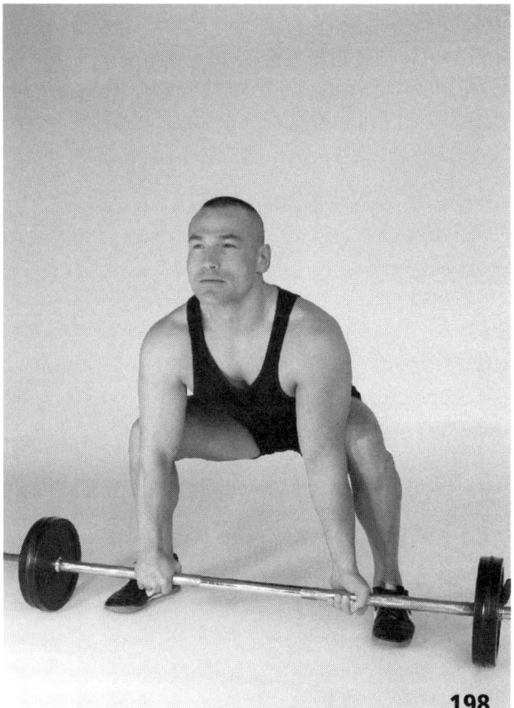

198

ker besonders zu empfehlen. Trainieren Sie dafür langsam und sehr korrekt, aber mit wenig Gewicht. Achten Sie darauf, den Rücken in der Ausgangsstellung und der Bewegung stets gerade zu halten, dann kann nichts passieren.

Auch hier stellt sich die Frage, ob ein Gewichthebergürtel getragen werden soll, um Verletzungen vorzubeugen. Wenn Sie noch nicht zu richtig schweren Gewichten vorgedrungen sind, würde ich Ihnen davon abraten. Der Gürtel schützt natürlich den unteren Rücken, aber das ist gerade die Region, die wir mit dieser Übung kräftigen wollen. Wenn Sie das Hanteltraining als Sport für Fitness und Körperformung betreiben, sollten Sie ohnehin stets sehr korrekt trainieren, was Verletzungen bereits weitestgehend ausschließt und den Einsatz eines Gürtels überflüssig machen sollte.

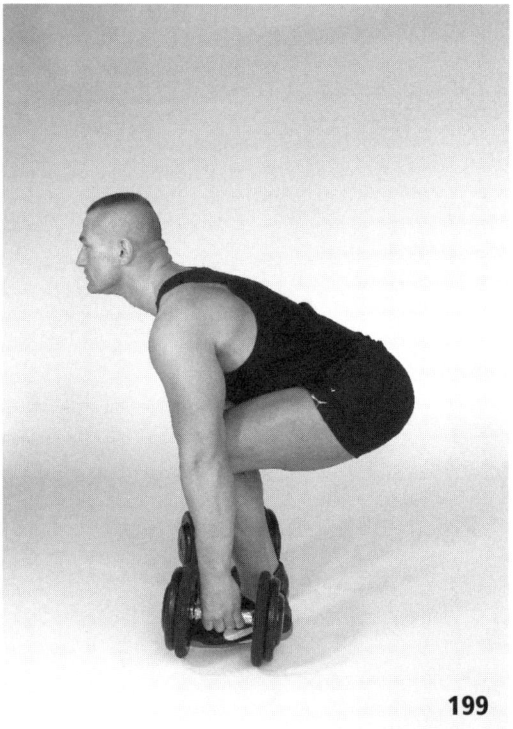

199

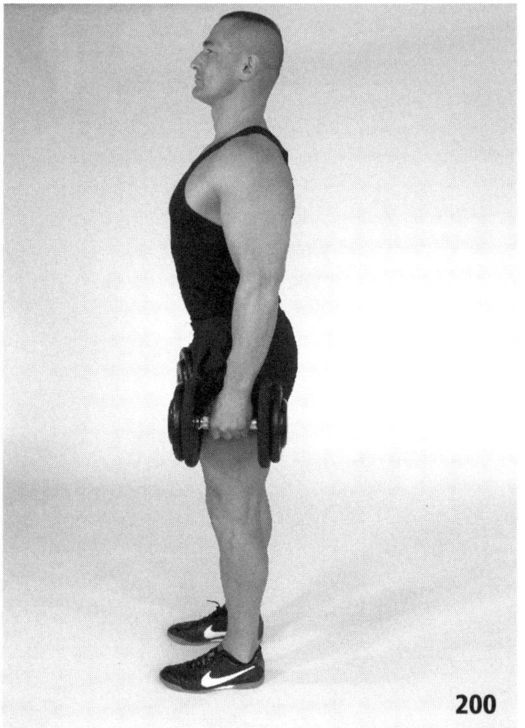

200

3.4.3.2 Variation: Sumo-Kreuzheben

Diese Variante wird ausgeführt wie das klassische Kreuzheben, doch mit einem weiten Stand (Bild 198). Auf diese Weise verringert sich der Bewegungsspielraum und die Beine sind weniger beteiligt. So kann mehr Gewicht bewältigt werden; daher wird das Kreuzheben mit weitem Stand auch bei Wettkämpfen bevorzugt. Im Sinne eines intelligenten Aufbautrainings kann das Sumo-Kreuzheben ohne Höchstgewicht, sondern leichter und mit mehr Wiederholungen auch als gute Alternative zur klassischen Ausführung dienen.

3.4.3.3 Variation: Kreuzheben mit Kurzhanteln

Diese Übung ist von der Kniebeuge mit Kurzhanteln praktisch nicht zu unterscheiden. Auch hier werden zwei Kurzhanteln an den ausgestreckten Armen rechts und links des Körpers gehalten; die Handinnenseiten zeigen zum Körper (Hammergriff). Die Ausgangsposition ist hier aber nicht die aufrechte Haltung, sondern die Hocke, wobei der Rücken gerade gehalten wird. Holen Sie tief Luft und drücken Sie sich mit den Beinen zuerst hoch. Wenn die Hanteln die Knie passieren, beginnen Sie auszuatmen. Bei der Aufwärtsbewegung müssen Sie versuchen, mit Hüfte und Rücken gleichzeitig hochzukommen, so vermeidet man am besten, den Rücken zu beugen. Nehmen Sie in der aufrechten Position die Schultern leicht zurück und versuchen Sie, die Rückenmuskulatur einen Augenblick lang anzuspannen, bevor Sie langsam in die Ausgangsstellung herab gehen und dabei einatmen (Bild 199, 200).

3.4.3.4 Variation: Kurzhantel-Kreuzheben mit fast gestreckten Beinen

Diese Variante trainiert vor allem die Beinbeuger auf der Rückseite der Oberschenkel; stark gefordert werden auch Gesäß und Waden. Dabei belastet sie den unteren Rücken deutlich weni-

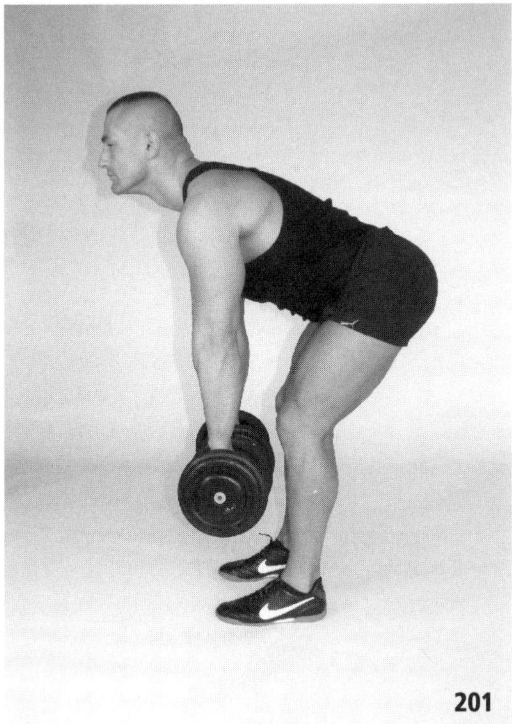

201

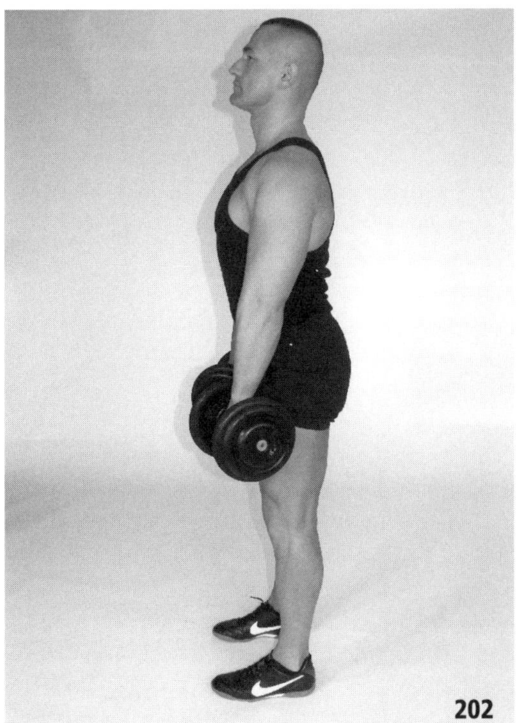

202

ger, als die verwandte Übung »Good Mornings«, die mit der Hantel im Nacken und gestreckten Beinen ausgeführt wird.

Egal ob mit Kurz- oder Langhanteln ausgeführt, das Gewicht sollte im leichten bis mittelschweren Bereich liegen. Für schwere Lasten eignet sich das Kreuzheben mit fast gestreckten Beinen weniger, auch weil der untere Rücken die Hauptlast tragen müßte. Der wird aber bei Kniebeugen und Kreuzheben schon schwer genug trainiert. Trotzdem dürfen Sie sich auf deutlichen Muskelkater gefaßt machen, da die gute Dehnung der hinteren Oberschenkel zu einer optimalen Kontraktion der Beinbeuger führt. Auch die Waden werden sehr gut mittrainiert. Tatsächlich eignet sich diese Rückenübung besser für das Training der Beinbeuger, als die im Fitness-Studio so beliebten Curls auf dem Beintisch.

Man nimmt dafür zwei nicht zu schwere Kurzhanteln, geht leicht in die Knie (Sie sollten die Übung nie mit gestreckten Beinen ausführen) und beugt den Oberkörper in der Hüfte vor, bis die Hanteln den Boden fast berühren. Der Oberkörper wird während der Auf- und Abwärtsbewegung gerade gehalten, Sie dürfen den Rücken nicht beugen. Atmen Sie bei der Abwärtsbewegung tief ein und beginnen Sie auszuatmen, wenn die Aufwärtsbewegung eingeleitet wird. Am höchsten Punkt der Bewegung sollten Sie das Gesäß und die Oberschenkel kurz anspannen, bevor die nächste Wiederholung beginnt (Bild 201, 202). Diese Übung kann statt mit der Kurzhanteln auch ebenso gut mit einer Langhantel und schulterweitem Griff ausgeführt werden (Bild 203).

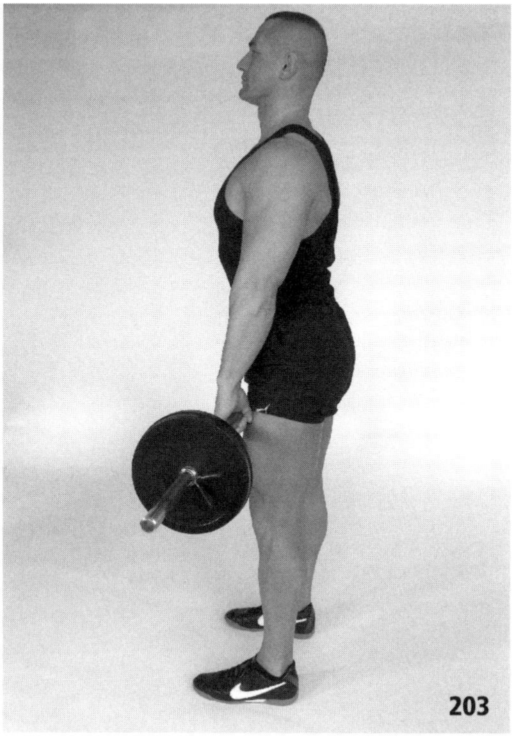

203

3.4.5 Rudern vorgebeugt

Eine weitere klassische Rückenübung, die Sie im Fitness-Studio selten sehen werden. Dabei trainiert das vorgebeugte Rudern nicht nur die gesamte Rückenmuskulatur optimal, sondern auch die Bizepse und die hinteren Köpfe der Schultermuskulatur. Allerdings ist diese Übung durch die vorgebeugte Haltung und die damit eingeschränkte Atmung nicht gerade bequem auszuführen. Doch das sollte einen ernsthaften Kraftsportler nicht davon abhalten, diese großartige Übung für Masse im oberen und mittleren Rücken in seinen Trainingsplan aufzunehmen.

Treten Sie vor eine auf dem Boden liegende Langhantel, beugen Sie sich in der Hüfte vor, ohne dabei die Beine ganz durchzustrecken, und greifen Sie die Langhantel mit schulterweitem Obergriff. In der Ausgangsposition befindet sich der Oberkörper im 45-Grad-Winkel zum Boden und der Kopf ist erhoben. Auf diese Weise halten Sie automatisch den Rücken gerade, das Gesäß wird quasi herausgestreckt. Das Gewicht hängt auf Armeslänge herab. Atmen Sie jetzt ein und ziehen Sie die Hantel unter Einsatz der Rückenmuskulatur hoch, bis die Stange den Bauch berührt (Bild 204, 205). Senken Sie anschließend das Gewicht langsam wieder ab; atmen Sie dabei aus. Legen Sie die Hantel am Ende der Wiederholung nicht auf dem Boden ab, sondern beginnen Sie gleich mit der nächsten.

3.4.5.1 Tips zur Ausführung

Achten Sie darauf, die Stange zum Bauch zu führen statt zur Brust, das erschwert die Übung beträchtlich und erhöht die Trainingswirkung. Lassen Sie das Gewicht immer so weit wie möglich ab; die Arme müssen ganz gestreckt sein. Sie sollten die Dehnung der Rückenmuskulatur deutlich spüren, bevor Sie die nächste Wiederholung ausführen. Arbeiten Sie mit unterschiedlichen Griffweiten und -positionen, um die Muskeln immer etwas anders zu fordern (s.u.).

3.4.5.2 Variation: Rudern vorgebeugt mit Untergriff

Wenn Sie die Hantel mit einem schulterweiten Untergriff halten und die Ellbogen eng an den Körper bringen, müssen Sie zwar das Gewicht etwas reduzieren, dafür werden aber die unteren Partien des M. latissimus dorsi sowie die Bizepse stärker belastet (Bild 206, 207).

3.4.5.3 Variation: Rudern vorgebeugt mit weitem Griff

Wird die Langhantel mit weitem Griff gehalten, so verlagert sich die Belastung auf die inneren Partien des Lat (Bild 208). Durch den weiten Griff können die Bizepse nicht optimal kontrahieren (ebenso wie beim weiten Klimmzug), daher muß das Gewicht etwas reduziert werden.

Eine weitere, hier nicht gezeigte Variante des vorgebeugten Ruderns ist das sog. T-Bar-Rudern. Dabei wird das mit Gewichtscheiben beladene Ende einer Stange, an der ein Griff rechtwinklig angebracht ist, angehoben. Das andere Ende der Stange ist an einem Scharnier auf Fußhöhe befestigt. Diese Übung erlaubt zwar hohe Trainingsgewichte, da man die Last nicht

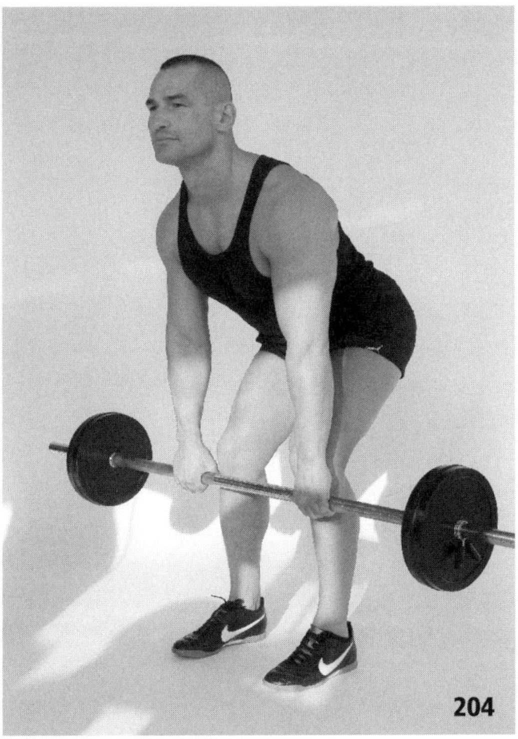

204

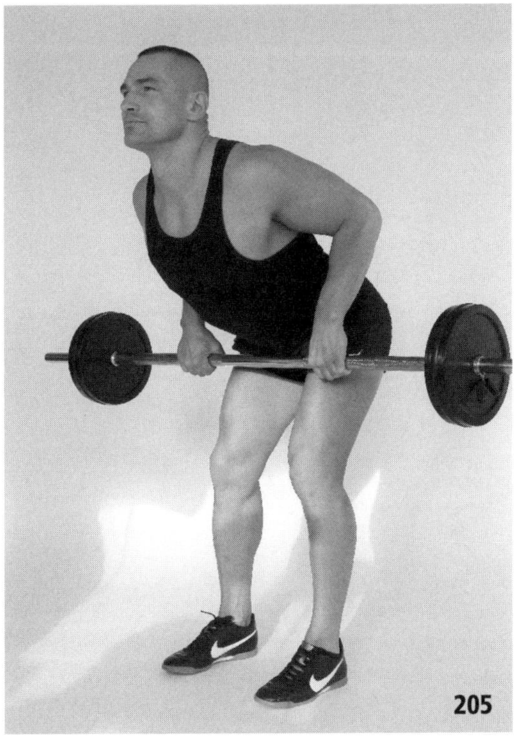

205

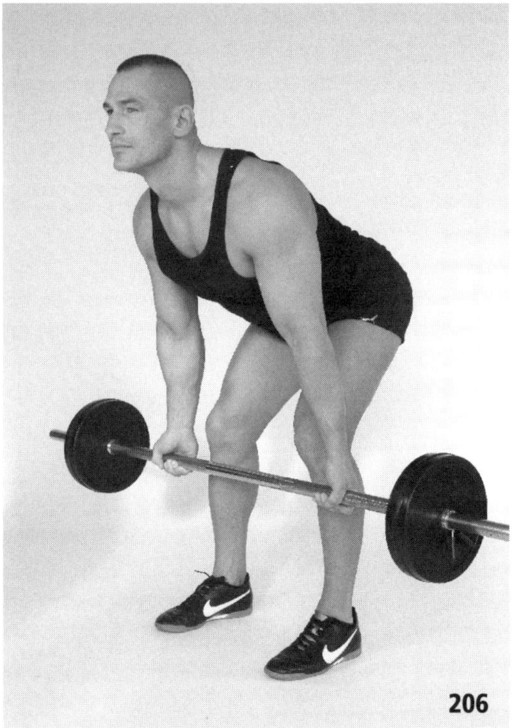

206

vor dem Körper balancieren muß. Aber sie verschenkt viel Potential, da sie nur einen sehr eingeschränkten Bewegungsspielraum zuläßt. Im Sinne einer umfassenden Entwicklung der Rükkenmuskulatur können Sie auf T-Bar-Rudern beruhigt verzichten.

3.4.5.4 Variation: Rudern vorgebeugt mit Kurzhanteln

Wie zuvor, nur halten Sie in beiden Händen jeweils eine Kurzhantel mit Obergriff; die Handflächen zeigen nach hinten. Nehmen Sie die gleiche Haltung ein wie bei der Ausführung mit der Langhantel; der Kopf ist in den Nacken gelegt, der Oberkörper vorgebeugt und der Rücken gerade. Ziehen Sie nun gleichzeitig beide Hanteln zur Taille, indem Sie die Arme beugen. Diese Übung erlaubt eine andere Handstellung und deutlich mehr Bewegungsfreiheit als die Variante mit der Langhantel. Dafür muß allerdings das gewohnte Gewicht etwas reduziert werden.

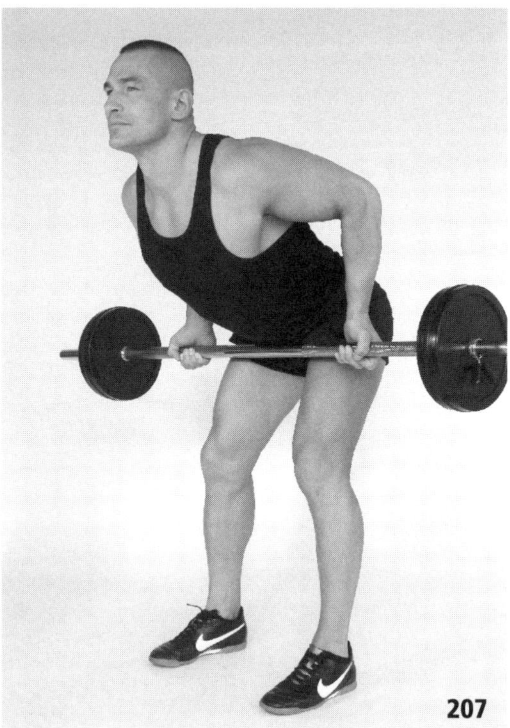

207

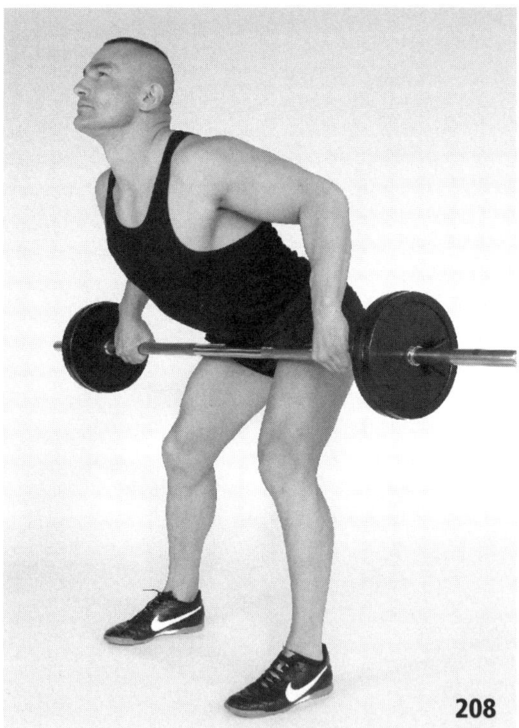

208

Doch da beide Seiten unabhängig voneinander arbeiten, kann eine unterschiedliche Entwicklung beider Seiten des Latissimus besser ausgeglichen werden (Bild 209, 210).

3.4.5.5 Variation: Rudern vorgebeugt mit Kurzhanteln, Hammergriff

Diese Variante des vorgebeugten Ruderns mit Kurzhanteln, bei der die Hanteln mit Hammergriff seitlich am Körper gehalten werden, verändert die Bewegung noch deutlicher (Bild 211, 212). Mit dem »Schubkarrengriff« kann man mehr Kraft aufbringen, das bedeutet auch ein erhöhtes Gewicht.

Auch die Ausführung wird komfortabler, da das Gewicht nicht vor dem Körper hochgebracht werden muß, sondern seitlich davon. Mit etwas leichteren Gewichten und sehr hoch gezogenen Ellbogen trainiert diese Übung die hinteren Schulterpartien optimal.

3.4.6 Rudern abgestützt mit einer Kurzhantel, Hammergriff

Diese Übung erlaubt pro Körperseite etwas mehr Gewicht als das beidseitige Rudern mit der Kurzhantel. Durch das Abstützen auf einer Bank und die Konzentration auf einen Arm kann man sich ganz der Bewegung widmen.

Halten Sie in einer Hand eine Kurzhantel und beugen Sie sich in der Hüfte nach vorn. Stützen Sie sich mit der freien Hand auf eine Bank und lassen Sie das Gewicht am ausgestreckten Arm parallel zur Bank herabhängen. Ziehen Sie nun die Hantel mit der Rückenmuskulatur der betreffenden Körperseite soweit hoch, daß der Lat kontrahiert (Bild 213, 214). Halten Sie die Anspannung in der trainierten Muskulatur für einen Moment, ehe Sie das Gewicht langsam wieder ablassen, bis der Arm ganz gestreckt ist. So wird eine optimale Dehnung der Zielmuskulatur erzielt. Bei der Aufwärtsbewegung wird ausgeatmet und bei der Abwärtsbewegung eingeat-

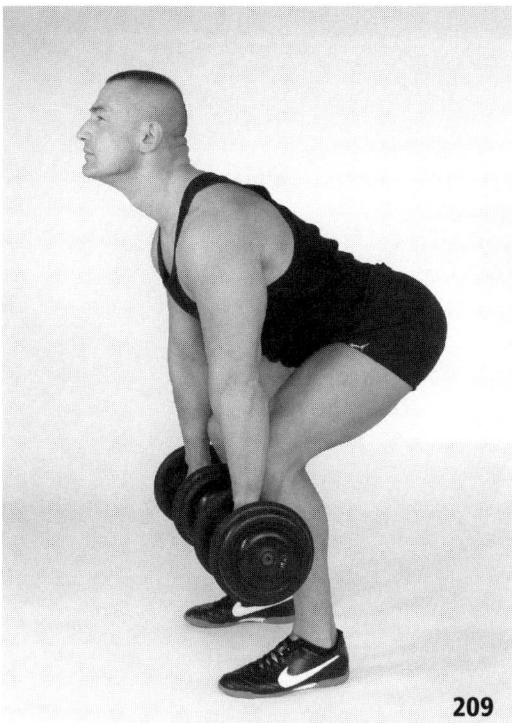

209

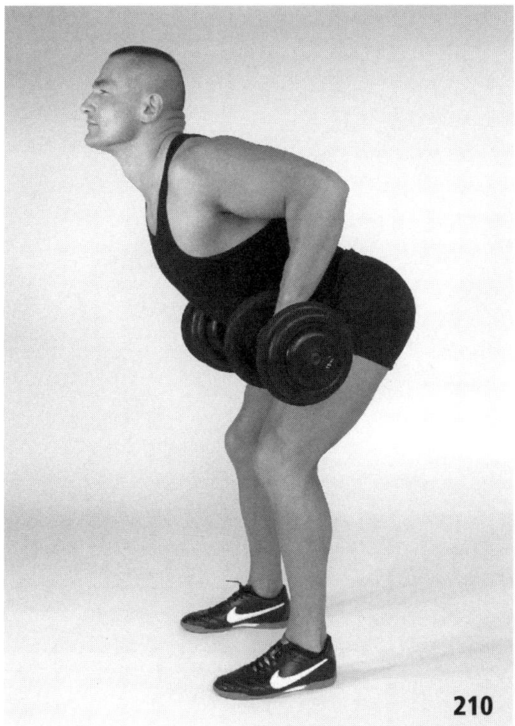

210

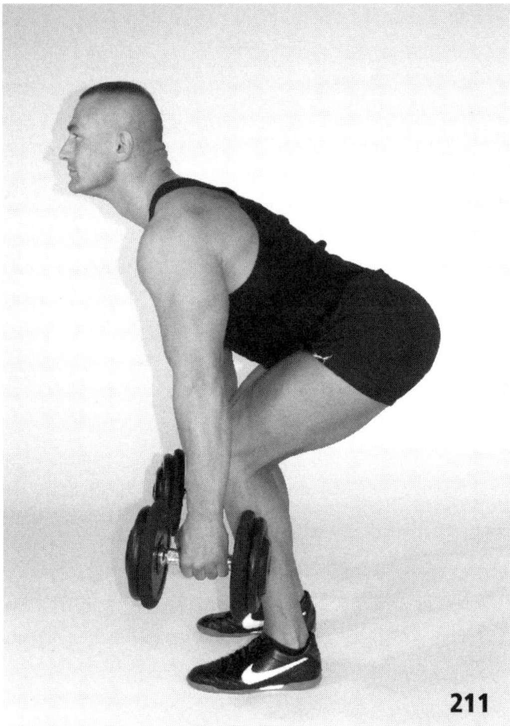

211

met. Trainieren Sie abwechselnd beide Seiten des Körpers.

3.4.6.1 Tips zur Ausführung

Wenn Sie beim vorgebeugten Rudern den Ellbogen sehr hoch bringen, beziehen Sie den hinteren Schultermuskel optimal in die Bewegung ein (Bild 215). Dafür muß zwar das Gewicht reduziert werden, doch wird die Bewegung zu einer echten Schulterübung; sehr gut geeignet, um Schwächen in der Entwicklung der hinteren Deltamuskeln zu beheben.

Dieser Punkt wird häufig übersehen: Beim Rudern kann man viel mehr Gewicht einsetzen als beim vorgebeugten Seitheben, das als Standardübung für die hinteren Schultermuskeln gilt. Deshalb sind alle vorgebeugten Ruderbewegungen hocheffektive Übungen für die Entwicklung der hinteren Schultern. Man sieht einem Kraftsportler sofort an, ob er schwere Ruderbewegungen trainiert. Wenn nicht, fehlt es an aus-

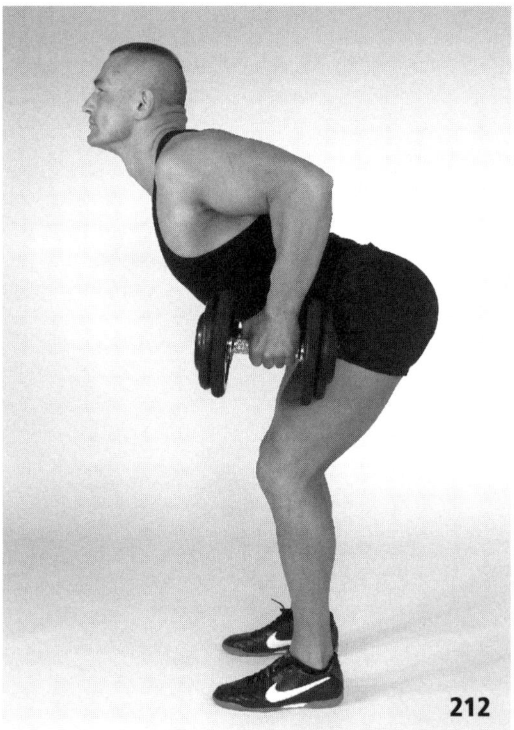

212

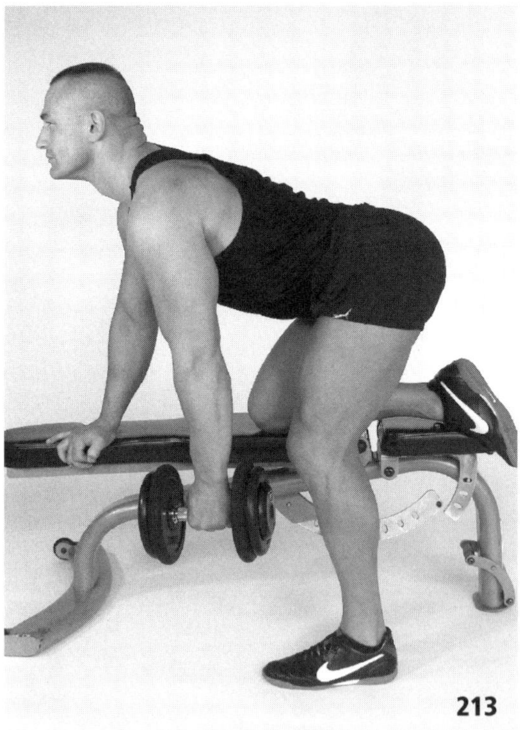

213

geprägten hinteren Deltamuskeln und ziemlich sicher auch an Muskelmasse im Rückenbereich.

Die Übung empfiehlt sich auch bei Problemen mit dem unteren Rücken. Durch das Vorbeugen und Abstützen auf der Bank werden die Erektoren stark entlastet. Wer auch dabei immer noch Schmerzen verspürt, der trainiert das Rudern vorgebeugt auf der Schrägbank sitzend (s.u.) und Extensionen (s.u.), bis der untere Rücken sich erholt hat.

3.4.6.2 Rudern abgestützt mit einer Kurzhantel, Obergriff

Wenn Sie die Hantel mit Obergriff halten, so daß die Handinnenseite nach hinten zeigt, wird der mittlere Rücken stärker belastet (Bild 216, 217).

3.4.7 Rudern auf der Schrägbank

Eine Spezialübung zur Kräftigung eines vorgeschädigten Rückens. Wer wegen Schmerzen im unteren Rücken ein Krafttraining aufnimmt, kann diese Übung einsetzen, um die Muskulatur zunächst zu kräftigen, bevor man zu den »richtigen« Rückenübungen übergeht. Diese Übung empfiehlt sich auch in der Rekonvaleszenz für jene, die sich beim Training am Rücken verletzt haben. Durch die liegende Ausführung auf einer Bank belastet diese Ruderbewegung den unteren Rücken kaum. Stellen Sie die Lehne einer Bank auf 45 Grad ein. Greifen Sie zwei Kurzhanteln, setzen Sie sich rittlings auf die Bank und legen Sie sich bäuchlings auf die Lehne, so daß die Gewichte parallel zur Bank links und rechts an den gestreckten Armen herunterhängen. Ziehen Sie die Hanteln gleichzeitig hoch, wobei Sie ausatmen sollten (Bild 218, 219). Am höchsten Punkt der Bewegung sollten die Kurzhanteln sich auf Höhe der Hüften befinden und die Ellbogen werden für einen Augenblick so hoch wie möglich gehalten. Atmen Sie tief ein, wenn Sie die Gewichte wieder ablassen.

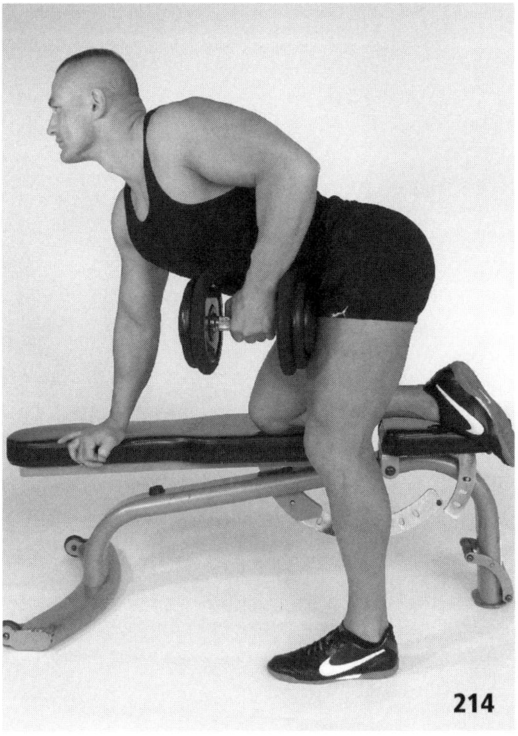

214

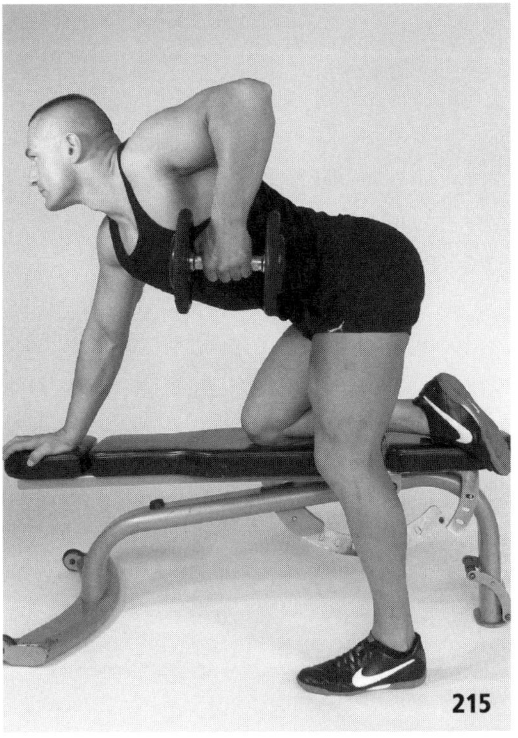

215

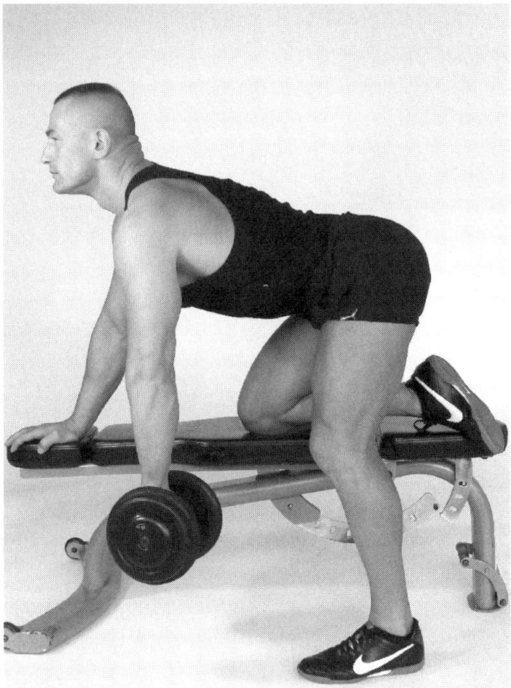

216

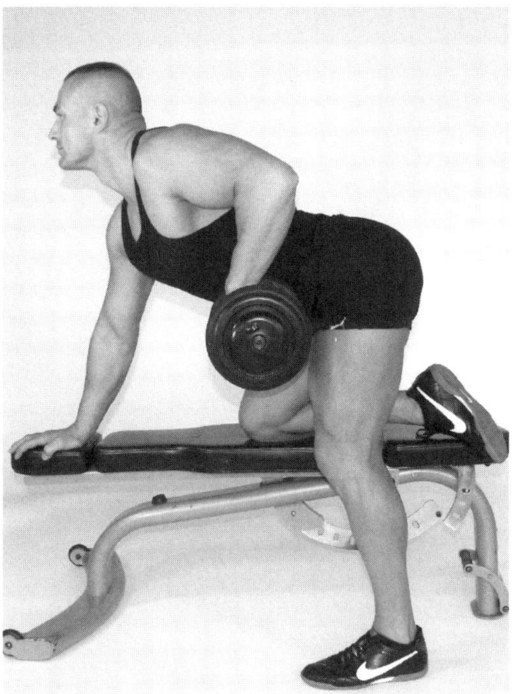

217

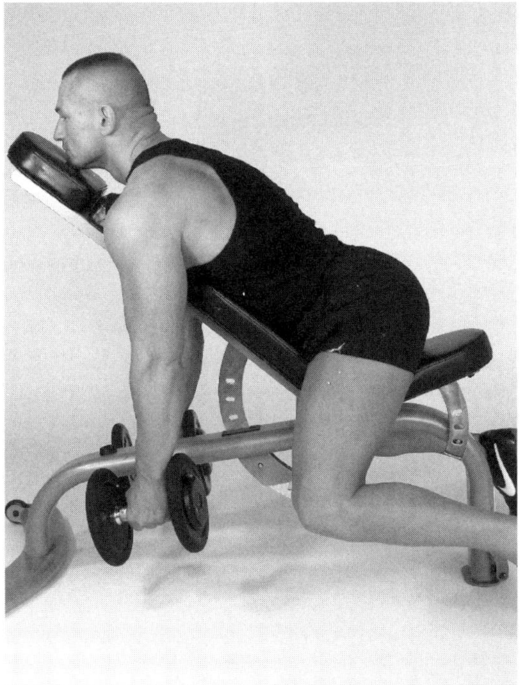

218

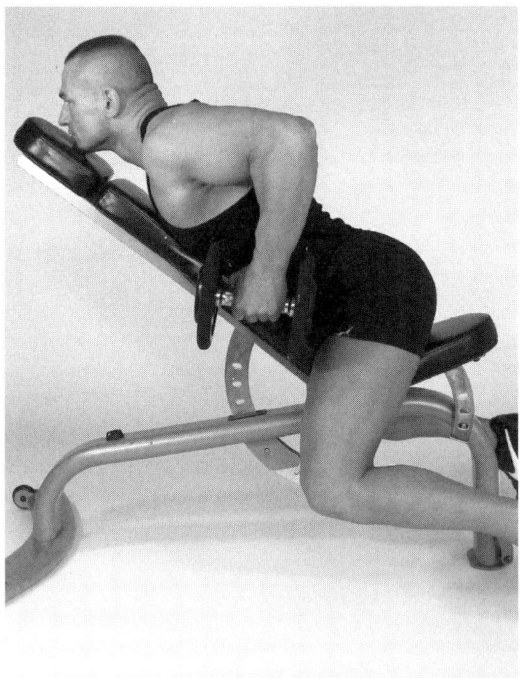

219

3.4.7.1 Tips zur Ausführung

Der Schwerpunkt dieser Übung liegt auf einer sauberen Technik. Wählen Sie deshalb leichte bis mittelschwere Gewichte. Werden die Ellbogen sehr hoch gebracht (dafür sollten eher leichte Gewichte genommen werden, um auch genügend Wiederholungen zu schaffen), eignet sich diese Übung vorzüglich für das gezielte Training der hinteren Schultermuskeln.

Wenn Sie die Übungswirkung eher auf die Rückenmuskulatur lenken möchten, versuchen Sie, den Einsatz der Bizepse so gering wie möglich zu halten.

Lassen Sie das Gewicht so weit wie möglich ab (die Arme müssen ganz gestreckt sein); Sie sollten die Dehnung der Rückenmuskulatur deutlich spüren, bevor Sie die nächste Wiederholung ausführen. Falls Sie nicht hoch genug liegen und die Hanteln in der unteren Position den Boden berühren, stellen Sie die Bank auf ein oder zwei Hantelscheiben.

3.4.8 Schulterheben

Schulterheben (engl. shrugs) ist die Standardübung für die Entwicklung des Trapezmuskels, doch auch die seitlichen Schultermuskeln müssen kräftig mitarbeiten. Nicht alle Kraftsportler mögen diese Übung, denn ein kräftiger Trapezius »verkürzt« den Hals (zumindest erscheint es so). Auch wenn Sie diese Befürchtung hegen, sollten Sie auf das Schulterheben nicht ganz verzichten, sondern die Übung von Zeit zu Zeit mit mittelschwerem Gewicht und sehr sauberer Technik trainieren. Denn ein ausgeprägter Trapezius bildet nicht nur den oberen Abschluß eines gut entwickelten Rückens, er unterstreicht den Eindruck eines muskulösen Oberkörpers auch nach vorn, da sich dieser Muskel rechts und links des Halses über das Schlüsselbein erhebt.

Greifen Sie eine Langhantel mit schulterweitem Obergriff und nehmen Sie einen schulterweiten Stand ein. In der Ausgangsposition hängt

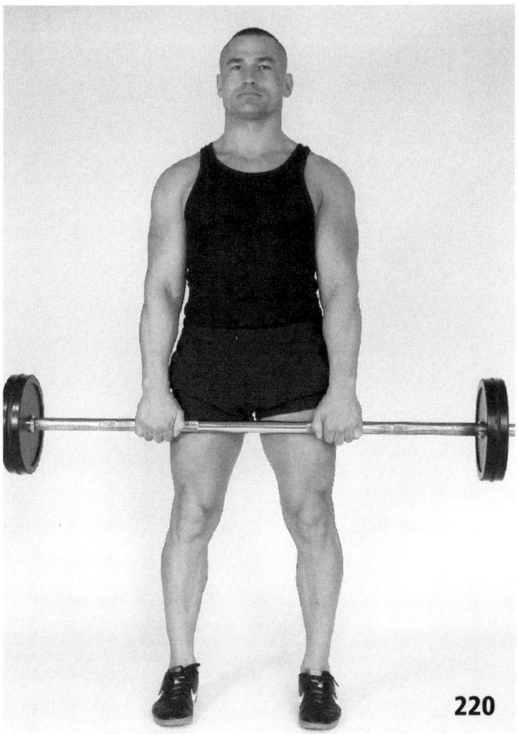

220

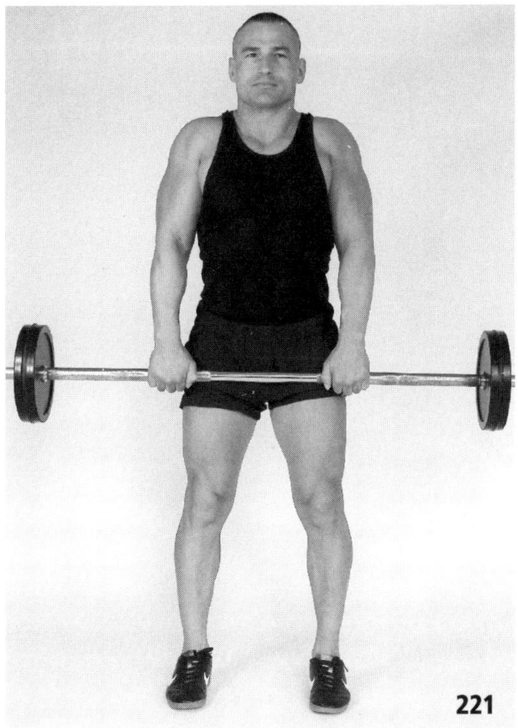

221

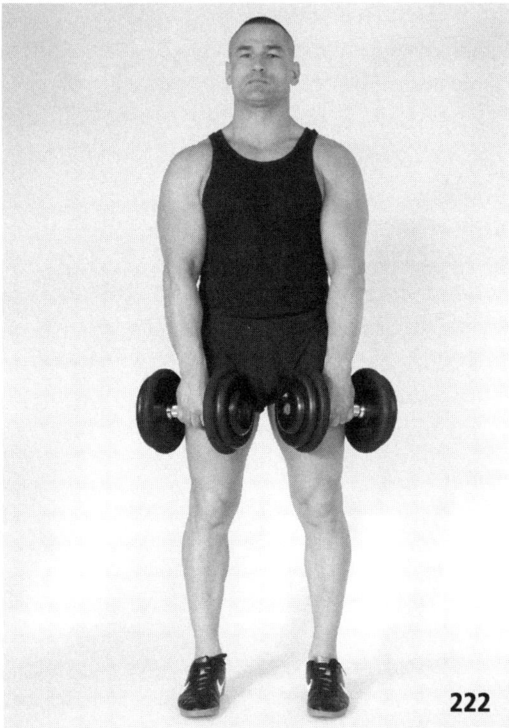
222

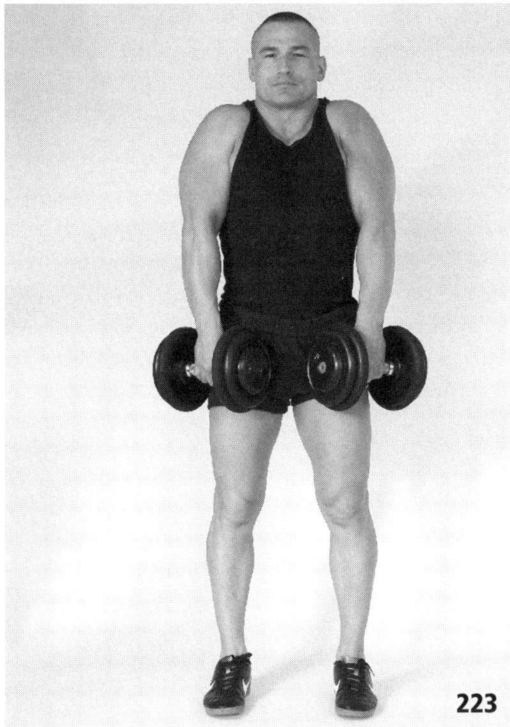
223

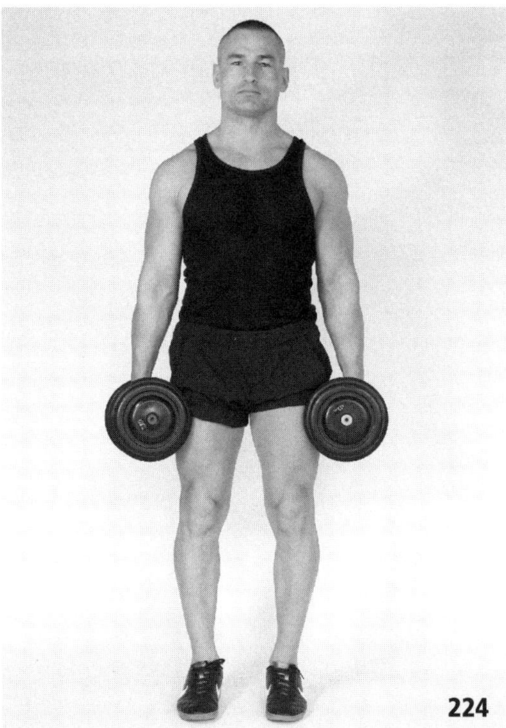
224

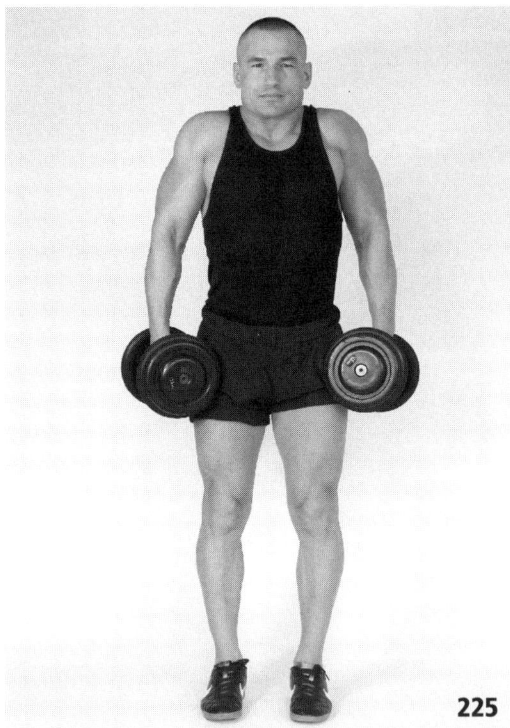
225

die Hantel auf Armeslänge herab. Halten Sie den Kopf erhoben, blicken Sie nach vorn und holen Sie tief Luft. Ziehen Sie nun beide Schultern so hoch wie möglich, so, als wollten Sie mit den Schultern die Ohren berühren und atmen Sie gleichzeitig aus (Bild 220, 221). Die Arme bleiben die ganze Bewegung hindurch gestreckt. Verharren Sie einen Moment in dieser Position und spannen Sie Trapezius und Schultermuskulatur fest an, bevor Sie das Gewicht wieder absenken. Beginnen Sie anschließend mit der nächsten Wiederholung.

3.4.8.1 Tips zur Ausführung

Sie dürfen die Arme nicht anwinkeln, sonst werden die Bizepse mit einbezogen und die Belastung des Trapezius verringert.

3.4.8.2 Variation: Schulterheben mit Kurzhanteln

Wird ähnlich ausgeführt wie die Variante mit der Langhantel, doch halten Sie dafür zwei Kurzhanteln, die rechts und links auf Armeslänge vor dem Körper herabhängen; die Handinnenseiten zeigen zu den vorderen Oberschenkeln (Bild 222, 223). Hält man sie seitlich am Körper (Hammergriff), so daß die Gewichte seitlich an den Oberschenkeln hochgeführt werden, so werden die Trapezmuskeln durch dieses sog. Schubkarrenheben noch intensiver belastet (Bild 224, 225).

3.4.9 Rudern aufrecht

Das aufrechte Rudern mit der Langhantel ist für die Entwicklung des Trapezmuskels und der seitlichen Köpfe der Schultermuskeln sehr gut geeignet. Diese Ruderbewegung ist so effektiv, weil im Gegensatz zum Seitheben mit Kurzhanteln die Bizepse und, eingeschränkt, auch die Trizepse unterstützen können, was mehr Gewicht erlaubt. Trotzdem sollte das Gewicht eher leicht bis mittelschwer gewählt werden. Die sau-

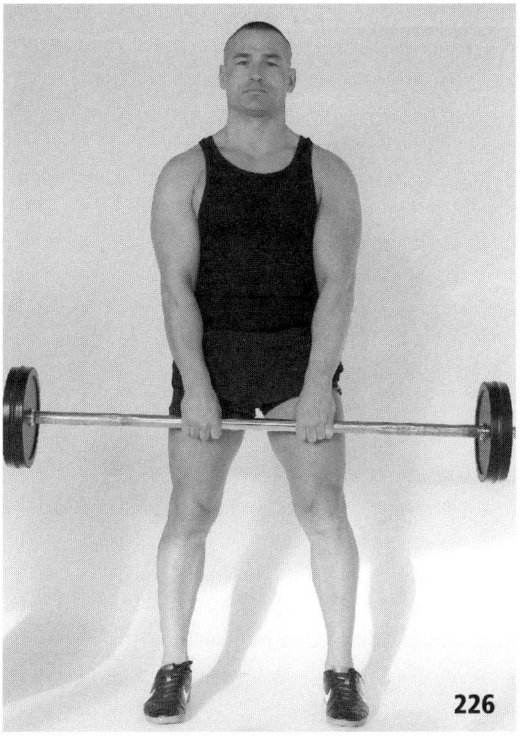

226

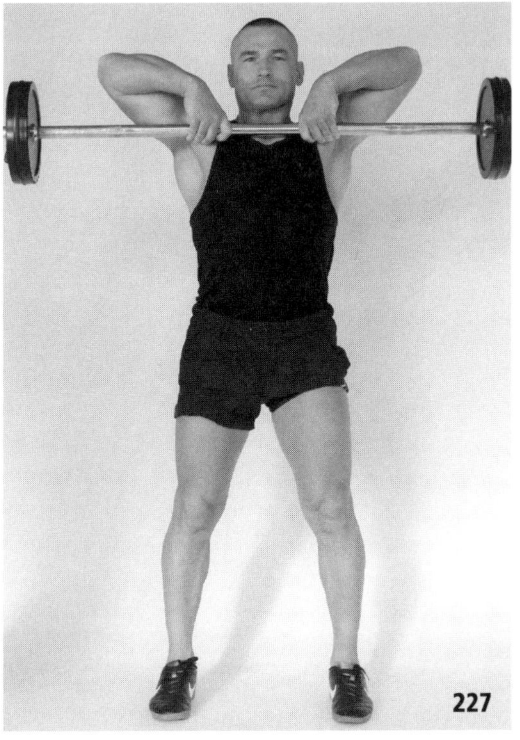

227

bere Ausführung der Bewegung leidet einfach zu stark, wenn man sich mit schwerem Gewicht zum Schwungholen unwillkürlich vorbeugt.

Halten Sie eine Langhantel mit engem Obergriff; die Daumen umschließen die Hantelstange nicht. Stehen Sie aufrecht, halten Sie das Gewicht mit ausgestreckten Armen vor dem Körper und atmen Sie tief ein. Ziehen Sie die Hantel in einer langsamen, fließenden Bewegung nahe am Körper herauf, bis die Hantelstange fast das Kinn berührt (Bild 226, 227). Atmen Sie dabei aus. Die Ellbogen werden in der obersten Position immer höher gehalten als die Handgelenke. So erzielen Sie die beste Trainingswirkung für die Schultern und den oberen Rücken.

3.4.9.1 Tips zur Ausführung

Wenn Ihnen diese Übung Schmerzen in den Handgelenken bereitet, versuchen Sie die Ausführung mit der SZ-Stange, die einen etwas weiteren Griff und eine weniger strikte Handhaltung erlaubt (Bild 228).

3.4.10 Extension

Die deutsche Bezeichnung für diese Übung wäre »Rumpfheben«, doch die englischen Ausdrükke »Extensions« oder »Hyperextensions« sind in Kraftsportkreisen bekannter. Sie trainiert gezielt den unteren Rücken und die Rückenstrecker, jene Muskelstränge, die gleich neben der Wirbelsäule verlaufen und diese stützen. Extensionen sind keine besonders effektive Übung für den unteren Rücken; Kreuzheben oder Kniebeugen sind dafür weitaus besser geeignet. Da aber im Liegen keine Last auf die Wirbelsäule drückt, ist die Bewegung recht komfortabel auszuführen. Wer Probleme mit dem Rücken und deswegen das Krafttraining aufgenommen hat, dem leisten Extensionen zur behutsamen Kräftigung der unteren Rückenpartie gute Dienste. Wenn diese Körperregion nach einigen Wochen gestärkt worden ist, kann man zu leichten Kniebeugen und behutsamem Kreuzheben übergehen.

Die Ausführung ist denkbar einfach: Legen Sie sich bäuchlings auf den Boden. Verschränken Sie die Hände im Nacken und holen Sie tief Luft. Heben Sie nun den Oberkörper so weit an wie möglich und atmen Sie dabei aus (Bild 229, 230). Solange das Ausatmen dauert, sollten Sie den Oberkörper hoch halten. Da die Übung ohne Gewicht ausgeführt wird, läßt sich durch die verlängerte Anspannung die Trainingswirkung erhöhen. Lassen Sie dann den Oberkörper wieder ab und für einen Moment ruhen, während Sie wieder einatmen. Beginnen Sie erst dann mit der nächsten Wiederholung.

3.4.10.1 Variation: Extension mit Drehung

Hier wird der Oberkörper bei der Aufwärtsbewegung abwechselnd nach links und rechts gedreht (Bild 231). Damit wird jeweils die eine bzw. andere Seite der Rückenstrecker stärker belastet als bei der normalen Extension.

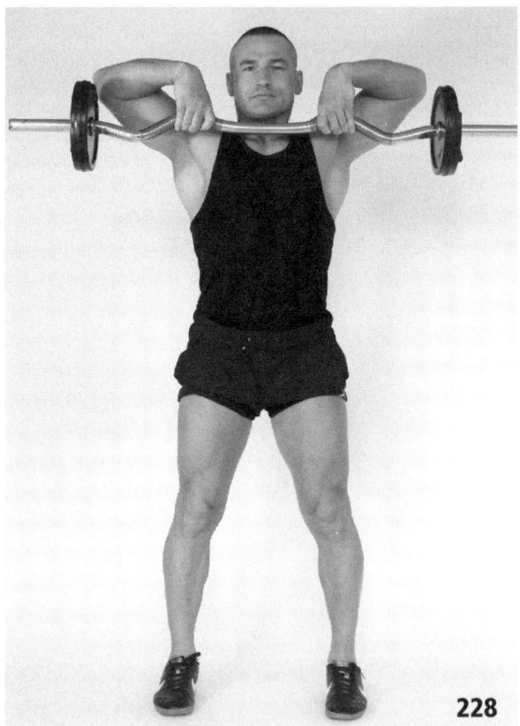

228

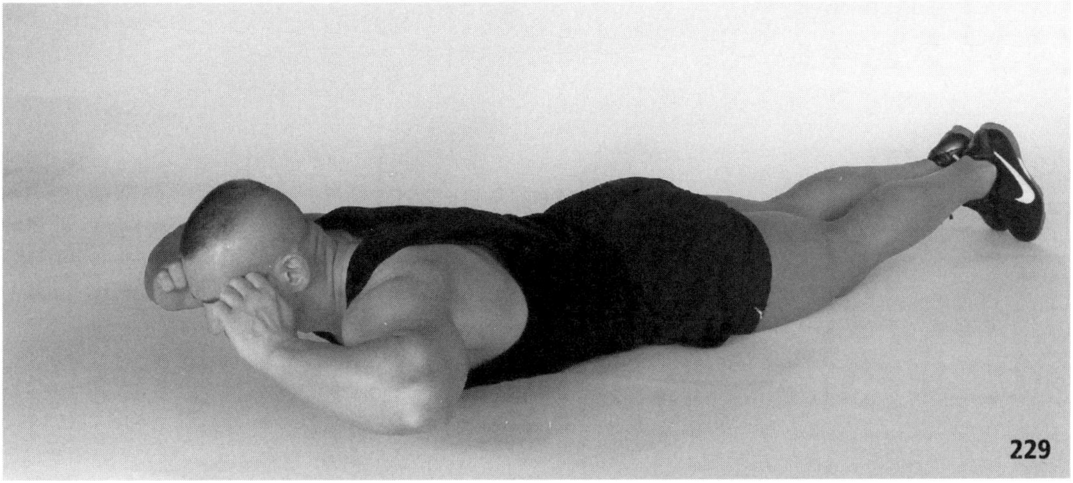
229

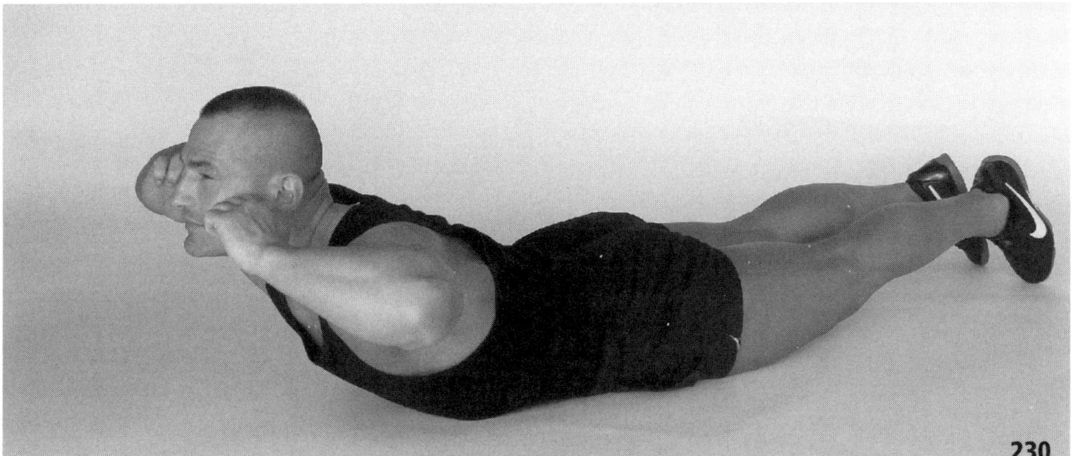
230

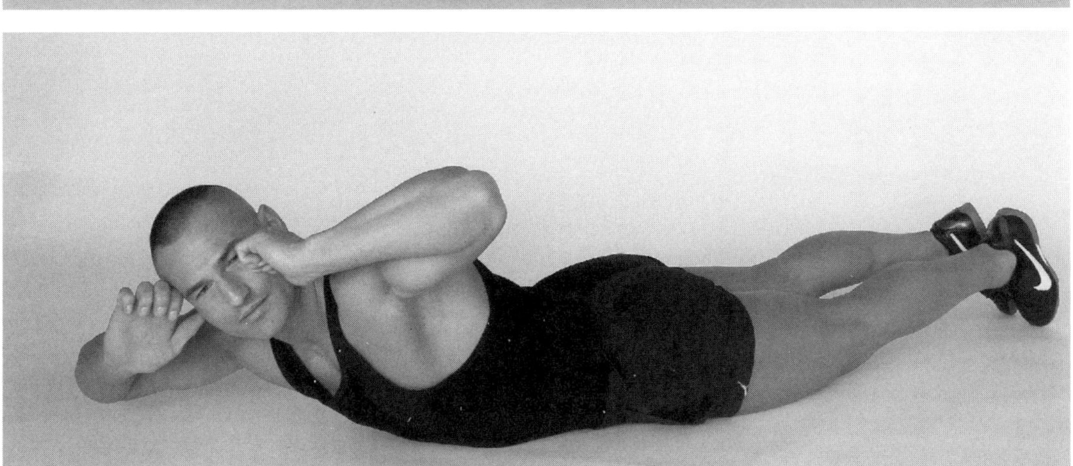
231

3.4.11 Türziehen

Diese Übung, empfohlen u.a. vom US-Trainer Mark Lauren, eignet sich für das Training unterwegs, wenn man keine Hanteln zur Hand hat. Man benötigt dafür nur ein Handtuch und eine geöffnete Tür. Sie ähnelt dem sitzenden Rudern und trainiert den M. latissimus dorsi, die Bizepse und, wie alle Ruderübungen, auch die hinteren Köpfe der Schultermuskulatur. Öffnen Sie die Tür und schlingen Sie das Handtuch um beide Türgriffe (Bild 232), so daß Sie die Enden mit den Händen greifen können. Treten Sie nah an die Türkante und plazieren Sie die Füße links und rechts eng neben der Tür; die Fersen sollten nicht über die Türkante hinausragen. Senken Sie nun bei gestreckten Armen das Gesäß zum Boden hin ab (Bild 233) und ziehen Sie sich mit Hilfe der Arm- und Rückenmuskeln wieder hoch, bis der Oberkörper die Türkante berührt. Sie können die Übung etwas variieren, indem Sie sich nach unten oder nach hinten ablassen. Sie sollten dabei eine gute Dehnung in der beanspruchten Muskulatur spüren. Am höchsten Punkt der Bewegung kommen Sie so in eine Position, als wollten Sie sich auf einem Stuhl niederlassen.

Wenn Sie bei der Aufwärtsbewegung die Ellbogen eng am Körper führen und die Schulterblätter zusammenziehen (Bild 234), trainieren Sie vorwiegend die Rückenmuskulatur. Ziehen Sie dagegen bei der Aufwärtsbewegung die Brust zu den Händen, so verlagert sich die Belastung auf den oberen Rücken, die hinteren Schultern und die Bizepse (Bild 235).

Die »Gewichts«-Belastung läßt sich steigern, wenn man ein größeres Handtuch wählt und es etwa 20-30 cm von den Türklinken entfernt greift. Trotzdem fällt das Gewicht bei dieser »Ruderbewegung« nicht besonders schwer aus, daher empfiehlt es sich, mehr Wiederholungen als gewohnt auszuführen.

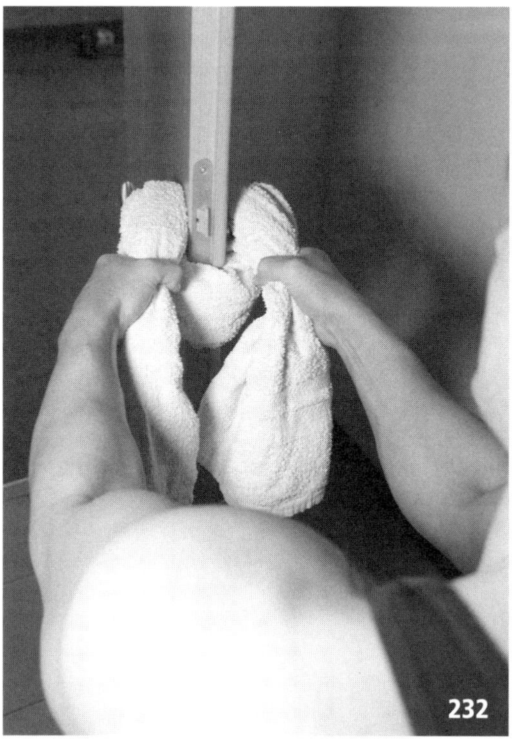
232

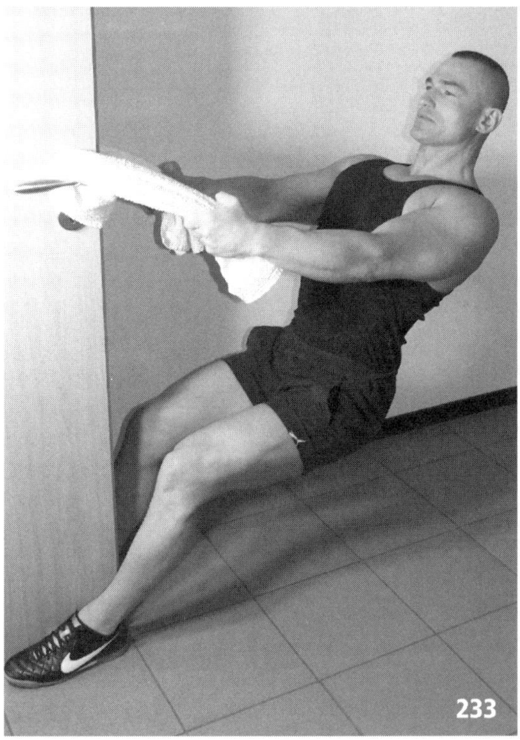
233

3.5 Die Beine

Auf der Vorderseite des Oberschenkels liegt der M. quadrizeps mit seinen vier Köpfen. Dieser Muskel streckt das Bein und beugt die Hüfte. Auf der Rückseite des Oberschenkels befindet sich der M. bizeps femoris, der das Bein beugt und die Hüfte streckt; von vielen Kraftsportlern auch »Beinbizeps« genannt. Die Waden weisen vorn den flachen, aber kräftigen M. Soleus auf; bekannter ist der hintere, zweiköpfige M. gastrocnemius, der deutlich größer ist.

3.5.1 Die Oberschenkel

Als Standardübungen für die vorderen Oberschenkel gelten Kniebeugen und Ausfallschritte; die hinteren Oberschenkel werden durch Kreuzheben in seinen vielen Varianten gut trainiert. Wer die Beinbeuger speziell trainieren möchte, der sollte auf Kreuzheben mit fast gestreckten Beinen zurückgreifen. Hier läßt sich mehr Gewicht bewegen; das macht die Übung deutlich fordernder als das im Fitness-Studio so beliebte Beinbeugen an der Maschine oder auf dem Beintisch. Alle Übungen für die Beine wirken sich auch auf die jeweiligen Antagonisten aus. Die Kniebeuge (gerade die tiefe Variante) trainiert immer auch die Beinbeuger, ebenso der Ausfallschritt; umgekehrt belastet das klassische Kreuzheben auch die vorderen Oberschenkel.

Die Muskeln des Gesäßes, vertreten durch den M. glutaeus maximus, liegen zwischen Rükken und Oberschenkeln; im Kraftsport zählen sie zum Unterkörper. Sie werden durch das Beintraining, d.h. Kniebeugen in jeder Form, stark gefordert, ebenso wie durch das Rückentraining; hier sind es vor allem das klassische Kreuzheben und das Kreuzheben mit fast gestreckten Beinen, die dem Glutaeus einiges abverlangen. Wer diese Übungen regelmäßig trainiert, verfügt nach kurzer Zeit über einen straffes und kräftiges Gesäß; spezielle Übungen für diese Muskelgruppe sind nicht erforderlich.

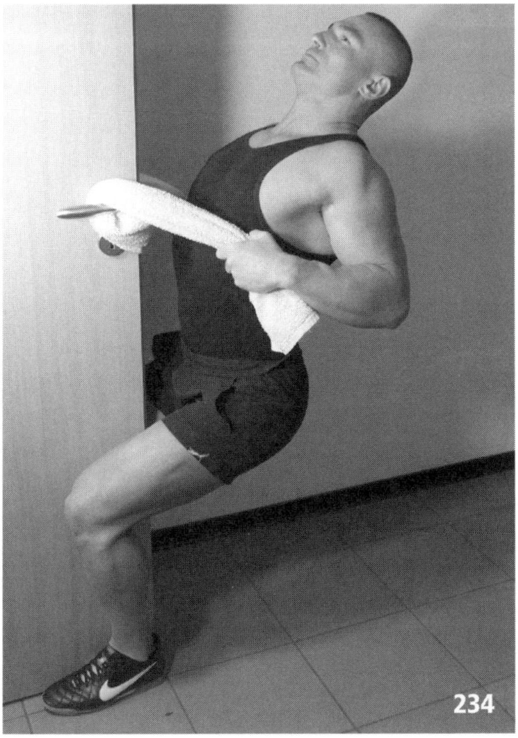
234

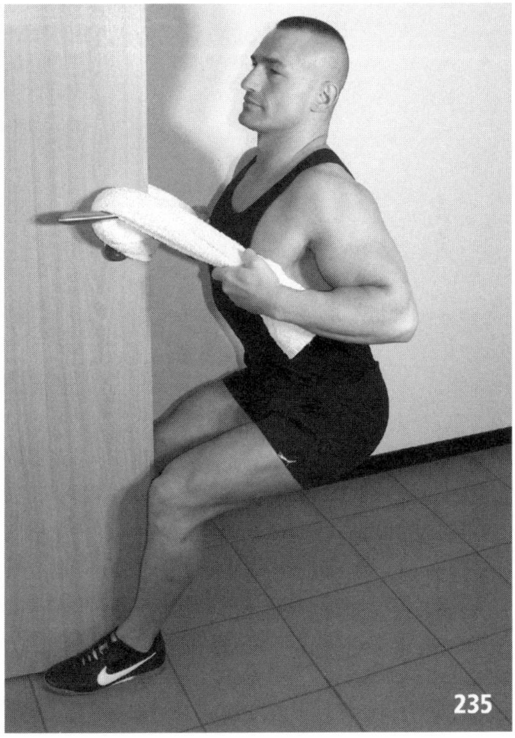
235

3.5.1.1 Kniebeuge

Die traditionelle Kniebeuge wird mit der Langhantel ausgeführt. Treten Sie unter die Hantelstange und plazieren Sie diese nicht im Nacken, sondern auf Ihren Schulterblättern. Das erlaubt nicht nur eine größere Auflagefläche für die Hantelstange, sondern erleichtert auch die Bewegung, da das Gewicht etwas tiefer zu liegen kommt. Greifen sie links und rechts fest mit weitem Obergriff. Heben Sie die Hantel aus der Ablage und entfernen Sie sich vorsichtig einen Schritt davon.

Nehmen Sie einen sicheren Stand ein, die Füße etwa schulterbreit auseinander und ev. die Fußspitzen leicht nach außen gerichtet. Stehen Sie aufrecht und fixieren Sie Ihren Blick auf einen imaginären Punkt in Augenhöhe. Diesen Punkt dürfen Sie während der Bewegung nicht aus den Augen lassen; so nehmen Sie automatisch die richtige Haltung ein: der Kopf erhoben und der Rücken gerade. Atmen Sie tief ein und halten Sie die Luft an. Gehen Sie nun langsam und kontrolliert in die Kniebeuge, bis sich Ihre Oberschenkel parallel zum Boden befinden. Drücken Sie sich dann mit einer explosiven, aber kontrollierten Bewegung in den Stand zurück und atmen Sie dabei aus (Bild 236, 237 zeigt die Ausführung im Powerrack).

3.5.1.1.1 Tips zur Ausführung

Trainieren Sie schwere Langhantel-Kniebeugen immer nur mit einem Partner, der Hilfestellung

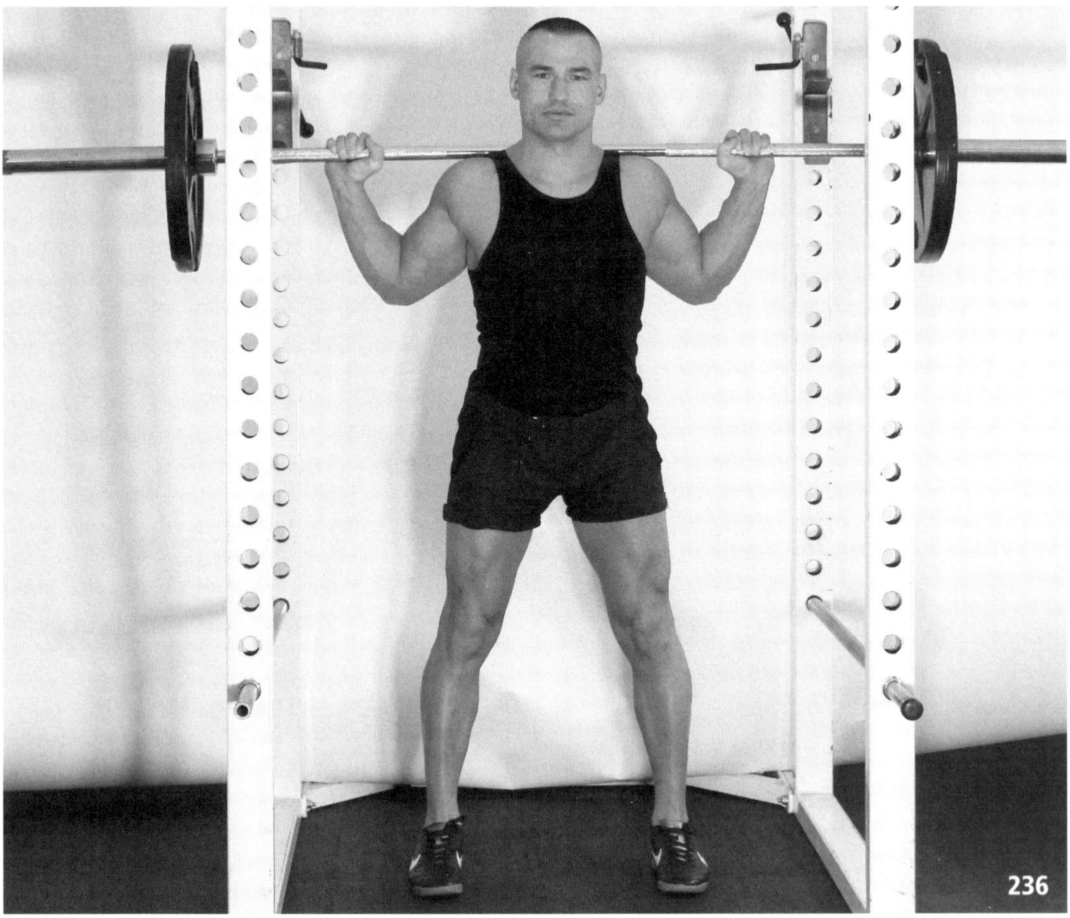

236

leisten kann. Falls Sie allein trainieren müssen, dann entweder in einem Powerrack oder mit einem höchstens mittelschweren Gewicht, das Sie sicher beherrschen. Wenn Sie mit hohem Gewicht allein trainieren wollen, dann wählen Sie die Kniebeuge mit schweren Kurzhanteln, die Sie zur Not fallen lassen können.

Versuchen Sie, mit den Schultern ebenso schnell herauf zu kommen wie mit den Hüften. Auf diese Weise halten Sie den Oberkörper aufrecht und geraten nicht in Versuchung, sich vorzubeugen und die Muskulatur des unteren Rükkens zu gefährden. Holen Sie tief Luft und halten Sie den Atem an, wenn Sie in die Kniebeuge hinunter gehen. Beginnen Sie auszuatmen, wenn die Aufwärtsbewegung einsetzt.

Wenn der Oberkörper bei Kniebeugen aufrecht gehalten wird, werden Sie keine Probleme mit dem unteren Rücken bekommen. Im Gegenteil: Richtig ausgeführte Kniebeugen sind der beste Schutz vor Bandscheibenproblemen. Diese entstehen nämlich hauptsächlich durch zu schwache Erektorenmuskeln, welche die Wirbelsäule nicht optimal stützen. Falls Sie bereits Rückenprobleme haben, sollten Sie trotzdem Kniebeugen trainieren. Beginnen Sie aber vorsichtig, d.h. ohne Gewicht (die Fäuste an die Schläfen gelegt) oder nur mit der Hantelstange. Arbeiten Sie zunächst mit vielen Wiederholungen und geringem Gewicht; steigern Sie nur langsam. Wenn es schmerzt, ist entweder das Gewicht zu schwer oder die Haltung falsch.

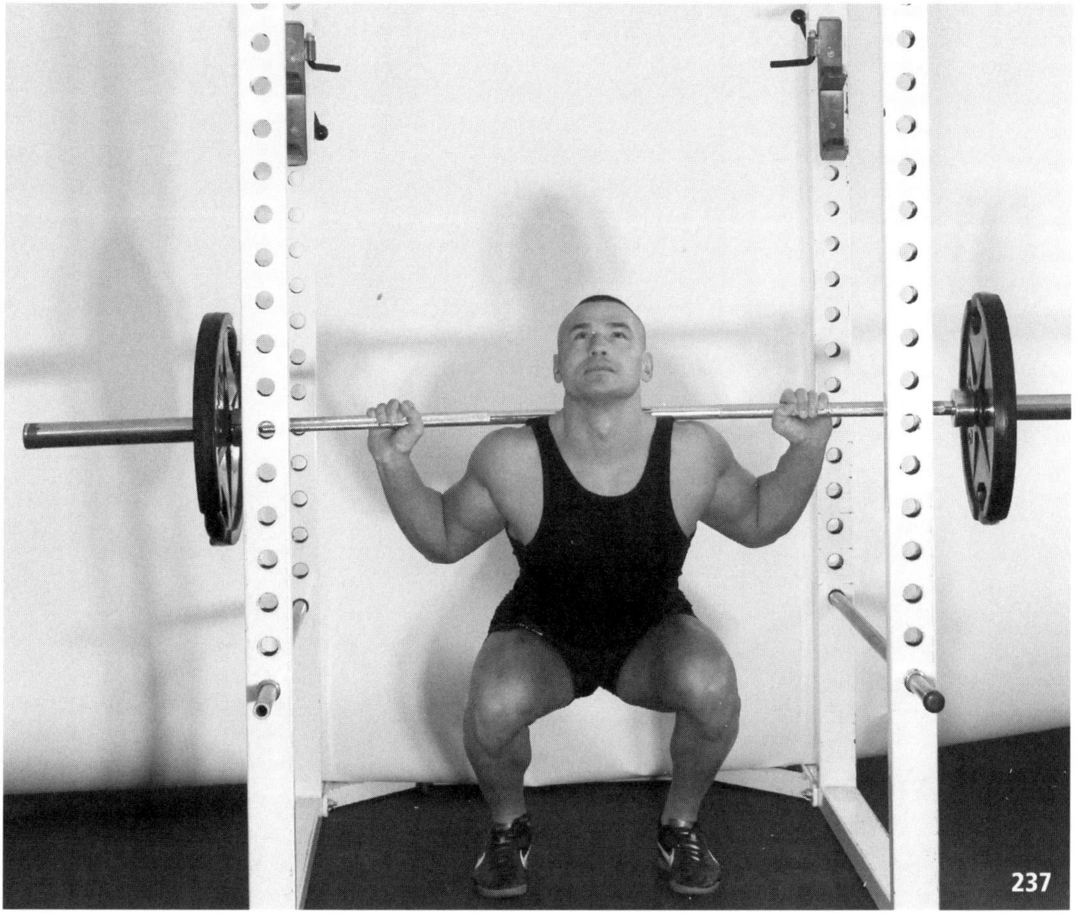
237

Auch mit den Knien sollten sich keine Probleme ergeben. Falls die Knie nach Ausführung von Kniebeugen schmerzen, dann wählen Sie beim nächsten Mal vielleicht eine andere Fußstellung; die Füße etwas näher oder weiter zusammen, die Fußspitzen weiter oder enger ausgestellt. Jeder muß hier den Stand finden, der zu ihm paßt. Im Idealfall sollten Sie so lange mit geringem Gewicht trainieren, bis Sie den perfekten Stand gefunden haben.

Falls die Probleme mit dem Rücken oder den Knien andauern, dann sollten Sie eine Zeitlang Kniebeugen mit Kurzhanteln trainieren, oder bevorzugt Ausfallschritte (s.u.). Beide Übungen sind erfahrungsgemäß unproblematischer; so stärken Sie Rücken und Knie, gleichzeitig verbessern Sie Ihre Koordination. Nach einigen Wochen können Sie sich dann erneut an – zunächst leichten – Langhantelkniebeugen versuchen. Häufig sind die Probleme dann verschwunden.

Es gibt allerdings auch Menschen, die aus anatomischen Gründen keine schweren Kniebeugen ausführen können, ohne sich Schmerzen einzuhandeln. Wenn die Schmerzen im Knie also trotz aller Variationen der Übung nicht nachlassen wollen, so müssen Sie *schwere* Kniebeugen meiden. Doch selbst dann lassen sich mittelschwere oder leichte Kniebeugen häufig immer noch schmerzfrei ausführen, so daß auf diese Übung nicht ganz verzichtet werden muß. Ein Fersenbrett sollten Sie nie einsetzen. Damit

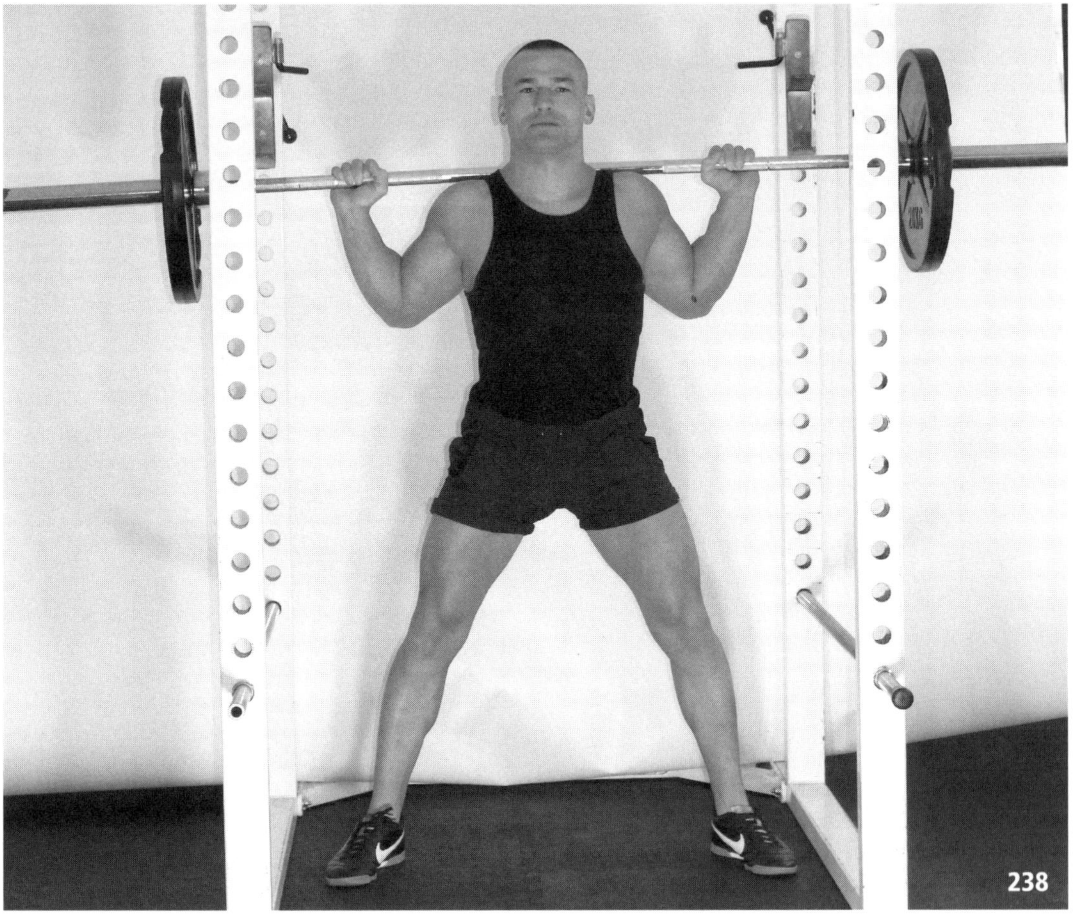

werden die Fersen leicht angehoben, was besonders bei langen Beinen einen vermeintlich besseren Stand garantiert. Doch Stuart McRobert, ein engl. Kraftsportexperte, empfiehlt davon Abstand zu nehmen, da sich die Belastung auf die Knie erhöht. Zugegeben, bei langen Beinen sind Langhantelkniebeugen nicht ganz einfach auszuführen; in aller Regel gelingt es aber mit einem etwas weiteren Stand.

Wir trainieren Kniebeugen, um Oberschenkel und Rücken zu stärken, überdies wollen wir damit die Muskelkoordination des ganzen Körpers verbessern. Solange Sie nicht sehr schwer trainieren, sollten Sie auf einen Gewichtshebergürtel verzichten. Der Gürtel entlastet die stabilisierende Muskulatur und erleichtert so die Übung. Eine korrekte Körperhaltung bei Ausführung der Kniebeuge schützt aber besser vor Verletzungen als jeder Gürtel.

3.5.1.1.2 Variation: Sumo-Kniebeuge

In der Regel wird empfohlen, die Kniebeuge so tief auszuführen, bis sich die Oberschenkel parallel zum Boden befinden. Damit kommen die meisten Athleten gut zurecht. Bei leichtem oder mittelschwerem Gewicht können Sie auch bei der klassischen Kniebeuge versuchen, tiefer hinunterzugehen. Wenn Ihnen das keine Schmerzen im Knie bereitet, sollten Sie die tiefe Variante von Zeit zu Zeit in Ihr Training einbauen.

Eine weitere, tiefe Variante ist die Sumo-Kniebeuge (Bild 238, 239): Hier wird mit der

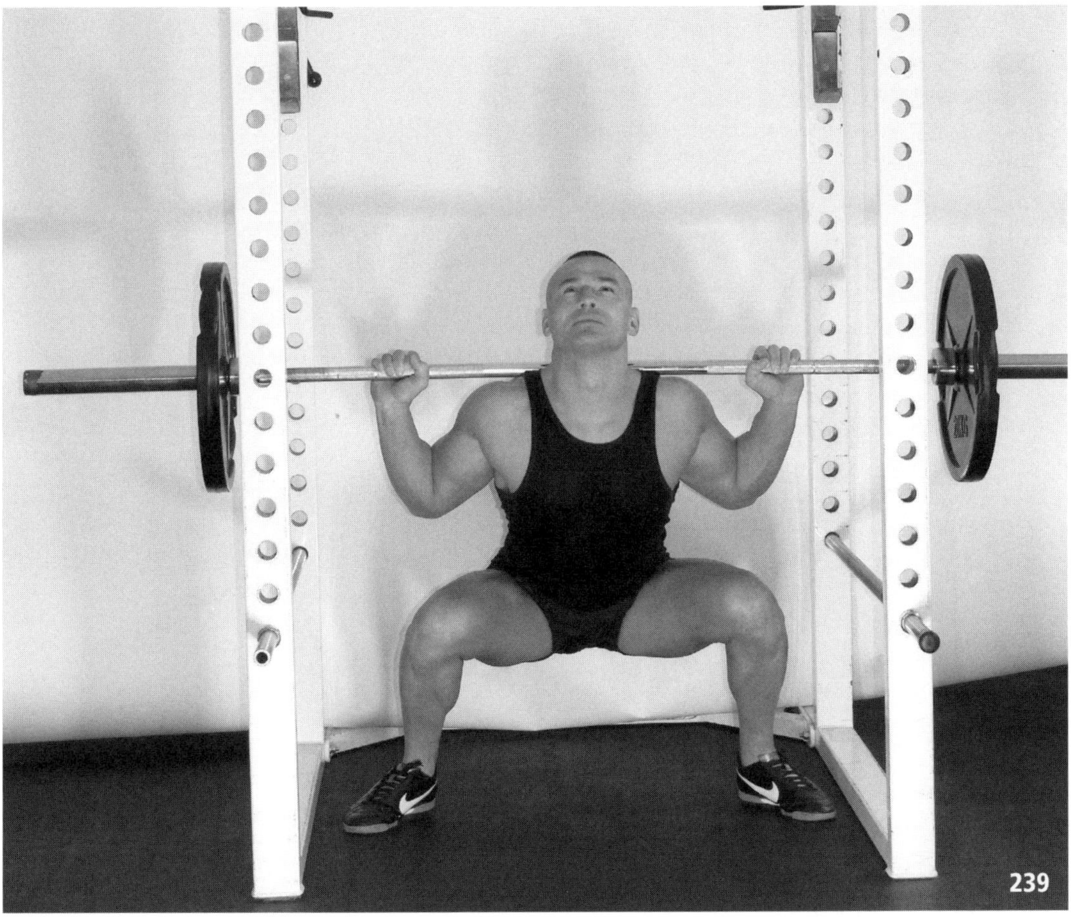

239

Langhantel auf den Schultern und weitem Stand eine tiefe Hocke ausgeführt – nach Möglichkeit so weit, daß die hinteren Oberschenkel die Waden berühren. Diese Haltung erinnert an die Ausgangsstellung beim Sumo-Ringen; sie trainiert neben den vorderen vor allem die hinteren Oberschenkel, das Gesäß und auch den unteren Rücken, der stabilisieren muß, sehr effektiv.

Um aus der sehr tiefen Haltung wieder hochzukommen, muß das gewohnte Gewicht reduziert werden. Sie sollten die Sumo-Kniebeuge nach Möglichkeit nicht ohne Partner oder im Powerrack ausführen; wenn man aus der tiefen Position nicht mehr hochkommt, wird es schwer, sich ohne Verletzung von der Langhantel zu befreien.

Die Sumo-Kniebeuge ist als gelegentliche Abwechslung im Beintraining sehr zu empfehlen. Sie eignet sich aber nicht für jeden Sportler: Nicht alle Athleten, vor allem solche mit langen Beinen, erreichen problemlos eine so tiefe Hocke. Wer sich dabei Schmerzen in den Knien einhandelt, der sollte darauf verzichten.

3.5.1.1.3 Variation: Kniebeuge mit Kurzhanteln

Diese Übung ist vom Kreuzheben mit Kurzhanteln eigentlich nicht zu unterscheiden. Sie wird ausgeführt wie die klassische Kniebeuge, doch hält man in beiden Händen eine Kurzhantel. Das Gewicht wird in der Ausgangsstellung an den herabgestreckten Armen im Hammergriff seitlich gehalten und befindet sich unterhalb der Hüften, wodurch die Belastung des unteren Rükkens deutlich vermindert wird (Bild 240, 241).

3.5.1.1.4 Variation: Kniebeuge auf einem Bein

Nicht jeder hat einen Trainingspartner zur Verfügung oder ein Powerrack zu Hause. Da empfiehlt sich neben Kurzhantelkniebeugen vor allem die Kniebeuge auf einem Bein für das Ober-

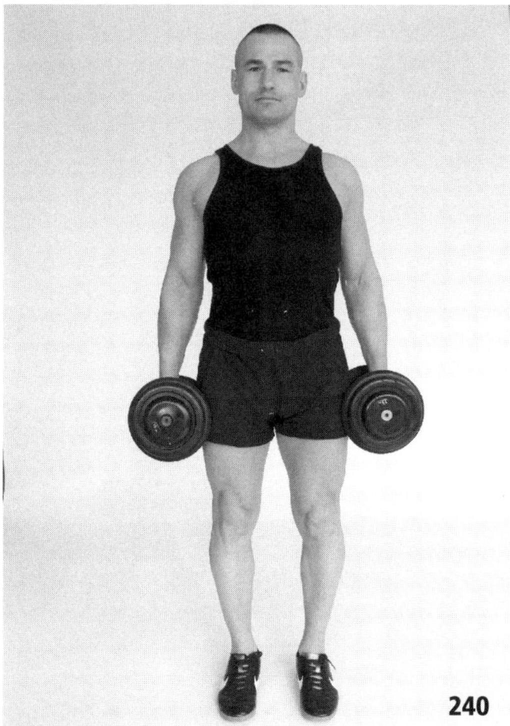

240

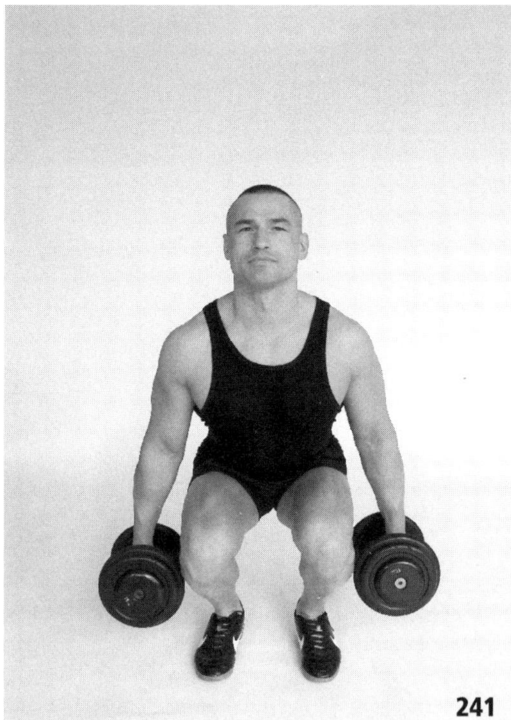

241

schenkeltraining. Obwohl die Übung harmlos aussieht, erfordert sie doch einen hohen Kraftaufwand. Sie ist auf Reisen, an einer Bank oder einer Tischkante ausgeführt, als Oberschenkelübung nicht zu verachten und auch als Abwechslung zu den traditionellen Langhantelkniebeugen zu empfehlen.

Kniebeugen auf einem Bein kann man auf einer Bank stehend ausführen; hier wird vor allem der mittlere Bereich der Oberschenkel belastet. Stellen Sie dafür die Hantelablagen einer Trainingsbank auf Höhe des Bauches fest und legen Sie eine Hantelstange darüber (die Übung wird hier an einer Multipresse demonstriert). Stellen Sie sich mit einem Fuß auf die Bank, halten Sie sich mit beiden Händen an der Hantelstange fest, gehen Sie tief in die Hocke und drükken Sie sich wieder in den Stand hoch (Bild 242, 243). Das andere Bein wird gestreckt neben der Bank gehalten. Führen Sie so viele Wiederholungen aus wie möglich, bevor Sie zum anderen Bein wechseln.

Eine andere Möglichkeit der Ausführung wäre, sich mit einem Fuß auf die Sitzfläche der Trainingsbank zu stellen und das andere Bein herabhängen zu lassen. Man hält sich mit einer Hand an der hochgestellten Lehne fest, während man das Standbein beugt (Bild 244, 245).

Eine weitere Variante wäre, sich aufrecht hinzustellen, seitlich mit einem Arm an einer Bank oder einem Tisch abzustützen, einen Fuß vom Boden abzuheben und nach vorn zu strek-

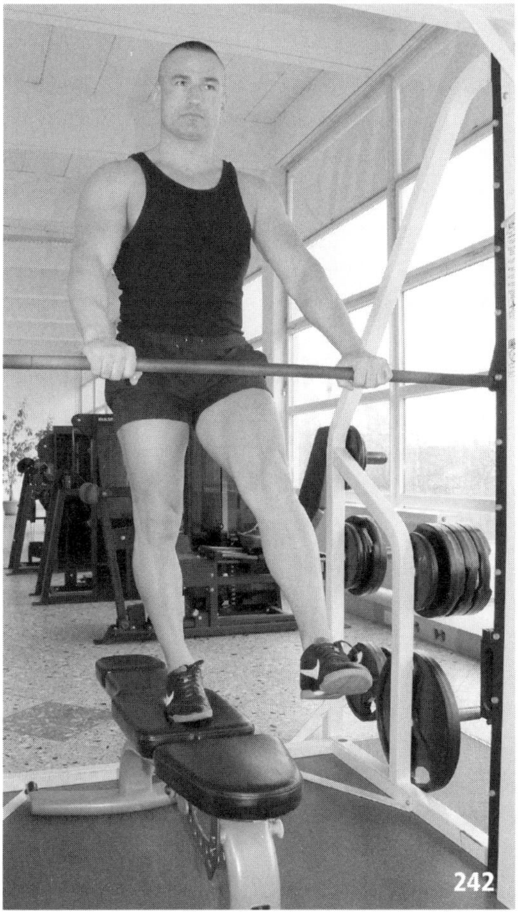

242

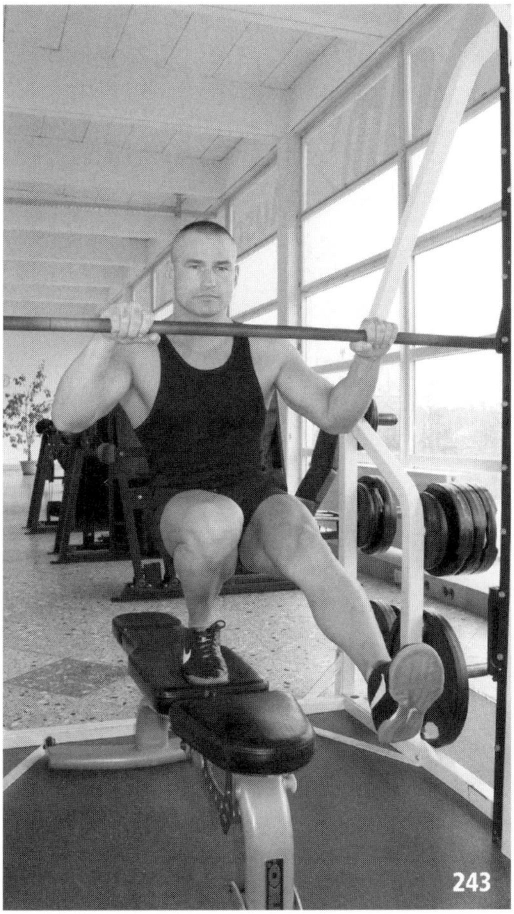

243

ken. Atmen Sie ein, während Sie sich auf dem Standbein tief in die Hocke hinablassen, um sich dann kraftvoll wieder in den Stand zu drücken; dabei wird ausgeatmet (Bild 246, 247). Diese Kniebeugenvariante erfordert für eine korrekte, d.h. nicht verdrehte Ausführung einige Übung; sie verlangt ein gutes Koordinationsvermögen und ist ebenfalls sehr anstrengend.

Wem die Ausführung ohne Gewicht noch nicht reicht, der kann dabei in der freien Hand eine Kurzhantel am herabgestreckten Arm halten, um die Belastung zu erhöhen.

3.5.1.1.5 Variation: Sissy-Kniebeugen

Sissy-Kniebeugen heißen so, weil ihre Ausführung entfernt an einen Hofknicks erinnert. Sie werden zwar ohne Gewicht ausgeführt, sind aber extrem anstrengend. Wundern Sie sich nicht über schweren Muskelkater; diese Übung ist wirklich eine Wucht! Sie trainiert die Vorderseite der Oberschenkel, auch die Waden müssen schwer arbeiten. Mitunter wird auch die Muskulatur der Oberschenkelrückseite gefordert; sie hilft bei der Stabilisierung der Kniegelenke.

Stellen Sie sich neben die Ablage Ihrer Hantelbank (alternativ in einen Türrahmen oder an eine Schrankecke) und stützen Sie sich mit einer Hand in Hüfthöhe ab (Sie sollten nicht höher greifen, sonst wird es schwer, wirklich tief hinunterzukommen). Stellen Sie sich auf die Zehenspitzen und nehmen Sie den Oberkörper zurück; die Beine werden dabei gebeugt, die

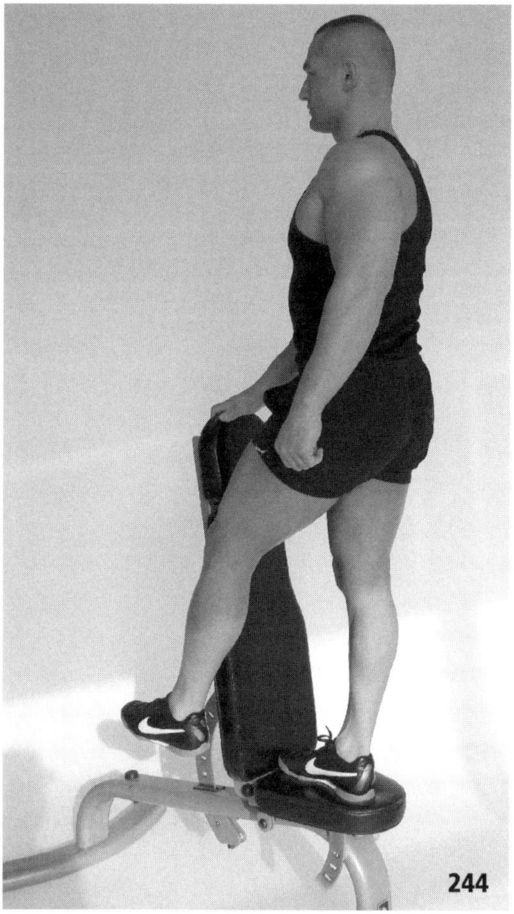

244

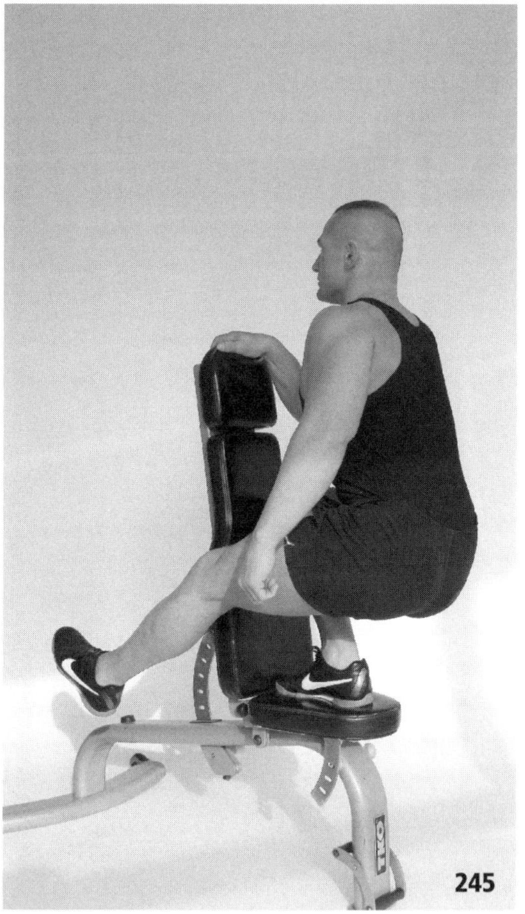

245

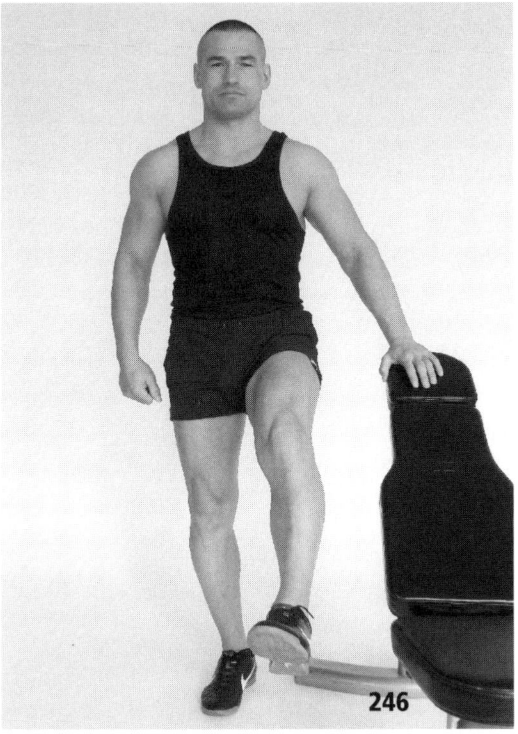
246

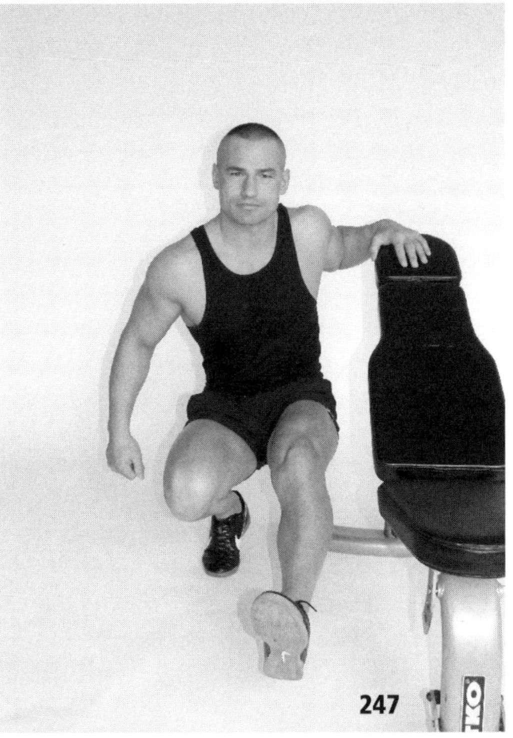
247

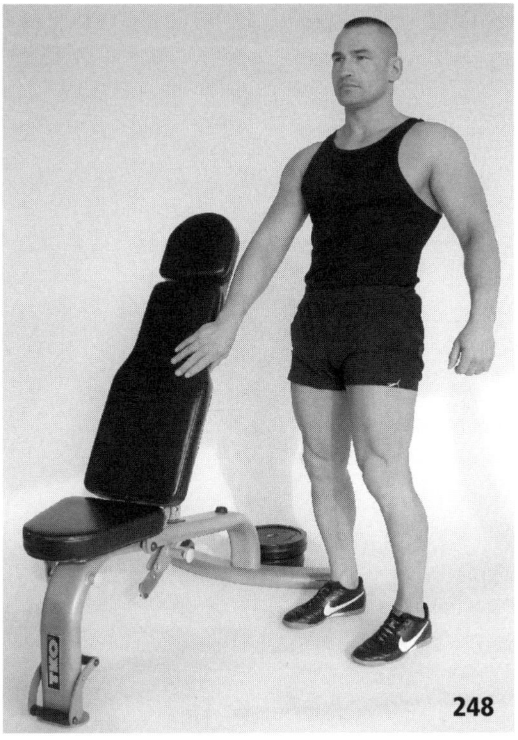
248

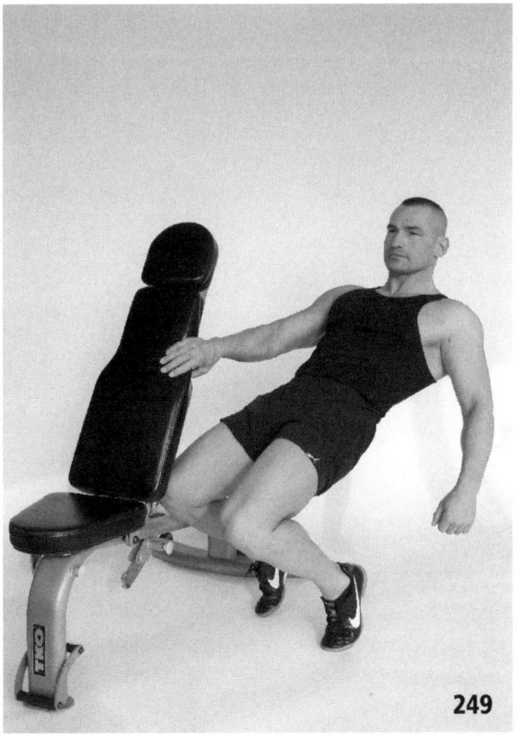
249

Hüfte aber nicht (die untere Position bei dieser Übung erinnert an die Haltung eines Limbotänzers). Gehen Sie so weit hinunter wie möglich, der Oberkörper soll sich dabei auf einer Linie mit den Oberschenkeln befinden, bevor Sie sich mit den Muskeln der vorderen Oberschenkel wieder in die Ausgangsstellung hochziehen (Bild 248, 249).

Sissy-Kniebeugen sind zunächst nicht einfach auszuführen; wenn Sie etwas sicherer geworden sind, können Sie versuchen, die Belastung zu erhöhen, indem Sie mit der freien Hand eine Hantel oder eine Gewichtsscheibe vor die Brust halten (Bild 250).

3.5.1.2 Ausfallschritt mit Kurzhanteln

Ausfallschritte sind eine alte Kraftsportübung; sie eignen sich vorzüglich zur Entwicklung der vorderen Oberschenkel, der Beinbeuger und des Gesäßes. Schon mit relativ geringen Gewichten stellen sich hier gute Erfolge ein, da es sich um eine natürliche Bewegung handelt, die viele Muskeln direkt anspricht und obendrein auch noch Balancearbeit erfordert. Greifen Sie mit beiden Armen eine Kurzhantel, halten Sie diese mit Hammergriff an den herabgestreckten Armen seitlich am Körper und stehen Sie aufrecht. Setzen Sie nun Ihren linken Fuß einen großen Schritt nach vorn und beugen Sie das linke Bein, bis Sie mit dem rechten Knie den Boden berühren; atmen Sie dabei ein. Drücken Sie sich dann mit dem linken Bein hoch und atmen Sie dabei aus (Bild 251, 252). Nehmen Sie die Ausgangsstellung wieder ein, indem Sie die Füße nebeneinander setzen. Jetzt erfolgt der Ausfallschritt mit dem anderen Bein. Fahren Sie so lange fort, bis Sie einen Satz vollendet haben.

3.5.1.2.1 Variation: Ausfallschritt mit rückgesetztem Bein

Für eine andere Variante des Ausfallschritts setzen Sie das Standbein erst einen Schritt zurück,

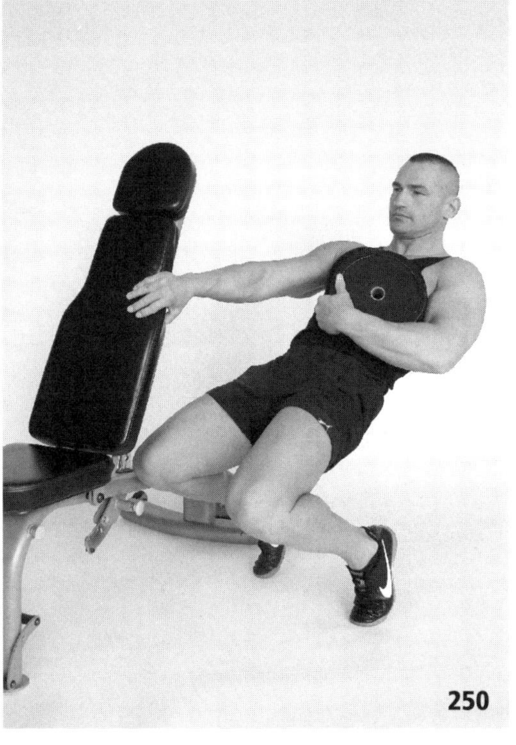

250

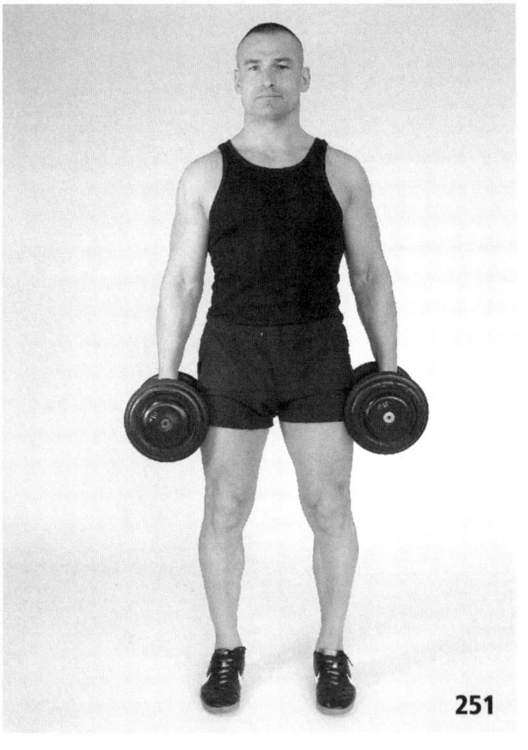

251

bevor das zu trainierende Bein einen Schritt vorgesetzt wird. Nachdem das Knie des Standbeins den Boden berührt hat, drücken Sie sich mit dem vorgesetzten Bein wieder hoch und nehmen die Ausgangsposition ein (Bild 253, 254). Das Zurückstellen des Standbeins verringert den Bewegungsspielraum bei dieser Übung und erleichtert die Koordination. Diese Ausführung empfiehlt sich deshalb für alle, die bei den traditionellen Ausfallschritten zunächst Probleme haben, das Gleichgewicht zu halten.

3.5.1.2.2 Variation: Ausfallschritt mit der Langhantel

Dies ist die anspruchsvollste und schwerste Variante. Durch den erhöhten Schwerpunkt fällt es nicht leicht, die Balance zu halten. Diese Übung ist bereits mit relativ leichtem Gewicht sehr effektiv. Damit bietet sie eine weitere gute Möglichkeit für ein effektives Beintraining, wenn man ohne Trainingspartner auf schwere Lang-

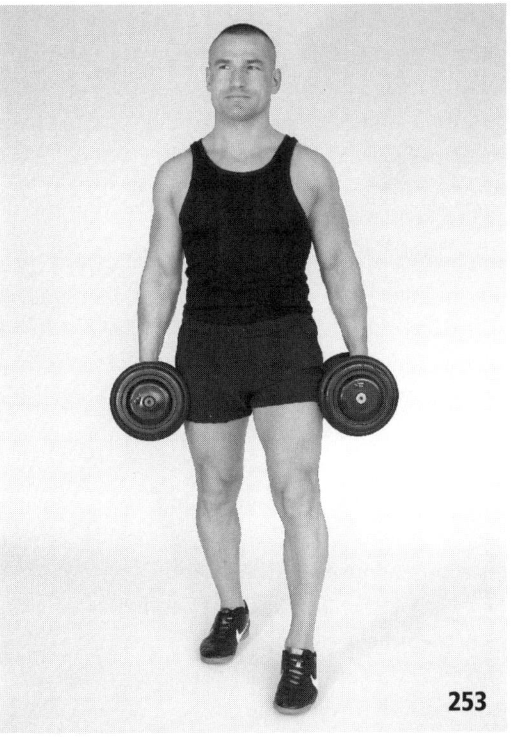

253

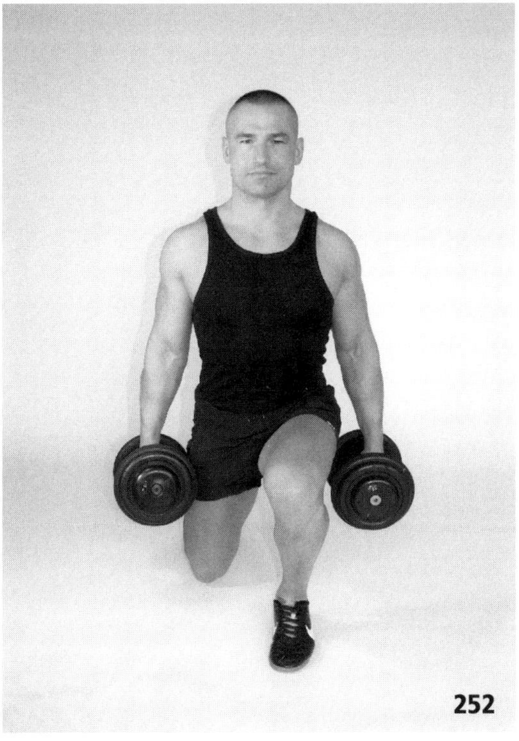

252

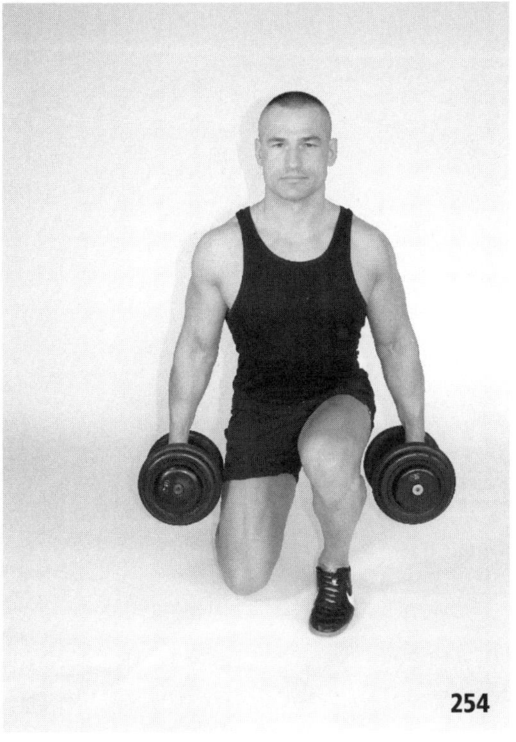

254

hantelkniebeugen verzichten muß. Treten Sie unter eine nicht zu schwer beladene Langhantel und nehmen Sie diese wie für eine Kniebeuge auf die Schulterblätter; die Hände fassen weit mit Obergriff. Stellen Sie die Füße für die Ausgangsstellung nebeneinander. Jetzt führen Sie einen Ausfallschritt aus und senken das Knie des Standbeins dabei soweit ab, bis es den Boden berührt; atmen Sie dabei ein. Drücken Sie sich dann mit dem vorderen Bein wieder hoch und atmen Sie dabei aus (Bild 255, 256). Nehmen Sie die Ausgangsstellung ein, führen Sie den Ausfallschritt mit dem anderen Bein aus, und so weiter.

Während der Bewegung muß der Rücken gerade gehalten werden. Versuchen Sie, nicht nach unten zu sehen, sondern den Blick auf einen imaginären Punkt in Augenhöhe der Ausgangsstellung gerichtet zu lassen. Auf diese Weise bleibt der Kopf erhoben und die richtige Haltung stellt sich von selbst ein.

Mit dem Gewicht auf den Schultern sind Ausfallschritte deutlich schwerer auszuführen, da sich der Schwerpunkt erhöht. Man kann zunächst die Balance nicht gut halten, doch mit zunehmender Gewöhnung an die Bewegung gelingt das problemlos.

3.5.2 Die Waden

Traditionell werden die Waden im Kraftsport an der Wadenmaschine trainiert. Das ist ein Gerät, bei dem auf einem Block stehend mit den Wadenmuskeln schwere Lasten gehoben werden, deren Gewicht durch einen Metallarm auf Schulterpolster übertragen wird. Doch nicht jedes Fitness-Studio verfügt heute noch über eine Wadenmaschine und für das Heimtraining ist sie, wegen des hohen Gewichts, recht teuer.

Da empfiehlt es sich, einen neuen Blick auf das Wadentraining zu richten. Denn alle Beinübungen und auch eine Reihe von Rückenübungen, vor allem jene, die mit schwerem Gewicht

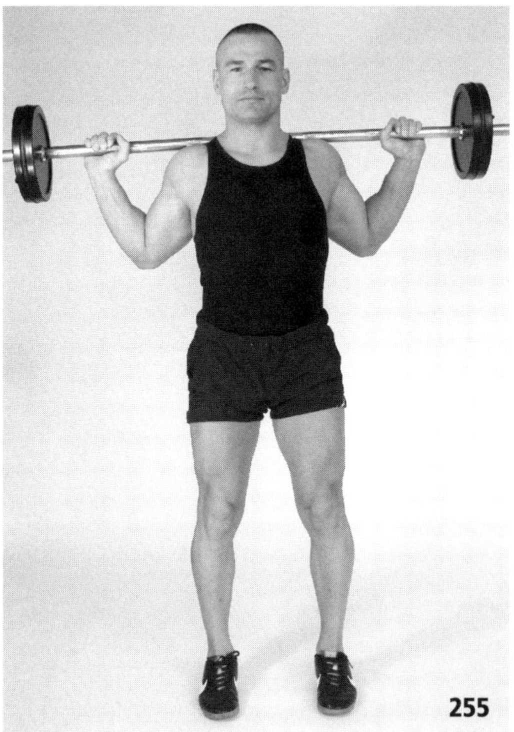

255

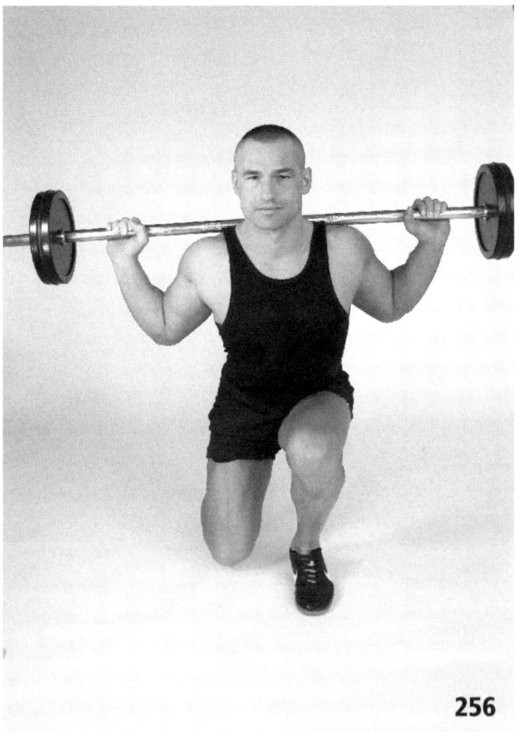

256

ausgeführt werden, belasten die Waden bereits stark. Hier wären in erster Linie Kniebeugen, Ausfallschritte, das klassische Kreuzheben als auch die Variante mit fast gestreckten Beinen zu nennen. Sie können daher als »schwere« Wadenübungen gelten. Wer diese regelmäßig trainiert, der kann sich erlauben, das spezifische Wadentraining auch mit leichteren, ergänzenden Übungen zu gestalten. Daher sollten die nachfolgend aufgeführten Isolationsübungen für die Waden lieber nicht mit schwerem Gewicht ausgeführt werden, sondern das Augenmerk sollte sich eher auf eine sehr korrekte Bewegung richten.

Die volle Streckung und nachfolgend für einen Augenblick gehaltene Kontraktion verlangt den Wadenmuskeln auch bei nicht so hohen Lasten einiges ab. Führen Sie dafür mehr Wiederholungen aus; am besten im 5 x 5-System (s.u.) und mit wechselnden Fußstellungen (s.u.) bei jedem Teilsatz.

3.5.2.1 Wadenheben

Dies gilt als Standardübung zur Entwicklung der Wadenmuskulatur. Nehmen Sie dafür eine Kurzhantel in die Hand. Stellen Sie sich mit Zehen und Fußballen auf eine Treppenstufe, ein Telefonbuch oder einen Wadenblock; halten Sie die Füße dabei zusammen und stützen Sie sich mit der freien Hand ab (die Übung wird hier an einer Hantelbank demonstriert). Drücken Sie die Knie durch, die Zehen zeigen nach vorn. Verändern Sie diese Stellung während der Bewegung nicht.

Senken Sie nun die Fersen so weit herab, bis Sie eine deutliche Dehnung in den Waden spüren und atmen Sie dabei ein; dies ist die Ausgangsposition. Heben Sie die Fersen langsam an und versuchen Sie, auf den Zehenspitzen zu stehen; atmen Sie dabei aus (Bild 257, 258). Die Aufwärtsbewegung sollte langsam und kontrolliert erfolgen, ohne daß die Knie dabei gebeugt werden. Spannen Sie die Waden fest an und ver-

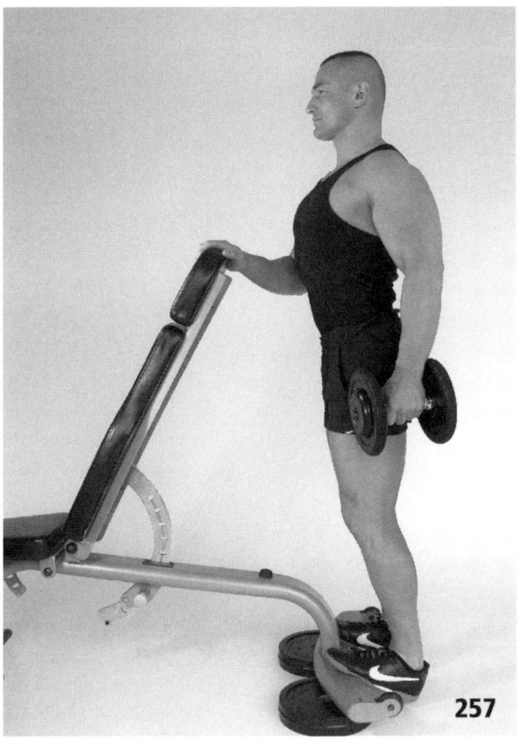
257

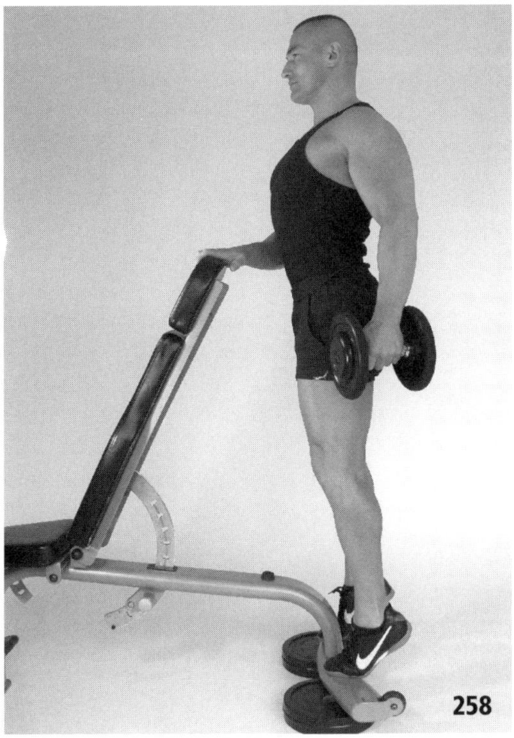
258

harren Sie einen Augenblick in der höchsten Position. Gehen Sie anschließend langsam in die gestreckte Ausgangsposition zurück.

Es kommt bei dieser Übung darauf an, die Waden in der unteren Position bestmöglich zu dehnen, bevor Sie die Aufwärtsbewegung wiederholen. Das führt zu einer verstärkten Kontraktion der Wadenmuskeln in der oberen Position und letztlich zu einer besseren Trainingswirkung.

3.5.2.1.1 Tips zur Ausführung

Die Fußstellung bestimmt, welche Region der Waden stärker gefordert wird. Wenn Sie einen weiteren Stand wählen und die Fersen bei der Aufwärtsbewegung nach innen zeigen, belasten Sie die Innenseite des Wadenmuskels stärker. Wenn Sie die Füße zusammenstellen und beim Heben mehr Druck auf die großen Zehen leiten, werden die Innenseiten der Waden ebenfalls stärker belastet. Bei einem engen Stand und auswärts gekehrten Fersen wird der äußere Wadenmuskel stärker gefordert. Trainieren Sie Wadenheben stets mit wechselnden Fußstellungen oder wechseln Sie diese bei jedem neuen Satz, um die Waden möglichst umfassend zu fordern.

Wer beim Wadenheben die Knie etwas beugt, der verlagert die Belastung auf den unteren Teil der Waden. Diese Wirkung kann verstärkt werden, wenn die Bewegung als Teilwiederholung ausgeführt wird, d.h. die Aufwärtsbewegung aus der völligen Streckung wird nur zur Hälfte durchgeführt, bevor die Abwärtsbewegung wieder einsetzt.

Wenn Sie etwas Erfahrung mit dieser Übung gesammelt haben, kann das Gewicht erhöht werden, indem man in beiden Händen eine Kurzhantel hält (Bild 259, 260). Führen Sie die Übung langsam aus und versuchen Sie, die Balance zu halten. Eine weitere Steigerung des Gewichts läßt sich darüber hinaus durch Gebrauch einer Langhantel erreichen, die wie bei Knie-

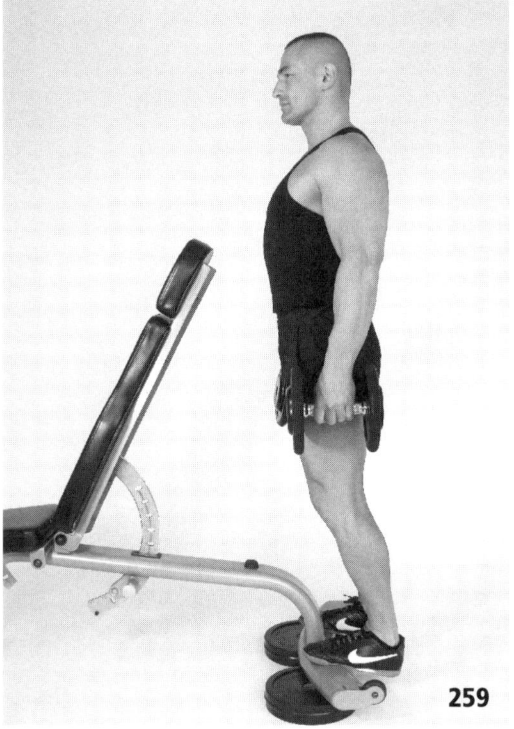

259

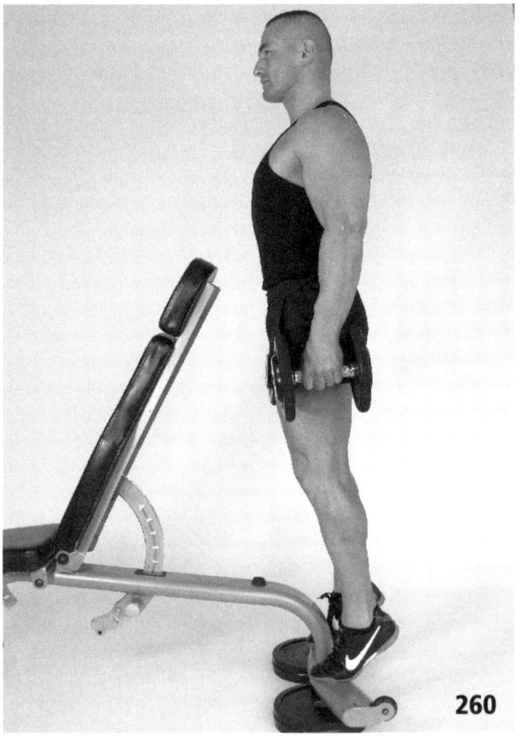

260

beugen auf den Schulterblättern gehalten wird. Da hier der Schwerpunkt allerdings nicht mehr in den Hüften, sondern viel höher liegt, wird es noch einmal deutlich schwerer, das Gleichgewicht zu halten.

Falls Ihnen das freistehende Wadenheben auf zwei Beinen nicht zusagt, wählen Sie die Ausführung auf einem Bein (s.u.), um die Belastung des Zielmuskels zu steigern.

3.5.2.1.2 Variation: Wadenheben auf einem Bein

Wadenheben auf einem Bein eignet sich hervorragend, um die Waden gezielt zu trainieren, wenn der eine Unterschenkel schwächer ausgeprägt ist als der andere. Dafür müssen für den zurückgebliebenen Muskel nicht mehr Sätze trainiert werden, sondern es reicht aus, die schwächere Wade zuerst zu trainieren. Gleichzeitig läßt sich die Belastung im Vergleich zum Wadenheben mit beiden Beinen steigern, denn auf nur einem Bein wird die Übung, vor allem mit Zusatzgewicht, deutlich schwerer.

Stehen Sie mit Zehen und Ballen eines Fußes auf dem Wadenblock, einer Treppenstufe oder einem Telefonbuch und halten Sie auf der zu trainierenden Seite eine Kurzhantel in der Hand (die Übung wird wieder an einer Hantelbank demonstriert). Heben Sie den Unterschenkel des anderen Beines an und halten Sie sich mit der freien Hand irgendwo fest. Senken Sie die Ferse bis zur völligen Streckung der Wadenmuskeln, dann drücken Sie den Körper durch Anspannung der Wadenmuskeln so hoch wie möglich (Bild 261, 262).

Auch auf einem Bein läßt sich der innere oder äußere Wadenmuskel gezielt trainieren (s.o.) und mit leicht gebeugten Knien und nicht vollständiger Ausführung wird der untere Bereich des Gastrocnemius stärker gefordert.

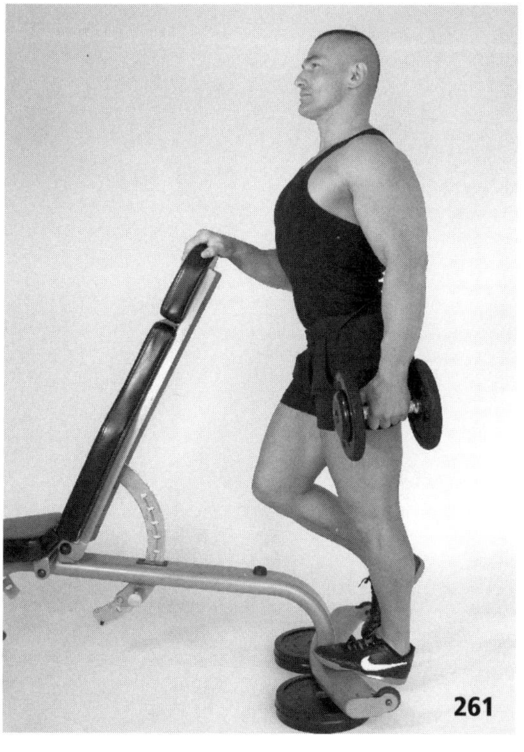

261

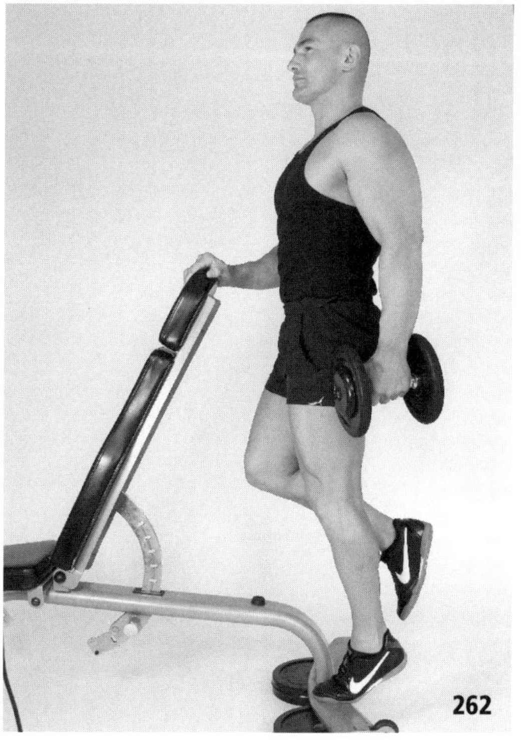

262

3.5.2.1.3 Variation: Wadenheben sitzend

Das sitzende Wadenheben soll besonders die unteren Partien der Waden fordern. Auch dafür braucht es keine spezielle Maschine. Setzen Sie sich auf die breite Seite einer Bank und plazieren Sie die Fußballen erhöht auf der Stange einer beladenen Langhantel, einem Wadenblock oder einem Telefonbuch. Legen Sie eine Kurzhantel auf die Knie oder eine Langhantel über die Oberschenkel, um mit Gewicht zu arbeiten. Senken Sie die Fersen, bis die Wadenmuskeln ganz gedehnt sind, bevor Sie die Fersen so hoch wie möglich anheben (Bild 263, 264).

3.5.2.2 Umgekehrtes Wadenheben

Diese Übung, auch »Fußheben« genannt, trainiert gezielt den M. Soleus, den vorderen Schienbeinmuskel, was den Unterschenkel stärker erscheinen läßt. Stellen Sie sich dafür mit den Fersen auf eine Erhöhung: den Fuß einer Trainingsbank, wie hier gezeigt, oder eine Treppenstufe bzw. einen Wadenblock. Senken Sie die Fußspitzen so weit wie möglich ab; fühlen Sie die Dehnung im Zielmuskel. Heben Sie die Zehenspitzen dann wieder an, so hoch Sie können, und halten Sie die Anspannung in der vorderen Wadenmuskulatur für einen Augenblick (Bild 265, 266). Führen Sie so viele Wiederholungen aus wie möglich.

Die Übung wird eigentlich ohne Gewicht ausgeführt. Wer hier steigern möchte, kann das umgekehrte Wadenheben entweder auf einem Bein ausführen oder eine nicht zu schwere Kurzhantel zwischen die Füße klemmen.

3.6 Der Bauch

Den Bauchmuskeln widmen viele Hantelsportler große Aufmerksamkeit. Eine trainierte Körpermitte mit einer ausgeprägten Struktur der Bauchmuskeln gilt, neben einem kräftigen Bizeps, als Ausweis körperlicher Fitness. Dafür muß man aber keine endlosen Sätze Situps oder

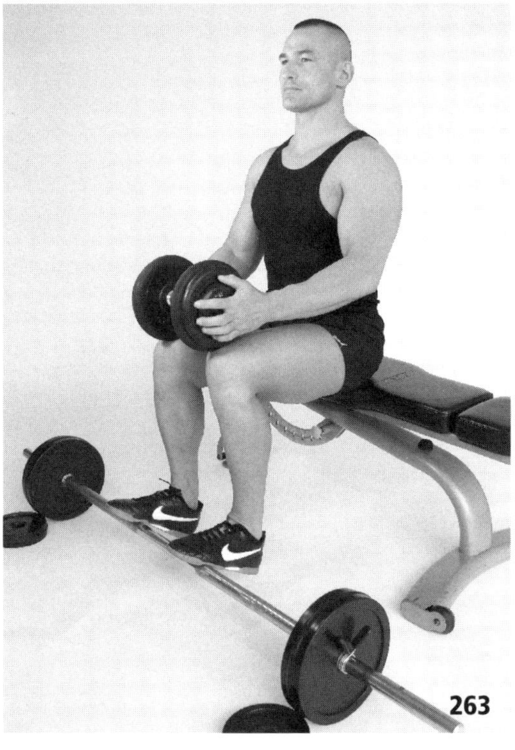

263

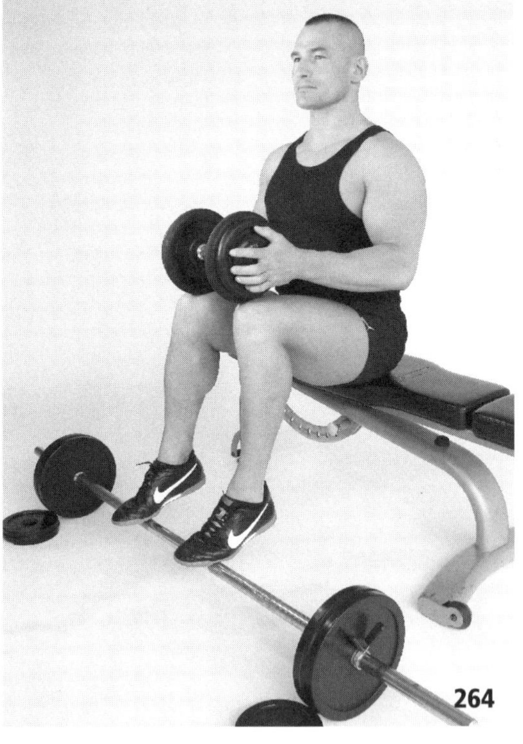

264

anderer Bauchmuskelübungen ausführen. Wie schon beim Gesäß-, Bein- und Wadentraining gilt: Wer die schweren Grundübungen wie Kniebeugen, Kreuzheben und Rudern vorgebeugt regelmäßig trainiert, der verlangt seinen Bauchmuskeln schon einiges ab. Denn sie müssen bei diesen Bewegungen den Oberkörper stabilisieren und werden entsprechend stark gefordert. Das spezielle Bauchtraining kann daher auf wenige Sätze mit sehr sauberer Technik reduziert werden. Und weil die Bauchmuskeln den Körper bei vielen schweren Übungen stabilisieren, sollten sie nicht zu Anfang, sondern stets am Ende einer Trainingseinheit trainiert werden. Mit erschöpften Bauchmuskeln sollten Sie keine schweren Kniebeugen versuchen!

Wenn Sie Wert auf eine schlanke Taille legen, sollten Sie auf das beliebte Seitbeugen verzichten; besonders auf die Ausführung mit Gewicht. Diese Bewegung fordert die äußeren Bauchmuskeln sehr stark und deren Wachstum prägt einen unschönen Wulst über den Hüftknochen links und rechts aus.

Entgegen herkömmlicher Meinung sind Situps nicht die beste Übung für die Bauchmuskeln. Die Bauchmuskeln dienen nämlich dazu, den Oberkörper in Richtung des Beckens zu ziehen. Sie werden am stärksten belastet, wenn der Oberkörper nicht starr gehalten wird, wie bei Situps, sondern bis zur vollen Kontraktion der Bauchmuskeln »eingerollt« wird. Dafür gibt es aber viel bessere Übungen; gemessen an denen sind Situps Zeitverschwendung. Sie trainieren vor allem die Hüftbeuger, das sind starke, aber kleine und verdeckte Muskeln.

Im Gegensatz zu vielen Wiederholungen, wie sie auch heute immer noch häufig für das Bauchtraining empfohlen werden, ist eher anzuraten, die Bauchmuskeln zu trainieren wie jede andere Muskelgruppe auch. Hart, konzentriert und mit niedrigen bis mittleren Wiederholungszahlen. So entwickelt man sehr schnell

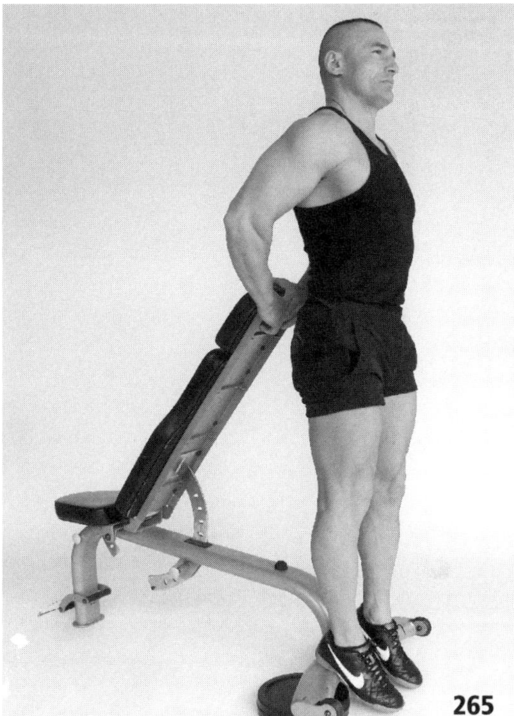

265

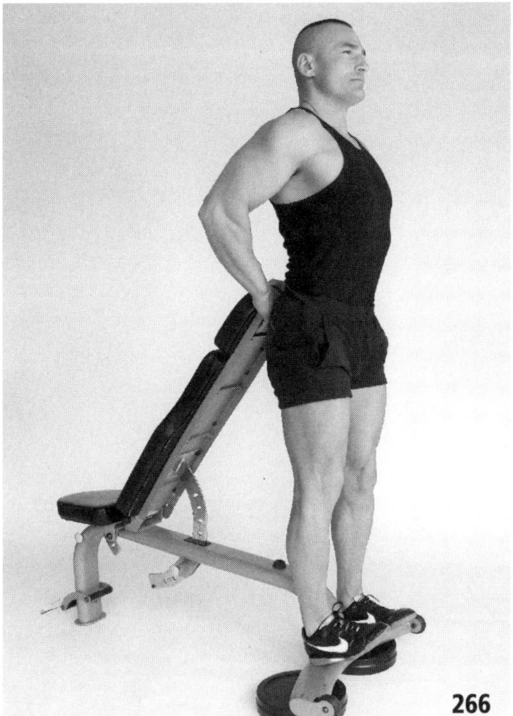

266

kräftige und ausgeprägte Bauchmuskeln. Auch die Annahme, mit vielen Wiederholungen Fett in der Bauchregion abzubauen, hat die moderne Sportwissenschaft längst widerlegt: »Spot reducing«, also der gezielte Abbau von Körperfett, funktioniert nicht. Eine herkömmliche Diät, regelmäßiges Krafttraining (Muskeln verbrennen auch in Ruhe mehr Kalorien) und, wenn das nicht reicht, ein moderates Ausdauertraining sind dafür viel besser geeignet.

Eine Warnung ist angebracht: Die hier vorgestellten Bauchübungen sind im Vergleich zu den beliebten Situps *sehr* anstrengend. Korrekt ausgeführtes Bauchpressen, besonders aber das hängende Beinheben und das Hantelrollen fordern den Bauchmuskeln alles ab. Entsprechend lang muß die Erholungszeit ausfallen! Trainieren Sie also nur wenige Sätze dieser Übungen und selbst diese nicht zu häufig, denn auch die Bauchmuskeln können übertrainiert werden!

3.6.1 Bauchpressen

Diese Übung, engl. »Crunch« genannt, trainiert vor allem die mittleren und oberen Bauchmuskeln sehr effektiv; die untere Partie wird weniger gefordert. Legen Sie sich rücklings auf eine Bank, ballen Sie die Hände zur Faust und legen Sie die Fäuste links und rechts an die Schläfen (das ist besser, als die Hände hinter dem Kopf zu verschränken; dabei wird nämlich ein starker Zug auf den Nacken ausgeübt). Pressen Sie Ihr Kinn auch nicht auf die Brust, sondern versuchen Sie, den Kopf gerade soweit zu heben, wie es die Bewegung erfordert. Verankern Sie die Füße nicht unter irgendeinem Gegenstand und lassen Sie sich auch nicht von einem Trainingspartner die Knie festhalten, sondern beginnen Sie die Bewegung aus einer Position, in der die Beine geschlossen und die Füße auf die Bank gestellt sind (Bild 267).

Der untere Rücken wird in der Ausgangsstellung nicht im Hohlkreuz gehalten, sondern fest

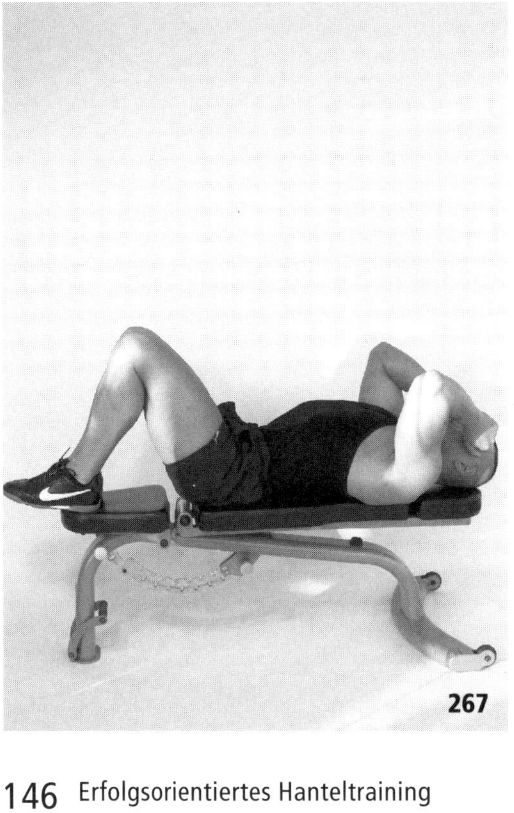
267

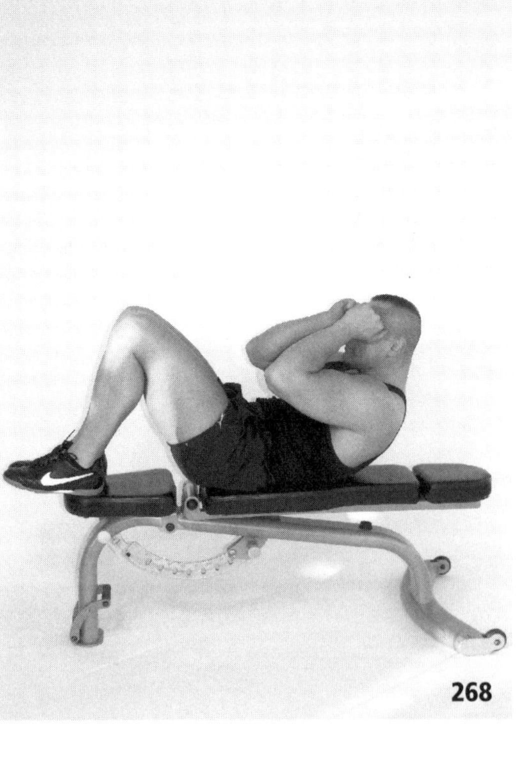
268

an die Bank gepreßt. Damit vergibt man zwar etwas von der möglichen Dehnung der Bauchmuskeln in der Ausgangstellung, doch werden die Lendenwirbel nicht gestaucht.

Ziehen Sie jetzt durch Anspannung der Bauchmuskeln die Schultern in Richtung des Beckens (Bild 268). Halten Sie die Kontraktion der Bauchmuskeln für einen Augenblick, bevor Sie in die Ausgangsposition zurückkehren. Wenn Sie dabei den unteren Rücken fest an die Bank drücken, dann werden die Bauchmuskeln selbst in der Ausgangstellung nicht ganz entlastet, was die Belastung weiter erhöht.

3.6.1.1 Tips zur Ausführung

Die Übung ist für Neulinge zunächst ungewohnt, vor allem, wenn man bisher immer die Füße unter Polstern fixiert oder die Unterschenkel über eine Bank gelegt hat.

Korrektes Bauchpressen wird nach einigen Wiederholungen bereits ziemlich schwer, ein Zusatzgewicht ist kaum vonnöten. Falls gewünscht, kann man die Intensität steigern, wenn die Anspannung der Bauchmuskeln bei jeder Wiederholung einige Sekunden lang gehalten wird.

3.6.1.2 Variation: Bauchpressen an der Bank

Diese Übung ist etwas leichter auszuführen, als die Variante mit aufgesetzten Füßen; wieder werden vor allem die mittleren und oberen Bauchmuskeln gefordert. Legen Sie sich rücklings auf den Boden, die Unterschenkel ruhen auf einer Bank (die Oberschenkel sollten sich im Winkel von 90 Grad zum Körper befinden). Nehmen Sie kein Hohlkreuz ein, sondern drükken Sie den unteren Rücken fest auf den Boden. Legen Sie die Fäuste an die Schläfen, holen Sie tief Luft und ziehen Sie mit den Bauchmuskeln den Brustkorb in Richtung Becken, soweit, daß die Schultern vom Boden abheben (Bild 269, 270). Atmen Sie dabei aus und spannen Sie die

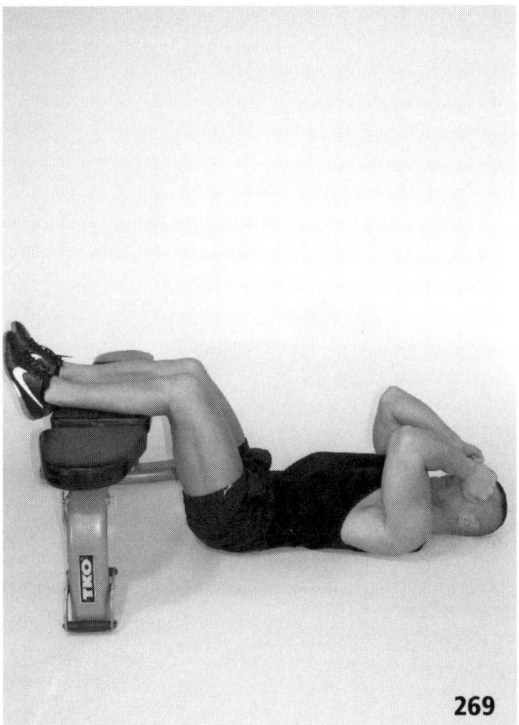
269

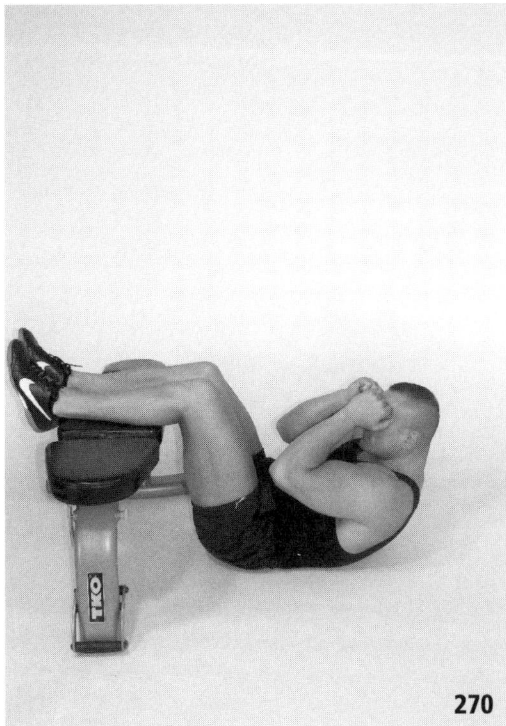
270

Bauchmuskeln einige Sekunden fest an. Entspannen Sie und lassen Sie die Schultern auf den Boden zurücksinken.

3.6.1.3 Variation: Bauchpressen mit angehobenen Beinen

Diese Variante ist die schwerste, weil die Beine nicht abgestützt, sondern hochgehalten werden. Das bezieht die untere Partie der Bauchmuskeln stärker ein. Es spielt keine Rolle, ob Sie die Unterschenkel kreuzen oder parallel halten, doch sollten diese während des Satzes konstant etwa im 90-Grad-Winkel zu den Oberschenkeln gehalten werden. Der untere Rücken wird fest auf die Bank gedrückt, um die Lendenwirbelsäule zu entlasten. Legen Sie die Fäuste an die Schläfen und ziehen Sie mit den Bauchmuskeln den Oberkörper zum Becken (Bild 271, 272).

Halten Sie die Anspannung in den Bauchmuskeln für eine Sekunde, bevor Sie sich wieder in die Ausgangsstellung ablassen. Achten Sie aber darauf, den Bauch dabei nicht zu überdehnen, indem Sie ein Hohlkreuz einnehmen. So müssen Sie zwar auf ein wenig Bewegungsspielraum verzichten, nehmen den Bauchmuskeln aber die Möglichkeit, sich kurz zu entspannen. Die Anspannung der Bauchmuskeln wird so während des gesamten Satzes nie ganz aufgegeben, was die Trainingswirkung erhöht.

3.6.2 Beinheben an der Klimmzugstange

Dies ist die schwerste Bauchübung. Die Beine müssen aus der Senkrechten angehoben werden, was einem ordentlichen Zusatzgewicht entspricht. Da an der Bewegung mehrere Gelenke beteiligt sind, ist diese Übung bei den schweren Grundübungen einzureihen. Sie trainiert besonders die unteren Partien der Bauchmuskeln, doch auch die Belastung für den oberen Teil des Bauches ist enorm. Bei dieser Übung kommt es darauf an, daß die Beine frei herabhängen und der Rücken nicht angelehnt wird, etwa an ei-

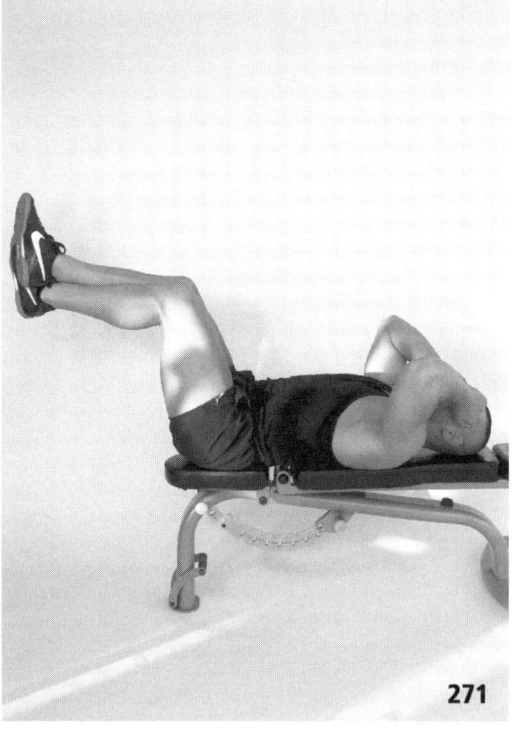

271

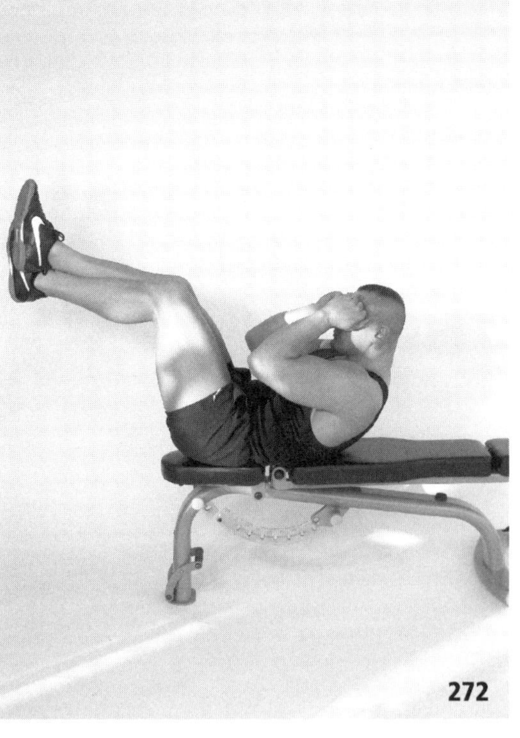

272

ner Sprossenwand. So wird die Effektivität der Übung gesteigert, weil mehr stabilisierende Muskeln eingesetzt werden müssen.

Fassen Sie die Klimmzugstange mit schulterweitem Obergriff und lassen Sie sich herabhängen. Sollte die Klimmzugstange zu niedrig angebracht sein, dann müssen Sie die Beine anwinkeln, um den Boden nicht zu berühren. Halten Sie die Beine geschlossen und atmen Sie ein. Heben Sie nun die Beine an und beugen Sie diese, um die Knie zur Brust zu heben. Dafür müssen Sie das Becken nach vorn und oben schieben und die Bauchmuskeln müssen sehr stark kontrahieren (Bild 273, 274). Verharren Sie kurz in der obersten Position und spannen Sie dabei die Bauchmuskeln fest an. Gehen Sie anschließend langsam in die Ausgangsposition zurück, bis die Beine wieder frei herabhängen.

3.6.2.1 Tips zur Ausführung

Für einen sicheren Griff empfiehlt sich die Verwendung von Zugriemen (Bild 275), am Handgelenk zu befestigenden Metallhaken (Bild 276) oder der Einsatz von Armschlaufen, wie dem Novagenics-Bauchtrainer (Bild 277, 278). Die Hände ermüden sonst einfach zu schnell und Sie müssen den Griff lösen, bevor die Bauchmuskeln richtig gefordert werden. Die Übung muß sehr kontrolliert ausgeführt werden. Vermeiden Sie es, die Bewegung durch Schwungholen mit dem Körper zu erleichtern; das schmälert die Effektivität.

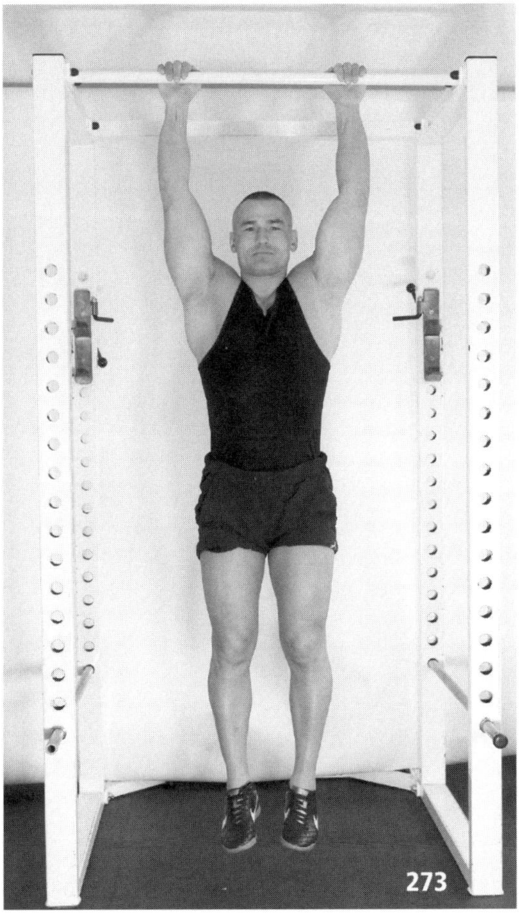

273

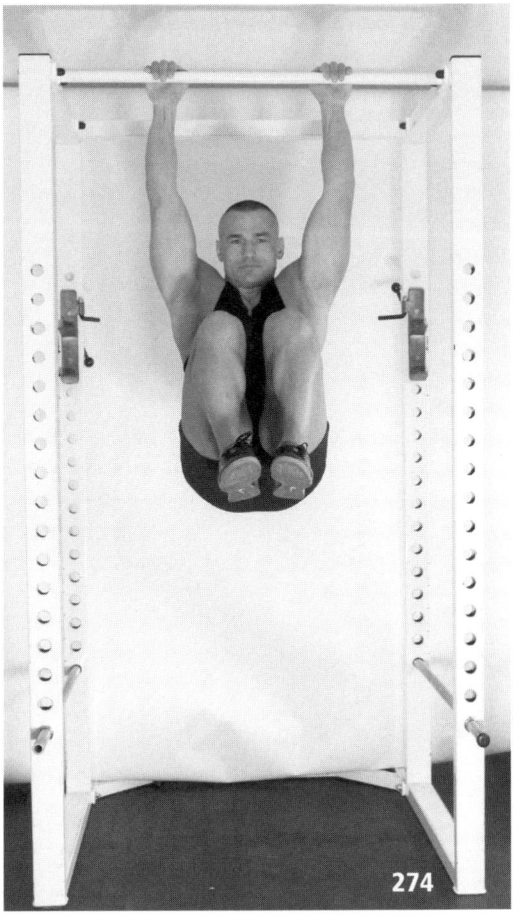

274

Beinheben ist eine sehr schwere Übung. Wenn Sie sie zunächst nicht korrekt ausführen können, sollten Sie erst eine Zeitlang Bauchpressen trainieren, bis Ihre Bauchmuskeln kräftig genug für diese Übung sind. Falls Sie Beinheben an einer in den Türrahmen geklemmten Klimmzugstange trainieren möchten, sollten Sie sich vorher unbedingt vom festen Sitz der Stange überzeugen. Wenn sich die Stange bei Klimmzügen löst, kann man den Sturz meist noch mit den Beinen abfangen. Wer jedoch mit dem Gesäß aus dieser Höhe auf dem Boden aufkommt, der kann sich schwer verletzen: Im günstigsten Fall kommt man mit einer schmerzhaften Steißbeinprellung davon, wenn es schlimmer ausgeht, handelt man sich eine ernste Wirbelsäulenverletzung ein!

3.6.3 Hantelrollen

Eine sehr effektive Bauchübung, auch wenn die Bewegung lustig aussieht. Trotzdem eignet sie sich nur für erfahrene Kraftsportler, da man schon über große Körperkraft verfügen muß, um die Bewegung langsam und kontrolliert auszuführen. Wenn die Hantel unter den Körper gerät, fällt man (im Wortsinn) schmerzhaft auf die Nase, ohne sich abstützen zu können!

Das Bauchrad wurde schon früher in den meisten Fitness-Studios wenig genutzt. Das hat aber wohl daran gelegen, daß das Bauchmuskeltraining damit eine ziemlich anstrengende Sache ist. Durch die weite Dehnung der Bauchmuskeln und die zusätzliche Stützarbeit erzeugt das Hantelrollen einen starken Muskelkater. Bei dieser

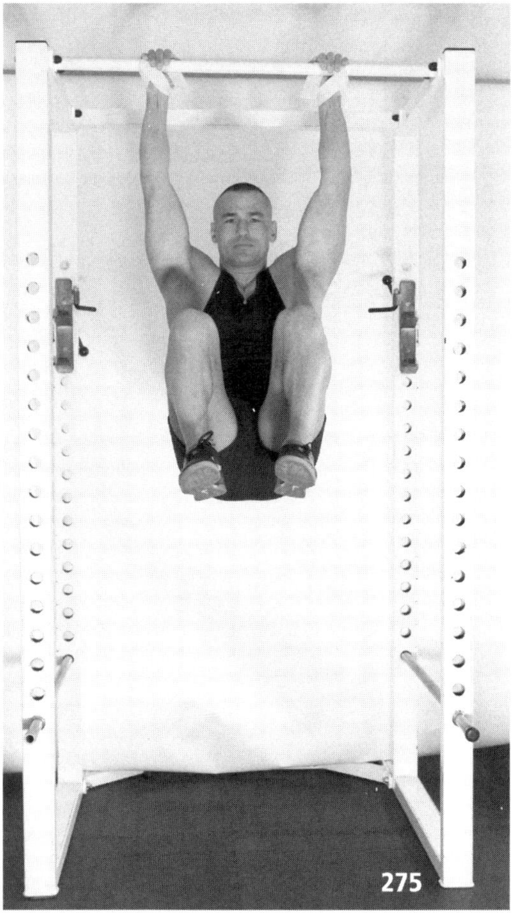

275

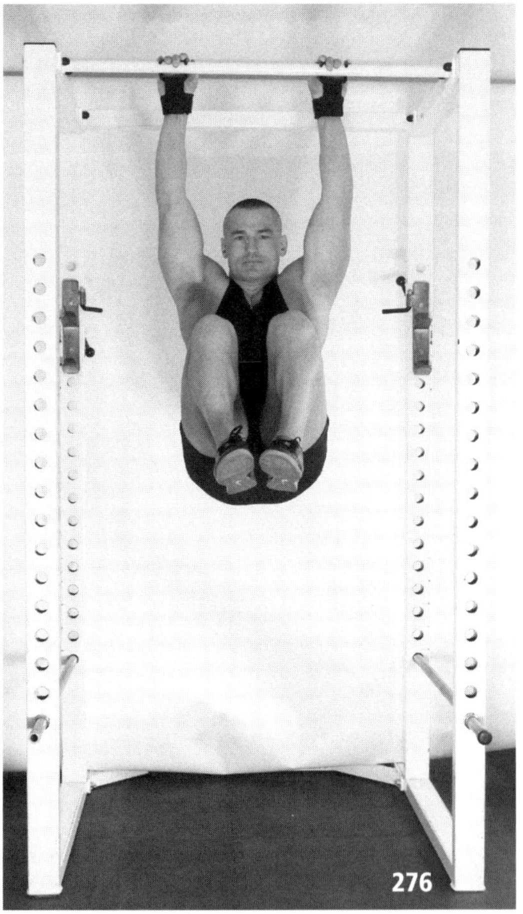

276

Übung sind viele Muskeln und mehrere Gelenke beteiligt; sie darf daher als Grundübung gelten.

Gehen Sie auf die Knie, beugen Sie sich vor und stützen Sie sich mit den Händen etwa schulterbreit auf eine beladene Langhantel (egal, ob SZ- oder gerade Stange). Rollen Sie nun mit gestreckten Armen soweit wie möglich vor, bevor Sie die Hantel wieder in die Ausgangsposition zurückrollen. Die Arme bleiben dabei gestreckt, die Schultern dienen als »Scharnier« (Bild 279, 280). Einen großen Teil der Stützarbeit beim Ausrollen übernehmen bereits die Bauchmuskeln (und die Rückenmuskeln den Rest); die weite Dehnung bei gleichzeitigem Halten der Position ist ebenfalls sehr anstrengend für den Bauch. Doch das Einrollen erfordert eine starke Kontraktion der Bauchmuskeln, was einen entsprechend guten Trainingseffekt zur Folge hat. Versuchen Sie, sich mit zunehmender Gewöhnung an die Bewegung so weit wie möglich zu strecken und führen Sie die Übung immer langsam und sehr kontrolliert aus.

*

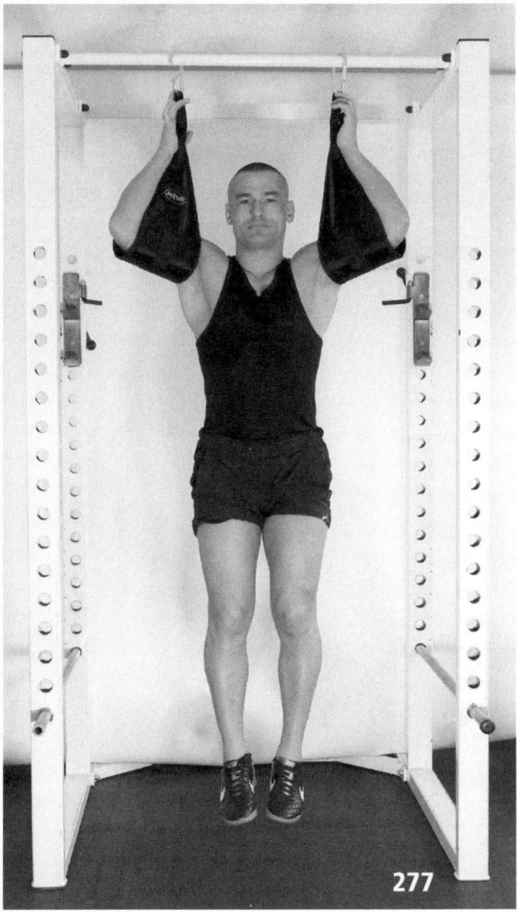

277

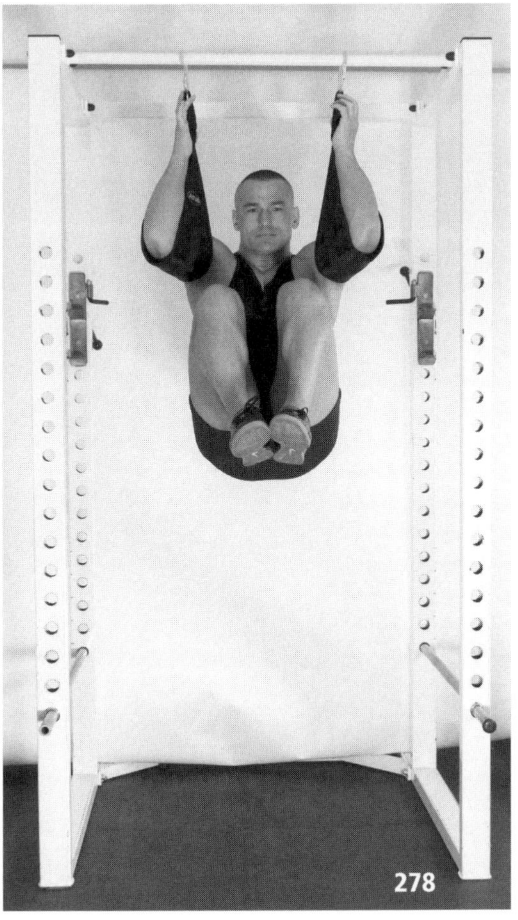

278

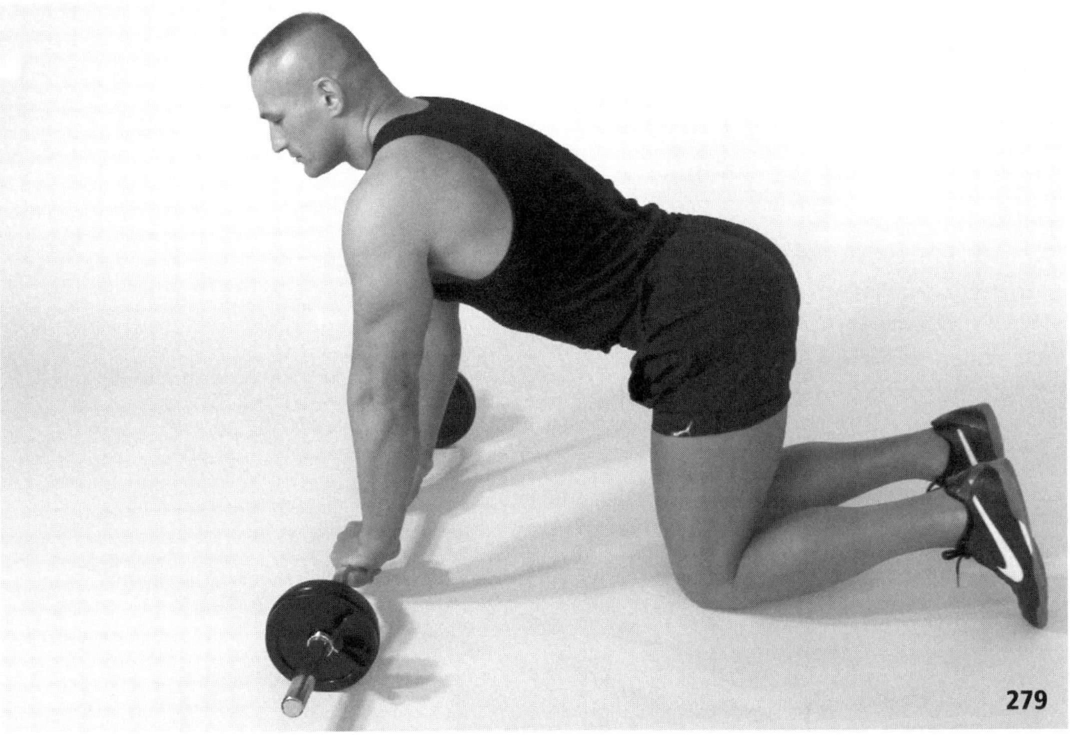

279

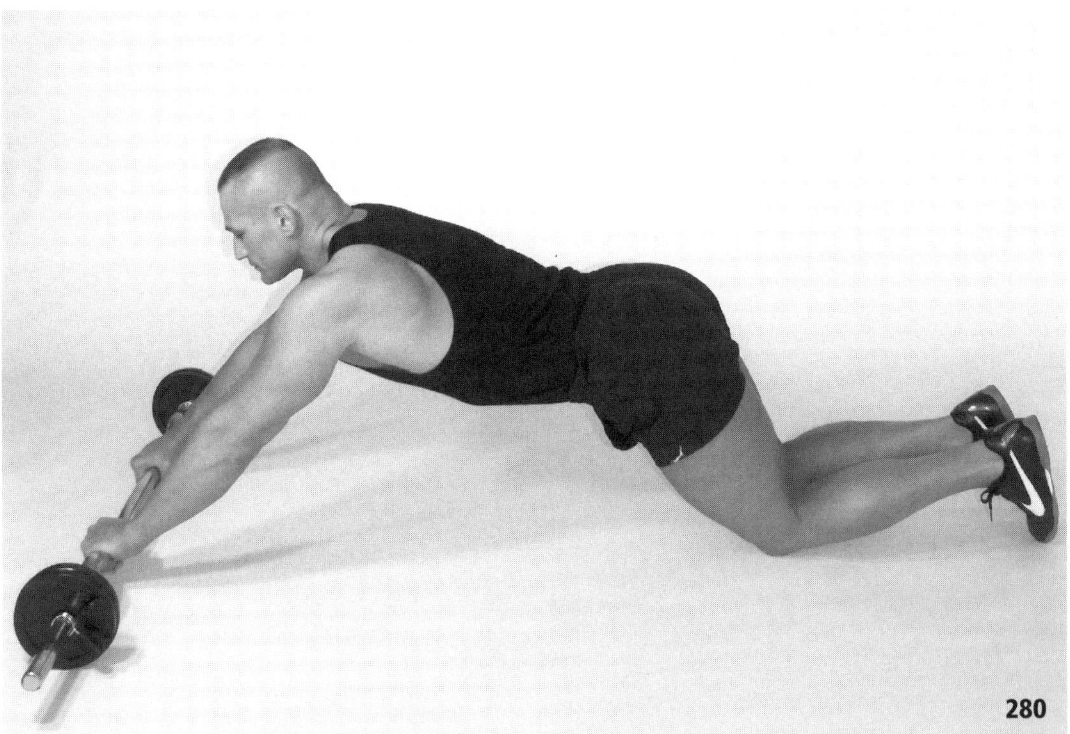

280

4. Aspekte des Trainings

4.1 Zuviel des Guten – Übertraining

Unsere Muskeln wachsen in Ruhe, nicht beim Training. Durch die Belastung des Trainings werden die Muskeln zunächst sogar geschädigt. Das äußert sich im »Muskelkater«, wie die Schmerzen der Entzündungsreaktion im Volksmund genannt werden. Der Körper reagiert auf das Training, indem er sich anpaßt und die Muskelfasern verstärkt, damit die nächste Belastung besser verkraftet werden kann – so kommt es zum erwünschten Muskelwachstum.

Wer andauernd zu schwer oder zuviel trainiert, der läßt dem Körper nicht genug Zeit für die Erholung und die notwendige Anpassungsreaktion kann sich nicht einstellen. Das bedeutet, trotz schweren oder häufigen Trainings stellt sich *kein Muskelwachstum* ein. Bestenfalls wird die vorhandene Muskulatur erhalten; es kann in fortgeschrittenen Fällen aber auch zu einem Abbau von Muskulatur kommen! Diese durch Überlastung hervorgerufene Situation wird »Übertraining« genannt. Das Tückische daran ist, daß es eigentlich nie rechtzeitig bemerkt wird. Das bedeutet nicht nur, daß man viel Zeit verschenkt (und umsonst trainiert) hat, sondern es führt auch zu weiteren unerwünschten Symptomen wie Gereiztheit, Schlaflosigkeit, andauernder Müdigkeit, einer Schwächung des Immunsystems und, wenn die Situation fortbesteht, immer zu einer Infektionskrankheit, die dann endlich die nötige Trainingspause erzwingt.

Gegen Übertraining hilft nur, eine Zeitlang auf das Training zu verzichten oder eine Phase sehr leichten Trainings einzulegen, im Sinne einer »aktiven« Erholung. Je länger die Übertrainingsphase gedauert hat, desto länger dauert es auch, den Körper wieder zu regenerieren.

Übertraining vermeidet man am besten, wenn man nicht zu ehrgeizig ist. Das mag paradox klingen, schließlich soll man für das regelmäßige Training Anstrengung und Disziplin aufbringen. Doch nur die Balance zwischen Training und Erholung bringt das erwünschte Muskelwachstum. Erfahrene Kraftsportler wissen, was Neulinge erst nach vielen Jahren vergeblicher Mühe lernen: Die besten Fortschritte machen jene Athleten, die nicht immer bis zum Äußersten gehen und die auch einmal ein Training ausfallen lassen.

Wenn Sie also die ersten Anzeichen von Übertraining feststellen – ein sicheres Indiz ist ein Leistungsabfall beim Training, d.h. man schafft beim Bankdrücken oder einer anderen Übung plötzlich einige Wiederholungen weniger mit dem gewohnten Gewicht – dann lassen Sie entweder das nächste Training ausfallen oder halbieren Sie das Pensum für die nächsten drei Trainingseinheiten. Überdenken Sie Ihren Trainingsplan grundsätzlich und streichen Sie einige Übungen oder einige Sätze, um eine Überlastung in Zukunft zu verhindern. Wenn zum Leistungsabfall weitere, aber unspezifische Anzeichen wie z.B. Gereiztheit (man fährt plötzlich ohne Grund aus der Haut) oder Einschlafstörungen hinzukommen (körperliche Belastung verhilft normalerweise zu einem guten Schlaf), dann können Sie schon recht sicher auf Übertraining schließen.

Wenn sich auch noch Mattigkeit und eine ausgeprägte Trainingsunlust einstellt, dann sind Sie bereits weit über das Ziel hinausgeschossen und müssen sich auf eine längere Erholungsperiode gefaßt machen.

Ambitionierte Hantelsportler sind an diesem Punkt der Verzweiflung nahe. Da hat man so hart gearbeitet und jetzt ist alles verloren! Es muß doch gehen – nein, es geht nicht. Das Beste ist in einem solchen Fall, die Hanteln wirklich für ein bis zwei Wochen aus der Hand zu legen. Weiter zu trainieren ist sinnlos. Der Körper versucht verzweifelt, mit der zu hohen Belastung fertig zu werden, doch der Stress ist einfach zu groß. Die überhöhten Spiegel des Stresshormons Cortisol sinken kaum noch auf Normalwerte; der Körper verbrennt Muskulatur, statt sie zu verstärken. In diesem Zustand funktioniert erfahrungsgemäß auch der Fettabbau nicht richtig; trotz sportlicher Betätigung und korrekter Diät wird man das Gefühl nicht los, eher an Bauchfett zu gewinnen statt abzunehmen.

Wer jetzt richtig reagiert und eine Trainingspause einlegt, der wird sich wundern, was passiert. Es ist, als wenn man plötzlich die Erfolge erntet, für die man so hart gearbeitet hat. Schon nach wenigen Tagen verschwinden die Einschlafprobleme. Die Laune bessert sich deutlich und es kommt zu einem »Rebound«-Effekt in Form eines kleinen, aber merklichen Muskelaufbaus: Die Ruhepause erlaubt dem Körper endlich, die Muskeln zu verstärken und Kohlenhydrate einzulagern. Nach einer Woche sieht man – trotz Trainingspause – besser aus und fühlt sich auch so. Selbst beim Abnehmen stellen sich wieder Fortschritte ein. Die Trainingspause wirft Sie also keinesfalls zurück, sondern bringt Sie weiter!

Übertraining ist kein exotisches Problem; es betrifft viel mehr Leute, als man glauben mag. Wenn die eine Hälfte der Kraftsportler keine großen Fortschritte erzielt, weil Sie zuwenig leisten, so verhält es sich bei der anderen Hälfte umgekehrt – sie trainieren zuviel oder zu schwer! Dabei kann der Anfänger zunächst wenig falsch machen. Er kann noch nicht genug Muskelfasern aktivieren, um sich zu überlasten. Doch der Körper lernt schnell (daher machen Anfänger im Kraftsport so große Fortschritte) und mit zunehmendem Leistungsstand wird Übertraining ein Problem. Je weiter fortgeschritten ein Athlet ist und je länger er trainiert, desto mehr Muskelfasern kann er aktivieren und desto stärker wird er. Damit wird Übertraining zu einer ständigen Gefahr.

Noch immer kursiert die alte Empfehlung, jedem Muskel nach dem Training 48 Stunden Zeit für die Regeneration zu gönnen. In der Praxis mag das für kleine Muskeln zutreffen, doch für die großen ist es bestimmt zuwenig. Dabei kann die Erholungszeit in Ausnahmefällen sehr lang ausfallen: Arnold Schwarzenegger berichtete einmal davon, daß man dem unteren Rükken nach schwerem Training eine gute Woche Erholung zubilligen müsse; machmal ist sogar eine noch längere Pause vonnöten. Erschwerend kommt hinzu, daß gerade der untere Rücken nicht nur bei Kniebeugen und Kreuzheben mit schwerem Gewicht lange braucht, um sich zu erholen. Auch Übungen mit eher wenig Gewicht wie z.B. Ausfallschritte mit der Langhantel und Kreuzheben mit fast gestreckten Beinen belasten den unteren Rücken.

Um der Überlastung einzelner Körperpartien vorzubeugen ist daher anzuraten, nicht nur die Übungen häufig zu wechseln, sondern auch das Gewicht häufig zu variieren: Trainieren Sie auch die »schweren« Übungen wie Kreuzheben und Kniebeugen regelmäßig mit mittelschwerem und sogar leichtem Gewicht. Um die Muskeln trotzdem zu erschöpfen, führen Sie einfach mehr Wiederholungen aus. Auf diese Weise werden nicht nur die Muskeln umfassend trainiert sowie schnell und langsam zuckende Muskelfasern angesprochen. Auch die Kraftausdauer und die Bildung neuer Blutgefäße wird angeregt. Beides wirkt sich auch auf die Kraftleistung aus!

Leider kann man keine generelle Empfehlung geben, wie viel genau trainiert werden muß, um stets optimale Fortschritte zu erzielen. Das hängt nicht nur von der Veranlagung ab (manche Menschen »vertragen« höhere Belastungen einfach besser), sondern auch vom Alter (ein junger Mensch erholt sich schneller), von der Ernährung (mit mehr Kalorien und Protein verträgt der Körper die Belastung besser), vom bereits erreichten Leistungsstand, von der Erholungszeit, die man sich zubilligen kann und nicht zuletzt von den anderen Erschwernissen, die das Leben für uns bereithält.

Bei guten Voraussetzungen sind allerdings enorme Fortschritte möglich. Als der Autor im Alter von 21 Jahren mit dem Hanteltraining begann, war er alles andere als eine Sportskanone. Er wartete auf einen Studienplatz und hatte durch längere Arbeit mit Nachtschichten und Überstunden etwas Geld verdient. Da entdeckte er das Krafttraining und stieg gleich voll ein. An sechs Tagen in der Woche wurde jeweils eineinhalb Stunden trainiert und jede Nacht zehn bis zwölf Stunden geschlafen. Die Ernährung bestand aus reichlichen Mahlzeiten, so z.B. morgens belegte Brote, mittags Bratkartoffeln mit Spiegeleiern und abends ein großes Steak vom Metzger nebenan. Damit legte er in einem Jahr 20 kg zu, weitgehend Muskeln, ohne eine »Rolle« am Bauch. Ohne Eiweißpulver und selbstverständlich ohne Dopingmittel schaffte er Sätze von 10 Wiederholungen mit 105 kg im Bankdrücken und in der Kniebeuge, sowie 8 x 22,5 kg beim abwechselnden Kurzhantelcurl. Leider waren die Fortschritte danach nicht mehr so spektakulär, doch dieses Beispiel zeigt, was unter optimalen Bedingungen möglich ist.

4.2 Anatomische Unterschiede und das Alter

Neben Übertraining muß der Hantelsportler auch auf eine weitere Besonderheit Rücksicht nehmen. Wir sind unterschiedlicher, als es den Anschein hat. Deshalb ist nicht jede Übung für alle gleich gut geeignet. Wer z.B. längere Beine hat, der wird bei schweren Kniebeugen nicht so einfach die Balance halten können wie jemand mit kurzen Beinen. Und während der Eine problemlos mit der geraden Langhantel curlen kann, bereitet es dem Anderen schon bald unerträgliche Schmerzen im Handgelenk. Nehmen Sie Rücksicht darauf, daß wir alle Individuen sind. Zwingen Sie sich nicht, Übungen auszuführen, für die Sie einfach nicht gebaut sind. Es gibt immer einen Ersatz!

Ein weiterer Aspekt muß in diesem Zusammenhang erwähnt werden. Wir bringen nicht nur alle unterschiedliche Voraussetzungen mit, wir verändern uns auch mit dem Alter. Ein junger Körper verzeiht eine nachlässige Übungsausführung eher als ein älterer. Je älter Sie werden, desto wichtiger wird die Technik, wenn Sie verletzungsfrei trainieren wollen. Ebenso müssen Sie akzeptieren, daß man mit zunehmendem Alter einige Übungen nicht mehr so problemlos ausführen kann, wie das früher der Fall war. Wenn Ihnen also heute Kniebeugen Schmerzen im Kniegelenk bereiten, obwohl das früher nie ein Problem war, dann wählen Sie entweder ein leichteres Gewicht oder eine andere Übung. Wenn das weite Bankdrücken mit der Langhantel immer wieder Schmerzen in der Schulter verursacht, obwohl es früher Ihre Lieblingsübung war, dann wählen Sie nun einen engen Griff oder trainieren Sie mit Kurzhanteln. Es gibt immer einen Ersatz! Wenn Sie diese Empfehlung beherzigen, dann wird Ihnen das Hanteltraining ein Leben lang Freude bereiten.

4.3 Nicht bis zum Äußersten gehen

Man kann auch nicht ununterbrochen mit Höchstgewicht trainieren. Es geht eben nicht immer weiter aufwärts, sondern nach Erreichen neuer Gewichtsrekorde muß zwangsläufig eine Phase leichteren Trainings folgen, sonst geraten Sie ins Übertraining. Entweder folgen Sie dann einem neuen Programm mit anderen Übungen, bei denen Sie erst wieder auf ein neues Hoch hinarbeiten müssen oder Sie greifen zu leichteren Gewichten und erhöhen die Wiederholungszahl. Man kann auch eine Woche schwer trainieren, die nächste Woche mittelschwer und dann eine leichte Woche anschließen, ehe man wieder zu einer Woche schweren Trainings übergeht. Von Zeit zu Zeit empfiehlt es sich ohnehin, eine Trainingspause einzulegen. Nach ein oder zwei Wochen ohne Kraftsport geht man dann mit frischen Kräften wieder an die Hanteln. Das wirft Sie keineswegs zurück, sondern es wird vielmehr ein Anlauf zu neuen Spitzenleistungen sein.

An dieser Stelle wird vielleicht der eine oder andere Leser zweifeln. Klingt das nicht alles nach Schonung, ja Unterforderung? Und kann man so wirklich Muskeln aufbauen? Die Trainingsfotos und Videos der Bodybuildingstars scheinen ja zu beweisen, daß ohne schier übermenschliche Anstrengung keine Erfolge zu erzielen sind. Jedenfalls zeigen Sie häufig, wie mit schmerzverzerrten Gesichtern und grimmigen Lauten enorme Lasten bewegt werden; dabei fließen Ströme von Schweiß. Nun, Muskeln werden natürlich mit Kraft assoziiert; kein 120 kg-Athlet wird sich der Lächerlichkeit preisgeben und mit Kindergewichten auftreten.

Doch Sie müssen wissen, daß es sich eigentlich bei allen Bodybuildingstars um genetische Ausnahmeerscheinungen handelt. Das sind wirklich Menschen, die ohne Probleme ein sehr großes Trainingspensum verkraften können und obendrein häufig auch über die Anlagen zu enormer Muskelmasse verfügen. Schon deswegen können Sie sich nicht mit diesen Leuten vergleichen. Darüber hinaus opfern diese Athleten alles für ihren Sport (Beziehungen, Freunde etc.) und arbeiten, wenn überhaupt, höchstens zeitweise als Werbeträger, Fotomodell oder Fitnesstrainer. Nicht zu vergessen die medikamentöse Unterstützung, die in der Weltspitze bei allen Sportarten hinzukommt. Anders ist das erforderliche Trainingspensum auch kaum zu bewältigen.

Wenn Sie dagegen mit Ihren Anlagen antreten und das Beste daraus machen wollen, dann halten Sie sich besser an die oben angeführten Empfehlungen. Nicht umsonst haben die weltbesten Kraftsportler in der ersten Hälfte des 20. Jahrhunderts nur drei bis viermal pro Woche trainiert und dann auch nicht mehr als ein bis zwei Stunden. Erst mit Aufkommen der anabolen Steroide in den 1950er Jahren wurde diese natürliche Grenze überschritten und es wurden jene großen Trainingsumfänge möglich, die wir heute als normal ansehen. Bei guten Voraussetzungen sind auch als Naturalathlet große Erfolge möglich! Wenn Sie das Hanteltraining mit großer Disziplin als ernsthaften Freizeitsport betreiben, dann sollten Sie sich immer wieder an die Grenze des Möglichen herantasten, doch sie nicht überschreiten, sonst droht Übertraining mit allen negativen Folgen.

Nach fast 30 Jahren Erfahrung mit diesem Sport kann Ihnen der Autor versichern, daß es immer wieder der zu große Ehrgeiz war, der ihn zurückgeworfen hat. Im Bestreben, recht häufig an die Belastungsgrenze zu gehen, ist er immer wieder zwei Schritte vorgeprescht, um dann, durch Übertraining und Verletzungen, den Rückwärtsgang einzulegen. Und vielen Athleten geht es ähnlich. Deshalb die Empfehlung, besser dauerhaft etwas *unter* der Belastungsgrenze zu bleiben, als sie ständig zu überschreiten. Wenn Sie nämlich nur 80-90 Prozent Ihrer Erholungsfähigkeit strapazieren, dann können Sie sehr lange und kontinuierlich trainieren. Über das Jahr gerechnet, machen Sie auf diese Weise bessere Fortschritte.

Obendrein fühlen Sie sich besser und freuen sich auf das Training. Dieser Zustand ist viel erstrebenswerter, statt sich, völlig zerschlagen, mit zusammengebissenen Zähnen, dazu zwingen zu müssen; so jedenfalls fühlt es sich bei Überlastung an. Gehen Sie also lieber den intelligenten Weg zum Muskelaufbau. Im Idealfall sollten Sie das Training mit dem guten Gefühl beenden, noch einige weitere Übungen absolvieren zu können.

4.4 Trainingsplanung und -systeme

Sie sollten sich nicht für alle Zeiten auf ein Programm festlegen. Je mehr Übungen Sie trainieren, d.h. je häufiger Sie die Übungen wechseln, desto eher vermeiden Sie Überlastungsschmerzen und desto besser trainieren Sie Ihren Körper. Wählen Sie für die Brust ruhig in einer Trainingseinheit Bankdrücken mit der Langhantel als Hauptübung, in der nächsten Schrägbankdrücken mit Kurzhanteln und in der folgenden schwere Bankdips – so erzielen Sie das beste Muskelwachstum und beugen durch immer wechselnde Anforderungen auch Übertraining vor.

In diesem Buch werden verschiedene Trainingspläne präsentiert, von einfachen, aber guten Programmen allein mit Kurzhanteln über Programme ohne Gewichte für Reisen bis hin zu anspruchsvollen Trainingsplänen mit Lang- und Kurzhanteln. Jedes dieser Programme baut Muskeln auf. Selbst ein wochenlanges Training ohne Hanteln, was z.B. auf einer Urlaubsreise problemlos im Hotelzimmer ausgeführt werden kann, muß Sie nicht zurückwerfen. Im Gegenteil – die Abwechslung wird Ihnen gut tun und das Muskelwachstum fördern. Unterschätzen Sie den Wechsel nicht: Sich ständig mit neuen Reizen (neuen Übungen, neuen Kombinationen oder mehr Wiederholungen bei leichterem Gewicht) zu fordern, das ist eine der wichtigsten Lektionen, die man in vielen Jahren Kraftsport lernt. Wenn Sie clever sind, dann folgen Sie dem Rat der Älteren und bleiben nicht so lange bei demselben Programm.

Die Übungen belasten den Körper und seine Erholungsfähigkeit unterschiedlich stark. Das muß bei der Zusammenstellung eigener Trainingspläne immer berücksichtigt werden. Achten Sie deshalb darauf, neben schweren auch leichtere Übungen zu wählen. Der beste Anhalt

Tab. 1 Übungen nach Schwere

(Auch innerhalb der Segmente von schwer zu leicht.)

Schwer:
- Kreuzheben
- Kniebeuge
- Klimmzug
- Schrägbankdrücken
- Bankdrücken
- Rudern vorgebeugt
- Beinheben an der Klimmzugstange
- Ausfallschritt

Mittelschwer:
- Bankdip
- Überzug
- Frontdrücken
- Hantelrollen
- Drücken über Kopf mit Kurzhantel(n)
- Trizepsdrücken mit der Langhantel
- Rudern auf der Schrägbank
- Langhantelcurl
- Trizepsdrücken mit Kurzhantel(n)
- Kurzhantelcurl
- Schulterheben
- Rudern aufrecht
- Liegestütz
- Bauchpressen
- Wadenheben
- Türziehen
- Handtuchcurl

Leicht:
- Fliegende Bewegung
- Frontheben
- Seitheben
- Extension
- Kurz-/Langhantelcurl mit Obergriff
- Konzentrationscurl
- Armstrecken rückwärts
- Handgelenkcurl mit Lang-/Kurzhantel

Tab. 2 Übungen nach Körperteil und Schwere

Bizeps
- Langhantelcurl
- Kurzhantelcurl
- Handtuchcurl

Unterarm
- Langhantelcurl mit Obergriff
- Kurzhantelcurl mit Obergriff
- Handgelenkcurl mit Langhantel
- Handgelenkcurl mit Kurzhantel

Schulter
- Frontdrücken
- Drücken über Kopf mit Kurzhantel(n)
- Frontheben
- Seitheben

Rücken
- Kreuzheben
- Klimmzug
- Rudern vorgebeugt
- Rudern auf der Schrägbank
- Kreuzheben mit fast gestreckten Beinen
- Schulterheben
- Rudern aufrecht
- Türziehen
- Extension

Trizeps
- Enges Bankdrücken
- Bankdip
- Trizepsdrücken mit der Langhantel
- Trizepsdrücken mit Kurzhanteln
- Liegestütz
- Armstrecken rückwärts

Brust
- Schrägbankdrücken mit Langhantel
- Bankdrücken mit Langhantel
- Schrägbankdrücken mit Kurzhantel
- Bankdrücken mit Kurzhantel
- Überzug mit Kurz-/Langhantel
- Fliegende Bewegung

Beine
- Kniebeuge mit der Langhantel
- Kniebeuge mit Kurzhantel(n)
- Ausfallschritt mit der Langhantel
- Ausfallschritt mit Kurzhantel(n)
- Wadenheben

Bauch
- Beinheben an der Klimmzugstange
- Hantelrollen
- Bauchpressen

für die »Schwere« einer Übung ist das verwendete Gewicht. Dazu kommt: Bei den Übungen über mehrere Gelenke können Sie mehr Last bewegen, was den Körper natürlich stärker fordert. Kniebeugen, Kreuzheben, Klimmzüge oder das Beinheben hängend strengen deutlich mehr an als Curls oder Seitheben. Das hat aber auch eine längere Erholungszeit zur Folge.

Wählen Sie besser eine schwere Übung für den Beginn eines Abschnittes oder einer Trainingseinheit, gefolgt von einer oder zwei leichteren Übungen. So können Sie die meiste Kraft z.B. für das Bankdrücken einsetzen und die Brust danach mit Liegestützen oder Fliegenden Bewegungen, beides weniger fordernde Übungen, weiter trainieren. Tabelle 1 gibt Ihnen einen Anhalt für die »Schwere« der im vorliegenden Buch vorgestellten Übungen. Je höher eine Übung in der Liste steht, desto belastender fällt sie aus und desto stärker beansprucht sie die Erholungsfähigkeit des Körpers. In Tabelle 2 sind die Übungen für jede Körperpartie nach Schwere gelistet. (Die Einteilung ist nach subjektiven Kriterien erfolgt; mancher Leser wird die Übungen anders gewichten wollen. Doch beide Tabellen sollen vor allem den weniger erfahrenen Kraftsportler als Anhalt zur Trainingsplanung dienen; diesem Zweck sollten Sie genügen.)

4.5 Das richtige Trainingssystem

Viele Hantelsportler trainieren nicht einfach nach einem Programm. Sie folgen vielmehr Trainingssystemen, die man besser als »Philosophien« bezeichnet. Manche dieser Ansätze verfechten das exakte Gegenteil von dem, was andere vertreten. Das führt häufig zu erbitterten Kontroversen. Dabei bleibt festzuhalten, daß bislang keines dieser Systeme den endgültigen Sieg davongetragen hat.

Hinsichtlich der Trainingssysteme gibt es gegensätzliche Pole und eine Vielzahl von Varianten dazwischen. Da ist das Hochintensitäts-(HIT)-System, das eine sehr hohe Belastung bei gleichzeitig stark reduziertem Trainingsumfang verlangt. Dem gegenüber steht das sog. Volumentraining, das die Belastung über deutlich mehr Übungen und Sätze verteilt. Um es vorweg zu nehmen: Beide Systeme bieten Vorteile, keines ist per se besser als das andere.

Der Autor hat im ersten Trainingsjahr strikt nach dem Volumenprinzip trainiert: bei drei bis vier Übungen pro Muskelgruppe mit jeweils vier Sätzen und hat er sehr gut aufgebaut. Später wurde der Trainingsumfang dann reduziert und mit weniger Sätzen und schwerem Gewicht weiter an Muskulatur zugelegt. Heute setzt er auf eine Mischung aus beiden Systemen: Er versucht, bei ein oder zwei schweren Übungen pro Körperpartie mit viel Gewicht zu arbeiten, gefolgt von ein oder zwei leichteren Übungen, die mit mehr Wiederholungen und leichterem Gewicht ausgeführt werden (mehr zur Ausführung der Wiederholungen und zur Bewegungsgeschwindigkeit finden Sie weiter hinten in diesem Kapitel).

Die meisten der Trainingsprogramme in diesem Buch sind recht kurz angelegt. Die jeweils geforderten 8-15 Sätze pro Trainingseinheit reichen aber vollkommen aus, um Muskelwachstum auszulösen. Mit dem allgemeinen Aufwärmen und dem spezifischen Aufwärmsatz vor Beginn der ersten Übung sollte eine Trainingseinheit nicht länger als 45 Minuten dauern. Natürlich können Sie mehr Übungen ausführen oder mehr Sätze trainieren, doch nötig ist es nicht und es wird Ihre Fortschritte nur unwesentlich beschleunigen.

Der Grund dafür liegt in der Tatsache, daß Muskelwachstum durch einen überschwelligen Reiz ausgelöst wird. Während es in den ersten Wochen des Trainings so scheint, daß bereits das Berühren einer Hantel die Muskeln wachsen läßt (einfach weil jede Bewegung für den Körper neu ist), wird es danach schon etwas schwieriger. Sobald sich die Gewöhnung an die Bewegungen eingestellt hat, wird dieser Schlüsselreiz erst mit den letzten Wiederholungen eines Satzes erreicht, im Zweifel erst mit der allerletzten. Die Wiederholungen bis zu diesem Punkt dienen dem Aufwärmen sowie dem Vorbereiten der Muskulatur auf die Belastung und dem Erhalt derselben (dem Körper wird signalisiert, daß die zusätzliche Körpermasse gebraucht wird). Doch erst der überschwellige Reiz, der über das Gewohnte hinausgeht, setzt den Schlüsselreiz für eine weitere Verdickung der Muskelfasern.

Deshalb müssen Sie bei allen Sätzen bis zum Muskelversagen gehen. Das bedeutet aber nicht, daß Sie einen Satz so lange ausführen, bis Sie die Hantel nicht mehr hochbekommen! Sondern es wird soweit trainiert, bis Sie zwar erschöpft sind, die Wiederholung aber *noch zu Ende ausführen können*. Mit etwas Trainingserfahrung erfühlen Sie recht zuverlässig den Punkt, an dem der Muskel »ausgepowert« ist und eine weitere Wiederholung nicht mehr abgeschlossen werden könnte.

Daran schließt sich eine kurze Pause an, ein bis höchstens drei Minuten, bevor der nächste Satz begonnen wird. Je schwerer die Übung, desto länger darf die Pause ausfallen, je leichter sie ist, desto kürzer sollte die Pause sein. Sie werden schnell herausfinden, wie lange Sie brauchen, um sich zwischen zwei Sätzen bzw. zwei Übungen zu erholen.

Viele Kraftsportler versuchen, den für das Muskelwachstum nötigen, überschwelligen Reiz mit stets denselben, schweren Übungen zu setzen. Wenn Sie keine Karriere im Kraftdreikampf oder im Gewichtheben anstreben, muß das nicht sein. Für eine kräftige und ausgeprägte Muskulatur ist es eher zu empfehlen, die Übungen häufig zu wechseln. Denn jede ungewohnte Bewegung ist zu Anfang schwer – damit setzt man einen überschwelligen Reiz, ohne Höchstgewichte bewegen zu müssen!

Wer nicht ständig bei den gleichen Übungen schwere Lasten bewegt, der reduziert auch die Gefahr, sich zu verletzen. Denn gerade beim Training mit hohen Gewichten reicht eine Zehntelsekunde der Unaufmerksamkeit, ein nicht optimales Aufwärmen oder einfach nur ein »schlechter Tag«, um sich eine schmerzhafte Zerrung einzuhandeln. Ganz zu schweigen von Überlastungserscheinungen in Form von Sehnenentzündungen, die sich durch wiederholtes Training mit schweren Gewichten häufig einstellen. Solche Verletzungen sind nicht nur schmerzhaft und heilen nur langsam, sie beeinträchtigen während der Rekonvaleszenz auch das Training und damit den Aufbau von Muskulatur.

Durch den ständigen Wechsel der Brustübungen kommt man vielleicht nicht auf geradem Wege dazu, hohe Gewichte auf der Bank zu stemmen. Da aber die Brust so umfassend, aus vielen Winkeln und mit unterschiedlichen Wiederholungszahlen gefordert wird, kann durch dieses Training auch die Kraft gesteigert werden. Auf den ganzen Körper übertragen bedeutet das, man wird stärker und sieht auch so aus. Gleichzeitig erreicht man, was die Bodybuilder früherer Tage angestrebt haben: Symmetrie, d.h. eine ausgewogene Entwicklung der Muskulatur.

4.6 Intensitätstechniken

Im Fitness-Studio werden Sie häufig sehen, daß ein Sportler sich von einem anderen helfen läßt, um am Ende eines Satzes noch ein oder zwei Wiederholungen mehr zu schaffen. Solche »Intensiv-Wiederholungen« mit Partnerhilfe sollten Sie besser *nicht* ausführen. Das ist selbst erfahrenen Kraftsportlern nur selten zu empfehlen, denn es belastet die Erholungsfähigkeit enorm. Intensitätstechniken wie diese sind ein zweischneidiges Schwert. Einerseits erhöhen sie die Belastung, das ist gut für den Muskelaufbau. Andererseits werden sie zumeist am Ende eines Satzes angewandt, wenn die Erschöpfung bereits groß ist. Da ist es schnell zuviel des Guten und man gerät ins Übertraining.

Der Anfänger sollte Intensitätstechniken gar nicht einsetzen. Dem Fortgeschrittenen sind sie in Maßen zu empfehlen. Am besten nutzt man nur solche, die ohne Partnerhilfe auskommen. Auf diese Weise vermeidet man, sich völlig zu überlasten. Das bedeutet, wenn der Trainingspartner z.B. beim Bankdrücken sichert, dann sollte seine Hilfe am Ende eines Satzes höchstens darin bestehen, die letzte Aufwärtsbewegung so leicht zu unterstützen, daß Sie den Satz noch selbst abschließen können. Danach muß Schluß sein! Sehen Sie davon ab, mit Hilfe des Partners noch einige weitere Wiederholungen auszuführen.

Auch sog. Negativwiederholungen sollten als Intensitätstechnik nicht eingesetzt werden. Hierfür wird z.B. beim Bankdrücken ein Gewicht gewählt, das 10-15% *über* dem Maximalgewicht des Trainierenden liegt. Die überschwere Hantel wird mit Partnerhilfe aus der Ablage gehoben und nur kontrolliert abgelassen; die Aufwärtsbewegung zurück in die Ablage wird mit kräftigem Einsatz des Trainingspartners bewältigt. Die Muskulatur muß beim »Abbremsen« eines Gewichtes, das sie nie heben könnte, enorme Kräfte aufwenden. Das führt sofort zu ungezählten, schmerzhaften Mikroverletzungen der Muskelfasern und zu einer Art Überlastungsschock. Es ist unbestritten, daß diese Art des Trainings Muskelwachstum auslöst. Allerdings erfordert die Erholung davon eine derart lange Regenerationszeit, daß die Wirkung wieder aufgehoben wird. Wenn man überdies die hohe Verletzungsgefahr bei dieser Methode bedenkt, dann ist das abwechslungsreiche Training mit wechselnden Gewichten die deutlich bessere Wahl.

Zu empfehlende Intensitätstechniken ohne Partnerhilfe sind die Höchstkontraktion, die Teilwiederholung, das beschleunigte Training mit verkürzten Pausen zwischen den Sätzen, die Gewichtsreduktion, und, mit Einschränkung, die Vorerschöpfung. »Höchstkontraktion« bedeutet, daß man die Anspannung der Zielmuskulatur (z.B. des Bizeps beim Curl) für eine Sekunde hält, d.h. den Muskel bewußt fest anspannt, bevor das Gewicht wieder abgelassen wird. Eine Teilwiederholung wird zum Ende eines Satzes eingesetzt, wenn man nicht mehr genug Kraft hat, um die Wiederholung korrekt auszuführen. Beim Bizepscurl z.B. würde man versuchen, das Gewicht noch ein- oder zweimal anzuheben, auch wenn man nur 20-40 % der Aufwärtsbewegung schafft. Bei der Gewichtsreduktion schließt man an einen fertig ausgeführten Satz ohne Pause einen weiteren Satz mit einem geringeren Gewicht an. So kann der Muskel über das übliche Maß hinaus erschöpft werden.

Die schwerste Intensitätstechnik, die noch empfohlen werden kann, ist die sog. Vorerschöpfung. Entsprechend selten sollte sie eingesetzt werden. Bei der Vorerschöpfung führt man vor der Hauptübung eine isolierende Übung für den Zielmuskel aus. Beim Brusttraining bedeutet das, zuerst einen Satz Fliegende auszuführen, direkt gefolgt von einem Satz Bankdrükken. Die so erzielte Belastung des Brustmuskels ist enorm; man muß buchstäblich alle Kraft aufwenden, um gewohnte Gewichte überhaupt noch hoch zu bekommen. In der Regel empfiehlt es sich, das Gewicht bei der Hauptübung etwas zu reduzieren, um überhaupt noch eine sinnvolle Anzahl von Wiederholungen ausführen zu können.

Nutzen Sie die bis hierher aufgeführten Intensitätstechniken nur selten; in ein oder zwei Sätzen einer Trainingseinheit eingesetzt, können Sie die Trainingswirkung erhöhen. Zuviel davon katapultiert Sie aber geradewegs ins Übertraining. Grundsätzlich sollte für das Training gelten: Die Wiederholung, die Sie gerade noch abschließen können, beendet den Satz. Die Ausnahme bilden Klimmzüge, bei denen nur sehr wenige Sportler zu Anfang genügend Wiederholungen schaffen. Hier sind immer Teilwiederholungen erlaubt.

Das Trainieren mit verkürzten Pausen zwischen den Sätzen steigert die Intensität des Trainings ebenfalls deutlich. Das bedeutet, man ruht sich zwischen den Sätzen nicht mehr so lange aus, bis der Puls sich wieder beruhigt hat, sondern verschnauft nur etwa halb so lang. Dadurch bleibt der Puls und damit die Stoffwechselrate die gesamte Trainingseinheit hindurch erhöht. Diese Intensitätstechnik eignet sich nur für erfahrene Hantelsportler; man braucht dafür die nötige Ausdauer, die man nur durch (jahre)langes Hanteltraining erwirbt. Darüber hinaus muß man einschätzen können, wie lange die Pausen bei den schweren und den leichteren Übungen ausfallen müssen. Und trotz des gesteigerten Tempos müssen die Übungen weiterhin sehr korrekt ausgeführt werden.

Die Krone der Intensitätssteigerung liegt darin, mit einer Kombination aus hohem Tempo, Höchstkontraktion und Teilwiederholungen zu arbeiten. Aber dies sollte sehr erfahrenen Kraftsportlern vorbehalten bleiben, denn es muß vorsichtig abgewogen werden, wie häufig und mit welchen Schwerpunkten auf diese Weise trainiert wird.

4.7 Die Bewegungsgeschwindigkeit

Die Bewegungsgeschwindigkeit ist ein weiterer,

wichtiger Faktor bei der Ausführung der Übungen. Es gibt zwar das sog. Explosiv- bzw. Schnellkrafttraining, bei dem auf eine beschleunigte Übungsausführung Wert gelegt wird. Doch diese Methode dient dazu, beim Leistungssportler für eine bestimmte Bewegung (Sprint, Gewichtheben etc.) kurzfristig mehr Kraft zu entfalten und nicht primär dem Muskelaufbau. Wer auf Muskelzuwachs Wert legt, der trainiert besser langsam und kontrolliert. Bei einer normalen Wiederholung, z.B. einem Bizepscurl, sollte die Aufwärtsbewegung eine Sekunde dauern, gefolgt von der Abwärtsbewegung, die wiederum eine Sekunde in Anspruch nimmt. Zählen Sie ruhig »Einundzwanzig, Zweiundzwanzig...«, wenn Sie dabei zunächst noch unsicher sind. Sie werden schnell ein Gefühl für die Bewegungsgeschwindigkeit entwickeln.

Wie schnell eine Übung ausgeführt wird, hat großen Einfluß auf die Effektivität. Der Bizepscurl läßt sich schwerer gestalten, wenn die Bewegung drei Sekunden dauert. Dafür wird am oberen Punkt der Bewegung der Bizeps für eine Sekunde voll angespannt, bevor das Gewicht wieder abgesenkt wird (Höchstkontraktion). Das kostet Kraft: Sie werden merken, daß Sie mit dieser Methode nicht so viele Wiederholungen ausführen können, wie gewohnt. Daher empfiehlt es sich, die 3-Sekunden-Methode mit einem etwas reduzierten Gewicht einzusetzen, um die volle Wiederholungszahl zu erreichen. Sie sollten auch nicht das ganze Trainingsprogramm darauf umstellen. Einerseits handelt es sich um eine Intensitätstechnik, welche die Belastung deutlich erhöht; andererseits eignen sich nicht alle Übungen gleich gut dafür. In der Regel wird sie für Übungen mit leichteren Gewichten und über ein Gelenk genutzt, wie z.B. Curls oder Trizepsübungen, sowie für das Bauchtraining.

Die ultimative Entschleunigung der Bewegung ist das superlangsame Training (von engl. »super slow«). Diese Methode wurde von Dr. Ellington Darden in den späten 1960er Jahren in den Nautilus-Labors entwickelt. Es ist ein Vorläufer des später aufkommenden HIT- und Heavy-Duty-Systems. Hier wird die Aufwärtsbewegung auf drei Sekunden ausgedehnt, gefolgt von einer Sekunde Höchstkontraktion, bevor das Gewicht auch über drei Sekunden wieder abgelassen wird. Schon die Verlangsamung der Aufwärtsbewegung, z.B. beim Curl, ist eine Qual und die Höchstkontraktion steigert die Belastung noch weiter. Doch das »Abbremsen« des Gewichts in der negativen Phase der Bewegung setzt dem Ganzen die Krone auf. An diesem Punkt ist der Muskel bereits ziemlich erschöpft, aber durch die Kraft, die aufgebracht werden muß, um das Gewicht betont langsam abzulassen, wird er jetzt völlig überlastet. Diese Art der Bewegung kommt einer »negativen« Wiederholung nahe; allerdings wird hier kein überschweres Gewicht eingesetzt. Trotzdem schädigt sie den Muskel stärker als das normale Training. Das führt nicht nur zu einem enormen Muskelkater, sondern auch zu einer stark ausgeweiteten Erholungszeit.

Das superlangsame Training ist ohne Zweifel sehr effektiv. Doch es kann nur mit sehr reduzierten Programmen, d.h. sehr wenigen Sätzen pro Trainingseinheit realisiert werden. Die Vertreter dieser Methode trainierten damals zwei bis dreimal Mal acht bis zehn Sätze pro Woche. Und selbst dann ist Übertraining, häufig schon nach wenigen Wochen (!) garantiert, wenn Sie nicht über sehr gute genetische Voraussetzungen verfügen. Obendrein sind sehr viel Schlaf und wenig Stress eine weitere Bedingung. Für einen Anfänger ist das superlangsame Training gar nicht geeignet. Er könnte wohl kaum genug Muskelfasern aktivieren, um in Sätzen so konzentriert zu arbeiten. Selbst für Fortgeschrittene würde sich diese Trainingsmethode allenfalls als Abwechslung, und auch dann nur für eine sehr kurze Zeit empfehlen. Sie bewegt sich einfach zu nahe am Übertraining, das wir ja unbedingt vermeiden wollen. Wer es dennoch versuchen möchte, der findet weiter unten ein Programm dafür.

4.8 Abwechslung ist das Geheimnis erfolgreichen Muskelaufbaus

Wenn Sie sich eigene Trainingspläne zusammenstellen, dann achten Sie auf Abwechslung. Man muß durchaus nicht immer sechs Wochen nach einem Plan arbeiten, um dann zu einem anderen zu wechseln. Man kann auch bei einem Plan bleiben und diesen laufend variieren. Etwa indem jede Woche die Übungen wechseln und andere Gewichte und Wiederholungszahlen eingesetzt werden; das wissen Sie bereits.

Doch auch innerhalb des Trainings einzelner Körperteile können die Übungen verschoben werden, z.B. indem Kurzhantelcurls als »mittelschwere« Übung zuerst ausgeführt werden und die »schwere« Übung, z.B. Langhantelcurls, zuletzt. Vermutlich werden Sie dabei das gewohnte Gewicht etwas reduzieren müssen, da die Bizepse dann schon etwas erschöpft sind, doch der Körper muß sich wiederum auf etwas Neues einstellen. Wer stets den gleichen Ablauf einer Trainingseinheit einhält, verschenkt Potential für den Muskelaufbau!

Viele Kraftsportler gewöhnen sich nach einiger Zeit an, so effektiv wie möglich zu arbeiten. Das bedeutet, daß man Kurzhantelcurls ohne Drehung automatisch »schwer« ausführt, bzw. beim Langhantelcurl, der als Masseübung für die Bizepse gilt, stets das Höchstgewicht auflegt. Auch hier sollten Sie Ihr Vorgehen von Zeit zu Zeit überprüfen: Auf Grundlage der Erkenntnis, daß der ständige Wechsel einen wichtigen Faktor beim Muskelwachstum darstellt, sollten Sie auch hier öfter einmal aus der Routine ausbrechen. Trainieren Sie diese Übungen einmal leicht, mit vielen Wiederholungen. Sie werden sich wundern, welchen Muskelkater das plötzlich zur Folge hat! Das zeigt ganz deutlich, daß der Körper diese Art der Belastung bei einer eigentlich gewohnten Übung als neu erkennt – und darauf muß er mit verstärktem Wachstum reagieren.

Eine weitere Variationsmöglichkeit wäre das »instinktive« Training; man trainiert das, worauf man gerade Lust hat. Ein erfahrener Kraftsportler kann hieraus den größten Gewinn ziehen; doch selbst dem Anfänger bringen ein oder zwei Wochen instinktives Training eine willkommene Abwechslung. Vergessen Sie dann den starren Trainingsplan und machen Sie einfach das, worauf Sie Lust haben. Sie können nur die Arme trainieren, sich mit vielen Wiederholungen allein dem Beintraining widmen oder einfach mit neuen Übungen experimentieren. Wenn man dann zum regulären Training zurückkehrt, geht es häufig deutlich vorwärts: Die während des instinktiven Trainings vernachlässigten Muskeln haben sich gut erholen können und reagieren darauf mit kräftigem Wachstum.

Sogar ein Zirkeltraining mit leichten Gewichten, eigentlich mehr auf Ausdauer angelegt, bringt einen Gewinn: Durch die schnellere Ausführung der Übungen kommt der Kreislauf auf Touren und die Muskeln werden wieder anders gefordert. Oder Sie trainieren statt zwei oder drei Sätzen von einer Übung »5 x 5« Wiederholungen; zwischen jedem Teilsatz wird fünf Atemzüge lang pausiert. Dafür muß das Gewicht zwar etwas reduziert werden, doch durch die kurze Erholungszeit zwischen den Teilsätzen müssen die Muskeln härter arbeiten.

Diese Änderungen lassen sich problemlos in einen festen Trainingsplan einbauen, da die Übungen ja dieselben bleiben. Wer noch mehr Variation wünscht, der kann sogar verschiedene Trainingspläne kombinieren, z.B. Plan A in Woche 1, Plan B in Woche 2 oder einen Wechsel alle zwei oder drei Wochen vornehmen.

Das Hanteltraining kann also alles andere als eintönig sein – damit macht es auch jedes Mal Spaß! Wer so abwechslungsreich arbeitet, der wird vermutlich auch weniger Trainingseinheiten ausfallen lassen und kommt so seinem Ziel, einen muskulösen und leistungsfähigen Körper aufzubauen, schneller nahe.

Im ständigen Wechsel der Beanspruchung liegt das Geheimnis erfolgreichen Krafttrainings. Der Leistungssportler, der auf ein Höchstgewicht hinarbeitet oder der Bodybuilder, der auf die Wettkampfbühne will, teilt sich das Trainingsjahr in sog. Perioden mit unterschiedlicher Trainingsbelastung ein, um am Wettkampftag in Topform zu sein. Der Hantelsportler, der nicht am Wettkampf, dafür aber an einer kräftigen Muskulatur und den gesundheitlichen Vorteilen des Trainings interessiert ist, sollte sich keinesfalls einem so starren Regime unterwerfen. Man erhält sich die Freude am Hantelsport und wird über viele Jahre gute Fortschritte machen, wenn im Training die Abwechslung zur Regel gemacht wird.

4.9 Das Aufwärmen

Vor jeder Trainingseinheit sollten Sie sich einige Minuten Zeit nehmen, um Muskeln und Gelenke ohne Gewicht aufzuwärmen. Dafür läßt man die Arme einige Minuten lang abwechselnd vorwärts und rückwärts kreisen, um den Schultergürtel auf das Training vorzubereiten. Danach geht man dazu über, die Brust zu dehnen, indem man die gebeugten Arme fast auf Schulterhöhe bringt und die Ellbogen mehrfach vorsichtig weit nach hinten führt. Darauf kommt eine Reihe von Curls ohne Gewicht, um die Ellbogengelenke aufzuwärmen. Es folgt das sog. Kopfrollen, wobei man den Kopf mehrfach tief nach unten neigt, um die Streckung im Trapezius zu spüren und die wiederholte Neigung des Kopfes weit nach links und rechts, um die Nackenmuskulatur zu dehnen. Zum Abschluß führen Sie zehn tiefe Kniebeugen ohne Gewicht aus, bei denen die Hände hinter dem Kopf verschränkt werden, gefolgt von einigen tiefen Rumpfbeugen. Sie sollten dabei vorsichtig versuchen, die Fußspitzen mit den Händen zu berühren. Das Ganze sollte nicht mehr als 5-7 Minuten dauern. Das Aufwärmen mag lustig aussehen, ist aber ungemein wichtig: Es fördert die Durchblutung der Muskeln und bereitet die Gelenke auf das Training vor. Besonders die Schulter, das für Verletzungen anfälligste Gelenk, wird dabei auf die kommende Belastung eingestellt. Wer sich durch ungenügendes Aufwärmen hier oder gar im Nackenbereich eine Zerrung einfängt, der ist für längere Zeit im Training deutlich eingeschränkt. Der untere Rücken und die Beine benötigen mit einigen Knie- und Rumpfbeugen weniger Aufmerksamkeit, da wir uns ja bereits per pedes, sprich zu Fuß, zum Training begeben haben (oder wenigstens vom Auto bis ins Fitness-Studio).

Nach diesem allgemeinen Aufwärmen reicht es völlig aus, für das spezielle Aufwärmen, d.h. für die Vorbereitung der zu trainierenden Muskelgruppe, einen leichten Satz mit 10-15 Wiederholungen auszuführen. Das bedeutet, vor Beginn des eigentlichen Armtrainings wird ein Satz leichter Curls ausgeführt. Mehr Aufwärmsätze werden für das Bizepstraining nicht benötigt. Ebenso genügt es, vor dem Beintraining einen Satz leichte Kniebeugen auszuführen bzw. einen leichten Satz Bankdrücken als spezifisches Aufwärmen für das Brusttraining. Diese Aufwärmsätze müssen nicht bis zum Muskelversagen gehen, sollten aber langsam und mit sehr sauberer Technik ausgeführt werden. Es geht darum, die Muskeln zu spüren und sich den Bewegungsablauf ins Gedächtnis zu rufen.

Man führt also vor Beginn des Trainings für eine Muskelgruppe nur einen Aufwärmsatz aus, danach geht es sofort weiter mit dem regulären Programm. Das reicht für ein Bodybuildingtraining mit Sätzen von 8-20 Wiederholungen aus. Wer dagegen, wie im Kraftdreikampf und Gewichtheben üblich, sehr kurze Sätze zwischen 2-5 Wiederholungen trainiert, oder gar Einzelwiederholungen mit Höchstgewicht, der muß sich länger, d.h. mit mehreren Sätzen und ansteigendem Gewicht aufwärmen.

Manche Kraftsportler schwören darauf, nach dem Hanteltraining noch einige Dehnübungen anzuhängen, um die durch Kontraktionen vermeintlich verkürzten Muskeln wieder zu verlängern. Aber das ergibt keinen Sinn. Als Kampfsportler müssen Sie dehnen, um die weit über das Übliche hinausgehende Beweglichkeit zu erhalten. Doch als Hantelsportler dehnen Sie erstens schon kurz beim generellen Aufwärmen und zweitens intensiv während des Trainings. Eine korrekt ausgeführte Wiederholung mit Gewicht beinhaltet nämlich immer die weitestmögliche Streckung des Zielmuskels, bevor er angespannt wird.

Korrektes Krafttraining ist daher immer eine Mischung aus Dehnung und Kontraktion; Sie bekommen also stets das Beste aus beiden Welten. Entsprechend fällt es gut trainierten Kraftsportlern, auch sehr muskulösen Athleten, nicht schwer, ohne Vorbereitung beim Rumpfbeugen mit gestreckten Beinen die Zehen mit den Fingerspitzen zu berühren, was ja gemeinhin als Ausweis besonderer Gelenkigkeit gilt. Darüber hinaus hat die moderne Sportwissenschaft herausgefunden, daß Dehnen vor dem Krafttraining die Leistung sogar schmälert, indem die Muskulatur effektiv geschwächt wird. Überlassen Sie also das Dehnen getrost den Kampfsportlern, die Ihre Füße bei Kicks bis in Kopfhöhe bringen müssen.

4.10 Wie das Gewicht gesteigert wird

In den ersten Trainingseinheiten mit einem neuen Programm werden Sie sich an die Gewichte herantasten, mit denen Sie die vorgegebene Wiederholungszahl erreichen. Danach werden Sie einige Male damit trainieren. Erst wenn Sie die geforderte Wiederholungszahl zweimal *überschreiten*, sollten Sie das Gewicht steigern. Um wieviel, das hängt von Ihrer Kraft ab: Sie müssen mit dem höheren Gewicht wenigstens 80 % der verlangten Wiederholungen schaffen und sich dann wieder hocharbeiten, bis Sie auch mit dieser Last mehr als die geforderten Wiederholungen bewältigen. In der Regel steigert man bei den leichteren Übungen (z.B. Konzentrationscurls, Trizeps-Kickbacks oder Seitheben für die Schultern) um 0,5-1 kg pro Kurzhantel, bei den mittelschweren Übungen (z.B. Bizepscurls, Drückübungen für die Schultern oder den Ruderbewegungen für den Rücken) pro Kurzhantel um 1-1,5 kg und bei den schweren Langhantelübungen (Kniebeugen, Kreuzheben, Bankdrükken, vorgebeugtes Rudern) um 1,5-2,5 kg.

4.11 Die korrekte Ausführung einer Wiederholung

Bei allen Übungen ist die Konzentration stets auf die korrekte Ausführung zu richten. Dieser Punkt kann nicht genug betont werden. Sie müssen pro Trainingseinheit nicht allzu viele Sätze durchführen, doch jede Wiederholung sollte langsam und kontrolliert, von der vollen Streckung bis zur vollen Kontraktion, sprich perfekt, ausgeführt werden. Zähmen Sie also Ihr Ego und trainieren Sie lieber *richtig:* Damit machen Sie die besten Fortschritte, vermeiden Verletzungen sowie Übertraining und lernen über die Zeit vor allem, so viele Muskelfasern wie möglich für die Übung einzusetzen. Erst damit wird man wirklich stärker! Der Unterschied zwischen dem Anfänger und dem fortgeschrittenen Kraftsportler liegt darin, daß letzterer nicht nur größere Muskeln hat, sondern auch viel mehr Muskelfasern aktivieren kann.

Als Anfänger können Sie eigentlich kaum übertrainieren. Mit zunehmender Trainingserfahrung wird es aber immer wichtiger, auf die Symptome von Übertraining zu achten. Der erste Anhalt ist immer die Leistung im Training. Normalerweise sollten Sie sich langsam, aber kontinuierlich aufwärts bewegen, d.h., Sie schaffen immer mehr Wiederholungen bzw. mehr Gewicht. Gelegentliche Rückschritte oder sogar längere Plateaus sind normal, man ist einfach nicht jeden Tag gleich gut in Form. Wenn

Sie aber an zwei aufeinander folgenden Trainingseinheiten bei mehreren Übungen weniger Wiederholungen schaffen als üblich oder ein gewohntes Gewicht plötzlich sehr schwer erscheint und kaum bewältigt werden kann, dann handelt es sich mit ziemlicher Sicherheit um beginnendes Übertraining. Treten Sie dann eine Zeitlang kürzer, d.h. deutlich weniger Gewicht und weniger Trainingseinheiten, bis Sie sich wieder besser fühlen. Erlauben Sie sich im Zweifel lieber etwas mehr Schonung – zum Erhalt der aufgebauten Muskulatur über einige Wochen reichen einige leichte bis mittlere Sätze der Grundübungen allemal aus. Sie verlieren also nichts, sondern bauen vielmehr die Grundlage für einen erneuten Muskelzuwachs, wenn Sie ausgeruht wieder richtig loslegen können.

*

5. Die Trainingsprogramme

5.1 Training für Anfänger

5.1.1 Grundprogramm I

Der Fokus dieses für Anfänger recht anspruchsvollen Trainingsprogramms (drei Tage pro Woche, über vier bis fünf Wochen) liegt im Erlernen der Bewegungen und im aufkommenden Körpergefühl. Der Einsatz der Langhantel bei vielen Übungen erleichtert die Koordination; die Übungen können aber auch allein mit Kurzhanteln ausgeführt werden. Pro Woche wird jede der schweren Grundübungen einmal zu Beginn des Trainings ausgeführt. An diesem Punkt kann die meiste Kraft aufgebracht werden. In der ersten Woche reicht ein Satz pro Übung völlig aus. Die Gewichte sollten sehr leicht gewählt werden (im Zweifel nur die Hantelstange ohne Gewicht), sonst werden Sie in den folgenden Tagen vor Muskelkater kaum laufen können. Kei-

Tab. 3 Hinweise zu den Programmen

Diese Abkürzungen und Hinweise gelten für alle nachfolgend aufgeführten Programme:

Wdh.	Wiederholungen
KH	Kurzhantel
LH	Langhantel
max.	So viele Wiederholungen wie möglich ausführen.

Bei allen Übungen, die mit einem Bein (Kniebeuge auf einem Bein, Ausfallschritt etc.) bzw. einem Arm (Konzentrationscurl, Armstrecken rückwärts etc.) ausgeführt werden, soll die vorgegebene Satzzahl pro Gliedmaß ausgeführt werden. Wenn also bei Konzentrationscurls 2 x 12 Wiederholungen angegeben sind, wären mit dem rechten Arm 2 x 12 auszuführen und mit dem linken ebenfalls 2 x 12.

Tab. 4 Grundprogramm I

Allgemeines Aufwärmen	5-7 Minuten	
Übung	**Sätze**	**Wdh.**
Montag		
• LH Bankdrücken	2 x	15-20
• Fliegende Bewegung	2 x	15-20
• LH Rudern aufrecht	2 x	15-20
• KH Curl abwechselnd	2 x	15-20
• KH Kniebeuge	2 x	15-20
• Wadenheben stehend	2 x	15-20
Mittwoch		
• LH Kreuzheben	2 x	15-20
• LH Curl	2 x	15-20
• LH Drücken über Kopf	2 x	15-20
• KH Trizepsdrücken liegend	2 x	15-20
• KH Ausfallschritt	2 x	15-20
• Wadenheben stehend	2 x	15-20
Freitag		
• LH Kniebeuge	2 x	15-20
• KH Rudern einarmig abgestützt	2 x	15-20
• KH Konzentrationscurl sitzend	2 x	15-20
• KH Schrägbankdrücken	2 x	15-20
• KH Überzug	2 x	15-20
• Wadenheben stehend	2 x	15-20

ne Sorge, der schwere Muskelkater verschwindet schon nach wenigen Trainingseinheiten. Der Körper stellt sich schnell auf die neue Belastung ein. Der Muskelkater nach dem Training fällt dann nur noch vergleichsweise leicht aus. Man spürt z.T. zwar noch Tage später, daß man sich angestrengt hat, doch dieses neue Körpergefühl ist nicht unangenehm. So fühlt sich dann »normaler« Muskelkater an.

Wenn dieser dagegen einmal spürbar stärker ausfällt, dann haben Sie vermutlich mit schwerem Gewicht oder sehr intensiv trainiert. Bleibt er auch nach mehreren Trainingseinheiten so unangenehm, obwohl Sie nicht ungebührlich schwer gearbeitet haben, dann kann das auf Übertraining hindeuten. Der Körper schafft es dann wegen Überlastung nicht, das Training mit Anpassungsprozessen zu beantworten.

Versuchen Sie, alle Übungen so korrekt wie möglich auszuführen. Lassen Sie am besten bei den Übungen jemanden zuschauen, der Ihre Haltung im Zweifel korrigiert. Achten Sie besonders auf die korrekte Haltung des Rückens bei Kniebeugen und Kreuzheben: Er darf niemals »rund« sein, sondern muß stets gerade gehalten werden. Schon bald werden Ihnen diese Bewegungen in Fleisch und Blut übergehen.

5.1.2 Grundprogramm II

Nach 4-5 Wochen mit dem Grundprogramm I sollten Sie dazu übergehen, dieses Programm für zwei Wochen zu trainieren, um sich an die neuen Übungen zu gewöhnen und dann die Programme I und II im jeweils wöchentlichen Wechsel auszuführen. Die Wiederholungszahl von Programm I kann ebenfalls auf 12-15 abgesenkt werden. Beim Programm II wechselt die erste, schwere Übung wieder mit jeder Trainingseinheit, das verbessert die Erholung, erlaubt schnelle Fortschritte bei der Kraftentwicklung.

Auch das zweite Grundprogramm ist sehr anspruchsvoll. Es wird zwei Wochen lang an drei Tagen pro Woche ausgeführt und dann im Wechsel mit Programm I über sechs Wochen. Besonders der Klimmzug wird den meisten schwerfallen. Versuchen Sie trotzdem, so viele Klimmzüge wie möglich zu schaffen. Wenn es gar nicht gelingen will, dann greifen Sie auf Hilfsmittel zurück: Stellen Sie entweder eine Bank unter die Stange, an der Sie sich mit den Füßen abstützen können, oder lassen Sie sich von jemand helfen, der Ihre verschränkten Unterschenkel anhebt. Allerdings sollten diese Hil-

Tab. 5 Grundprogramm II

Allgemeines Aufwärmen	5-7 Minuten	
Übung	**Sätze**	**Wdh.**
Montag		
• KH Schrägbankdrücken	2 x	12-15
• Bankdip	2 x	12-15
• Klimmzug schulterweit	2 x	max.
• KH Curl sitzend	2 x	12-15
• KH Ausfallschritt	2 x	12-15
• Wadenheben sitzend	2 x	12-15
Mittwoch		
• KH Kreuzheben	2 x	max.
• KH Curl stehend	2 x	12-15
• KH Bankdrücken	2 x	12-15
• Fliegende Bewegung	2 x	12-15
• Kniebeuge auf einem Bein	2 x	12-15
• Wadenheben stehend	2 x	12-15
Freitag		
• Liegestütz	2 x	12-15
• Bankdip	2 x	12-15
• KH Rudern vorgebeugt	2 x	12-15
• KH Reevescurl	2 x	12-15
• KH Kreuzheben mit fast gestreckten Beinen	2 x	12-15
• Umgekehrtes Wadenheben	2 x	12-15

fen Sie nicht zum Schummeln verführen. Versuchen Sie besser, den Klimmzug soweit wie möglich durch Einsatz des Rückens und der Arme zu schaffen; Sie müssen sich anstrengen, um die Kraft zu steigern.

5.1.3 Grundprogramm III

Nach den beiden ersten Grundprogrammen gehen wir vom Ganzkörpertraining zu einem sog. Split-Programm über. Dieses wird an drei Tagen pro Woche, über vier bis fünf Wochen ausgeführt. Das wöchentliche Pensum wird dabei auf verschiedene Trainingseinheiten aufgeteilt. Durch die Konzentration auf die Grundübungen haben Sie in den vergangenen Wochen einen »Schnellstart« in das Hanteltraining hingelegt; jetzt schalten wir einen Gang zurück und widmen uns einem abwechslungsreicheren Programm. Mittlerweile sollten Sie die Bewegungen sicher ausführen können, Ihre Kraft bereits deutlich gesteigert und auch an Muskulatur merklich zugelegt haben. Besonders wichtig ist aber das neue Körpergefühl. Im besten Fall haben Sie nicht nur an Kraft, sondern auch an Beweglichkeit gewonnen.

Die Übungen verteilen sich auf eine schwere Trainingseinheit für Brust und Rücken, eine mittelschwere für die Beine und eine leichte für Schultern und Arme. Auf diese Weise erhält jede Körperpartie mehr Zeit für die Erholung, deshalb werden Sie die Gewichte vermutlich schnell steigern können. Das kommt natürlich dem Muskelwachstum zugute.

Bei diesem Programm kommt erstmals auch das Bauchtraining dazu. Die Bauchmuskeln müssen bei allen Grundübungen den Rumpf stabilisieren, daher sollte Ihre Rumpfmitte auch ohne spezielles Training schon deutlich stärker geworden sein. Einige Sätze Bauchtraining pro Woche sorgen jetzt schnell für deutlich fühlbare Bauchmuskeln. Lassen Sie auch hier Umsicht walten und weiten Sie das Bauchprogramm zunächst nicht aus: Unsere Bauchübungen sind sehr intensiv; kein Vergleich mit Situps oder ähnlichen Fitness-Übungen für die Taillenpartie. Ein »schwerer« Tag mit Bauchpressen und ein »leichter« mit Bauchpressen an der Bank reicht erst einmal aus. Wer den Bauchmuskeln danach Erholungszeit gönnt, dem werden sie es mit raschem Wachstum danken.

Tab. 6 Grundprogramm III

Allgemeines Aufwärmen	5-7 Minuten	
Übung	**Sätze**	**Wdh.**
Montag: Brust & Rücken		
• LH Bankdrücken	2 x	10-12
• KH Schrägbankdrücken	2 x	10-12
• Fliegende Bewegung	2 x	10-12
• Klimmzug (verschiedene Griffe)	2 x	max.
• LH Rudern vorgebeugt	2 x	10-12
• KH Schulterheben	2 x	10-12
Mittwoch: Beine & Bauch		
• KH Kniebeuge	2 x	12-15
• LH Kreuzheben	2 x	10-12
• KH Ausfallschritt	2 x	12-15
• Wadenheben stehend	2 x	10-12
• Wadenheben sitzend	2 x	10-12
• Bauchpressen	2 x	10-12
Freitag: Arme & Schultern		
• KH Drücken über Kopf stehend	2 x	10-12
• Seitheben	2 x	10-12
• LH Curl	2 x	10-12
• KH Curl sitzend abwechselnd	2 x	10-12
• Bankdip	2 x	10-12
• Liegestütz, eng an der Bank	2 x	10-12
• Bauchpressen an der Bank	2 x	10-12

5.1.4 Auch Fortgeschrittene profitieren von den Grundprogrammen

Die Programme für Anfänger eignen sich natürlich auch für erfahrene Kraftsportler, der Unterschied liegt allein im bewegten Gewicht pro Trainingseinheit. Das Grundprogramm I, das dreimal pro Woche drei Ganzkörperübungen erfordert, sollten erfahrene Athleten aber eher mit mittleren bis leichten Gewichten ausführen, sonst ist die Grenze zum Übertraining schnell überschritten.

Alternativ kann am Montag schwer trainiert werden, am Mittwoch mittelschwer und am Freitag leicht. Dabei gilt der Grundsatz: Je leichter das Gewicht, desto höher die Wiederholungszahl. Der Grund für diese Zurückhaltung liegt darin, daß erfahrene Athleten deutlich mehr Muskelfasern aktivieren können als ein Anfänger; nicht zuletzt deshalb sind sie ja auch viel stärker. Das hat aber zur Folge, daß jeder Satz den Körper und seine Erholungsfähigkeit stärker belastet. Daher sollten erfahrene Kraftsportler weniger häufig trainieren als Anfänger und auch nicht zu häufig mit schwerem Gewicht arbeiten, sonst ist Übertraining ein häufiger Begleiter.

5.2 Training für fortgeschrittene Kraftsportler

Wenn Sie den Grundprogrammen für drei bis vier Monate gefolgt sind, dann haben Sie sich nicht nur die Technik der bekanntesten Übungen angeeignet, Sie sollten im Umgang mit mittelschweren Gewichten auch einige Sicherheit erworben haben. Vor allem aber haben Sie den Fehler vieler junger Kraftsportler nicht begangen: Nur wenige Übungen für die Arme und den Oberkörper zu trainieren. Wer mit Kniebeugen und Kreuzheben beginnt, ist schon nach wenigen Monaten deutlich stärker, insgesamt fitter und hat mit Sicherheit mehr Muskelmasse zugelegt. Obendrein fordern die großen Mehrgelenksübungen auch den Kreislauf; somit sollte sich Ihre Ausdauer auch ohne aerobe Übungen deutlich verbessert haben. Selbst wenn Sie diesen Vorteil nicht beim Laufen oder Radfahren

Tab. 7a Programm für Fortgeschrittene

Woche 1: Übung	**Sätze**	**Wdh.**
Montag: Brust, Trizeps, Bauch		
KH Bankdrücken	2 x	8-10
LH Schrägbankdrücken		
• Lehne 30 Grad	1 x	12-15
• Lehne 45 Grad	1 x	12-15
Fliegende Bewegung		
• auf der Flachbank	1 x	15-20
• Lehne 30 Grad	1 x	15-20
LH Trizepsdrücken liegend	2 x	12-15
Armstrecken rückwärts		
• Hammergriff	1 x	15-20
• Hantel waagerecht gedreht	1 x	15-20
Bauchpressen	1 x	12-15
Bauchpressen an der Bank	1 x	15-20
Mittwoch: Beine		
LH Kniebeuge		
• mittelschwer	1 x	12-15
• schwer	1 x	8-10
• leicht	1 x	15-20
LH Kreuzheben mit fast gestreckten Beinen	2 x	12-15
KH Ausfallschritt	1 x	15-20
Wadenheben		
• stehend	1 x	12-15
• sitzend, Fersen auswärts	1 x	12-15
• sitzend, Fersen einwärts	1 x	12-15
• umgekehrt	1 x	15-20
Freitag: Rücken, Schultern, Bizeps		
Klimmzug		
• weit mit Obergriff	1 x	8-10
• schulterweit mit Untergriff	1 x	10-12
LH Rudern vorgebeugt		
• weit mit Obergriff	1 x	8-10
• eng mit Untergriff	1 x	10-12
KH Curl stehend	1 x	12-15
Konzentrationscurl stehend	1 x	12-15
LH Drücken über Kopf	1 x	10-12
LH Rudern aufrecht	1 x	12-15
Seitheben sitzend vorgebeugt	1 x	15-20

Tab. 7b Programm für Fortgeschrittene

Woche 2: Übung	Sätze	Wdh.
Montag: Brust, Trizeps, Bauch		
LH Bankdrücken		
• normaler Griff	1 x	10-12
• enger Griff	1 x	8-10
KH Schrägbankdrücken		
• Lehne 30 Grad	1 x	12-15
• Lehne 45 Grad	1 x	12-15
Liegestütz		
• weit	1 x	max.
• eng	1 x	max.
KH Trizepsdrücken liegend	2 x	12-15
Armstrecken rückwärts	2 x	15-20
Beinheben an der Klimmzugstange	1 x	10-12
Bauchpressen an der Bank	1 x	15-20
Mittwoch: Beine		
KH Kniebeuge		
• mittelschwer	1 x	12-15
• leicht	1 x	15-20
LH Ausfallschritt	2 x	8-10
Sissy-Kniebeuge	2 x	10-12
Wadenheben	1 x	12-15
• stehend, bis halbe Höhe	1 x	12-15
• sitzend, Fersen auswärts	1 x	12-15
• sitzend, Fersen einwärts	1 x	12-15
• umgekehrt	1 x	15-20
Freitag: Rücken, Schultern, Bizeps		
LH Kreuzheben		
• mittelschwer	1 x	10-12
• schwer	1 x	8-10
KH Rudern vorgebeugt		
• KH vor dem Körper	1 x	10-12
• KH seitlich geführt	1 x	8-10
KH Curl sitzend	1 x	12-15
Konzentrationscurl	1 x	12-15
Arnold-Pressen	1 x	12-15
Frontheben	1 x	12-15
Seitheben	1 x	15-20
Seitheben sitzend vorgebeugt	1 x	15-20

einsetzen können, es nützt Ihnen allein dadurch, daß Sie das Krafttraining schneller, d.h. mit kürzeren Pausen, absolvieren können. Kurzum, Sie sind jetzt bereit für ein fortgeschrittenes Hanteltraining.

5.2.1 Programm für Fortgeschrittene

Das Programm für Fortgeschrittene wird an drei Tagen pro Woche, über sechs bis acht Wochen, ausgeführt. Es besteht aus zwei unterschiedlichen Wochenprogrammen, die abwechselnd eingesetzt werden; dabei ist bei den schweren Übungen etwas Zurückhaltung geboten. Selbst wenn Sie jetzt das Gefühl kennen, Bäume ausreißen zu können, so sollten Sie nicht den Fehler begehen, jede Trainingseinheit durchgehend schwer zu trainieren. Auch von Intensitätstechniken sollten Sie absehen (ausgenommen Klimmzüge mit Teilwiederholungen). Die Übungen werden jede Woche gewechselt, so dauert es länger, sich daran zu gewöhnen. Mit dem folgenden Programm können Sie deshalb auch länger als acht Wochen trainieren.

Die Zusammenstellung der Übungen geschieht unter dem Gesichtspunkt der Synergie. Das bedeutet, wenn die Bizepse schon beim Rückentraining stark gefordert werden, reichen wenige ergänzenden Sätze für das spezifische Bizepstraining aus. Das Gleiche gilt für die Trizepse, die beim Brusttraining bereits schwere Arbeit verrichten müssen.

In jeder Trainingseinheit werden nur eine oder zwei Übungen schwer trainiert; die anderen mit mittlerem bzw. leichtem Gewicht. Das reicht völlig aus, denn einen immer neuen Reiz für das Muskelwachstum bringen der häufige Übungswechsel sowie kleine Veränderungen wie andere Bewegungswinkel oder eine veränderte Handhaltung. Damit haben wir die Gefahr des Übertrainings zwar nicht eliminiert, aber schon deutlich vermindert.

5.3 Programm gegen Rückenprobleme

Dieses Trainingsprogramm eignet sich als Einstieg für alle, die ein Krafttraining aufnehmen möchten, um vorhandene Rückenprobleme zu kurieren. Es ist dazu gedacht, den unteren Rükken schonend zu stärken und ihn auch bei der Ausführung anderer Übungen nicht über Gebühr zu belasten. Bei allen Übungen sollten Sie zunächst nur *sehr geringe* Gewichte einsetzen; die Bewegungen selbst sind bereits recht anstrengend. Steigern Sie vorsichtig und führen Sie alle Wiederholungen betont langsam und konzentriert aus. Nach etwa sechs Wochen mit diesem Programm sollten Sie Ihre Erektoren- und Bauchmuskeln soweit gestärkt haben, daß Sie zu einem normalen Anfängerprogramm wechseln können.

Tab. 8 Programm bei Rückenproblemen

Allgemeines Aufwärmen	5-7 Minuten	
Übung	**Sätze**	**Wdh.**
Montag		
• KH Kniebeuge	2 x	15-20
• LH Bankdrücken	2 x	15-20
• KH Rudern auf der Bank	2 x	15-20
• Extension	2 x	15-20
• Bauchpressen an der Bank	2 x	15-20
Mittwoch		
• LH Bankdrücken	2 x	15-20
• KH Rudern auf der Bank	2 x	15-20
• KH Kniebeuge	2 x	15-20
• KH Ausfallschritt	2 x	15-20
• Extension mit Drehung	2 x	15-20
Freitag		
• KH Rudern auf der Bank	2 x	15-20
• KH Kniebeuge	2 x	15-20
• LH Bankdrücken	2 x	15-20
• Extension	2 x	15-20
• Bauchpressen an der Bank	2 x	15-20

Das Programm gegen Rückenprobleme wird dreimal pro Woche, über sechs Wochen, eingesetzt. Es beinhaltet nur wenige Übungen, deren Reihenfolge an jedem Trainingstag wechselt. So dürften Sie sich schnell steigern, doch sollten Sie Ihren Ehrgeiz zügeln: Maßstab ist der untere Rücken. Sobald sich hier – neben dem zu erwartenden Muskelkater – die bekannten Schmerzen wieder einstellen, war es zuviel. Dann müssen Sie die Gewichte wieder verringern und verstärkt darauf achten, die Übungen *sehr korrekt* auszuführen.

Dieses moderate Programm trainiert gleichzeitig bereits den gesamten Körper, nicht nur den Rumpf, wie es zur Rückenstärkung häufig geschieht. Das führt nicht nur schnell zu einer gesteigerten Fitness, sondern auch zu einer besseren Körperbeherrschung und Beweglichkeit. Beides hilft, Rückenprobleme in Zukunft zu vermeiden.

5.4 Programme ohne Gewichte

Diese Trainingsprogramme können Sie überall ausführen; einen Stuhl, einen Türrahmen oder einen Tisch zum Abstützen sollte es auch im Urlaub geben bzw. in jedem Hotelzimmer. Nach Möglichkeit sollten sie zwei bis dreimal pro Woche ausgeführt werden; die Dauer richtet sich nach der Länge der Reise bzw. der Zeitdauer, in der Sie keinen Zugang zu Hanteln haben. Die Programme ohne Gewichte sind auch zu empfehlen, wenn man es einmal nicht ins Fitness-Studio schafft oder wenn Sie Abwechslung von der gewohnten Routine brauchen.

Die Übungen sind recht ungewohnt und setzen schon dadurch neue Reize für die Muskeln. Erschöpfung erzeugt man über eine hohe Wiederholungszahl oder kurze Pausen zwischen den Sätzen. Führen Sie die wenigen Sätze sehr korrekt aus und halten Sie die Anspannung in der

Tab. 9 Programm ohne Gewichte I

Allgemeines Aufwärmen	5-7 Minuten	
Übung	**Sätze**	**Wdh.**
Kniebeuge auf einem Bein		
• linkes Bein	1 x	12-15
• rechtes Bein	1 x	12-15
Sissy-Kniebeuge		
• links festgehalten	1 x	10-12
• rechts festgehalten	1 x	10-12
Liegestütz		
• weiter Handabstand	1 x	12-15
• enger Handabstand	1 x	12-15
Türziehen		
• Ellbogen eng	1 x	12-15
• zur Brust	1 x	12-15
Handtuchcurl		
• Untergriff	1 x	12-15
• Hammergriff	1 x	12-15
Extension		
• normale Ausführung	1 x	12-15
• mit Drehung abwechselnd	1 x	12-15
Bauchpressen		
• Beine angehoben	1 x	12-15
Bauchpressen an der Bank		
• Füße auf Sessel/Bettkante	1 x	12-15

Tab. 10 Programm ohne Gewichte II

Allgemeines Aufwärmen	5-7 Minuten	
Übung	**Sätze**	**Wdh.**
Liegestütz		
• weiter Handabstand	1 x	12-15
im Supersatz mit		
Handtuchcurl		
• Untergriff	1 x	12-15
Liegestütz		
• enger Handabstand	1 x	12-15
im Supersatz mit		
Kniebeuge auf einem Bein		
• rechtes Bein	1 x	12-15
Kniebeuge auf einem Bein		
• linkes Bein	1 x	12-15
im Supersatz mit		
Türziehen		
• zur Brust	1 x	12-15
Extension		
• normale Ausführung	1 x	12-15
im Supersatz mit		
Bauchpressen		
• Füße auf dem Boden	1 x	12-15
Extension		
• mit Drehung abwechselnd	1 x	12-15
im Supersatz mit		
Bauchpressen an der Bank		
• Füße auf Sessel/Bettkante	1 x	12-15

Zielmuskulatur für einen Moment, bevor Sie den Muskel wieder entlasten. So kann auch das Training ohne Hanteln recht intensiv ausfallen. Wer gern länger trainiert, der führt von jeder Übung im Programm I zwei Sätze aus.

Eine weitere Steigerung bildet das Supersatz-Programm II, das streng genommen, überwiegend erweiterte Sätze enthält. Doch durch den sofortigen Übergang zu einer weiteren Übung kann die Intensität erhöht werden, ohne das Gewicht zu steigern. Und wer den Curl mit dem Handtuch nicht mag, der curlt mit einem Wassereimer (Füllstand nach Körperkraft), oder füllt Bücher in eine handelsübliche Tragetasche und nutzt dies als Gewicht.

5.5 Superlangsames Training

Wie bereits angesprochen, ist dieses Drei-Tage-Programm mit Vorsicht zu nutzen. Ich würde Ihnen empfehlen, zunächst eine Woche Trainingspause einzulegen, bevor Sie damit beginnen. Damit stellen Sie sicher, erholt in diese sehr anstrengende Phase zu gehen. Auch wenn Sie nur sehr wenige Sätze trainieren: Länger als drei Wochen, gefolgt von einer weiteren Woche Trainingspause, sollten Sie es nicht verwenden. Wer am Ende der zweiten Woche bereits Überlastungserscheinungen zeigt wie z.B. Leistungsabfall beim Training, macht da schon Schluß. Wie gesagt, dieses Programm ist sehr intensiv; ein kurzer Einschub alle paar Monate ist nicht übel, doch ich garantiere Ihnen: Wer damit korrekt länger als vier Wochen trainiert, ist kurz vor oder bereits im Übertraining. Verschenken Sie Ihr hart erarbeitetes Muskelwachstum nicht, indem Sie sich überfordern!

Jede Wiederholung wird über sieben Sekunden ausgeführt: Drei Sekunden für die positive Phase, eine Sekunde Höchstkontraktion und drei Sekunden, um in die Ausgangsstellung zurückzukommen. Ein- oder zwei Teilwiederholungen zum Satzende sind bei wenigen Übungen erlaubt, d.h. man versucht, das Gewicht noch einmal zur Hälfte oder einem Viertel des Weges zu heben, spannt den Zielmuskel für eine Sekunde voll an, um dann wieder abzusenken.

Tab. 11 Superlangsames Programm

Allgemeines Aufwärmen	5-7 Minuten	
Übung	**Sätze**	**Wdh.**
Montag: Rücken, Bizeps		
Kurzhantelcurl		
• abwechselnd, sitzend	1 x	8-12
im Supersatz mit		
Klimmzug eng	1 x	8-12
LH Kreuzheben	1 x	8-12
KH Schulterheben	1 x	8-12
Mittwoch: Brust, Schultern Trizeps		
Fliegende Bewegung	1 x	8-12
im Supersatz mit		
LH Schrägbankdrücken	1 x	8-12
KH Trizepsdrücken liegend	1 x	8-12
• Hammergriff		
Seitheben		
• stehend	1 x	12-15
• sitzend, vorgebeugt	1 x	12-15
Freitag: Beine, Bauch		
Sissy-Kniebeuge	1 x	10-15
im Supersatz mit		
LH Kniebeuge	1 x	8-12
Wadenheben		
• stehend, Fersen einwärts	1 x	10-15
• sitzend, Fersen auswärts	1 x	10-15
Bauchpressen		
• Beine angehoben	1 x	10-15

5.6 5 x 5 Training

Ein einfaches Trainingsprogramm in zwei Teilen, das dreimal pro Woche, über acht Wochen, ausgeführt wird. Wie schon beim Fortgeschrittenenprogramm sollten auch beim 5 x 5 Training das Programm I und II im wöchentlichen Wechsel eingesetzt werden.

»5 x 5« bedeutet, daß mit einem mittelschweren Gewicht fünf Teilsätze in kurzer Folge ausgeführt werden. Am besten wählt man ein Gewicht, mit dem man 12-15 Wiederholungen schafft. Damit werden fünf Teilsätze zu je fünf Wiederholungen ausgeführt. Nach jedem Teilsatz wird das Gewicht abgelegt und es werden

Tab. 12 5 x 5 Programm I

Allgemeines Aufwärmen	5-7 Minuten	
Übung	**Sätze**	**Wdh.**
Montag: Brust & Rücken		
KH Bankdrücken		
• verschied. Handstellungen	5 x	5
Fliegende Bewegung		
• Lehne flach, 30 & 60 Grad	5 x	5
LH Kreuzheben		
• weit, eng, Ober-/Untergriff	5 x	5
KH Rudern vorgebeugt		
• KH vor und neben dem Körper	2 x	10-12
KH Überzug	1 x	10-15
Mittwoch: Arme & Schultern		
Arnold-Pressen	5 x	5
Seitheben	1 x	10-15
LH Trizepsdrücken liegend	5 x	5
LH Curl		
• weiter & enger Griff	5 x	5
Reevescurl	1 x	8-12
Konzentrationscurl stehend	3 x	6
Freitag: Beine & Bauch		
KH Kniebeugen	5 x	5
LH Ausfallschritt		
• mittelschweres Gewicht	5 x	5
Wadenheben stehend		
• Fersen ein-/auswärts	5 x	5
Beinheben hängend	1 x	10-15
Bauchpressen an der Bank	5 x	5

Tab. 13 5 x 5 Programm II

Allgemeines Aufwärmen	5-7 Minuten	
Übung	**Sätze**	**Wdh.**
Montag: Brust, Schultern, Trizeps		
LH Schrägbankdrücken		
• Lehne 30 & 60 Grad	5 x	5
Liegestütz an der Bank		
• eng & weit im Wechsel	5 x	5
LH Trizepsdrücken über Kopf	5 x	5
Seitheben vorgebeugt	1 x	10-15
Seitheben	3 x	5
Mittwoch: Rücken, Bizeps, Bauch		
Klimmzug		
• eng, weit, Ober-/Untergriff	5 x	5
LH Rudern vorgebeugt		
• eng, weit, Ober-/Untergriff	5 x	5
Konzentrationscurl sitzend	3 x	5
Bauchpressen		
• Füße aufgesetzt/Beine angehoben	5 x	5
Hantelrollen	1 x	10-15
Freitag: Beine		
LH Kniebeugen		
• sumo & normal	5 x	5
LH Kreuzheben mit fast gestreckten Beinen	5 x	5
Wadenheben auf einem Bein		
• Fersen ein-/auswärts/gerade	3 x	5
Wadenheben stehend	1 x	12-15

fünf tiefe Atemzüge durchgeführt, bevor es mit dem nächsten Teilsatz weitergeht. Die Intensität liegt durch die kurzen Erholungszeiten zwischen den Teilsätzen recht hoch; der Trainingsumfang wird ebenfalls leicht reduziert.

Das Besondere an der 5 x 5-Methode ist die ansteigende Erschöpfung. Deshalb darf man beim letzten Satz auch nicht bis zur Muskelerschöpfung gehen, sonst ist man schnell übertrainiert. Optimal ist es, wenn man den letzten Teilsatz noch ohne Höchstanstrengung abschließen kann (falls nicht, so brechen Sie früher ab und wählen Sie beim nächsten Mal ein leichteres Gewicht). Nach den ersten fünf Wiederholungen fühlt man sich kaum angestrengt; auch die zweiten gelingen noch gut. Der dritte und vierte Teilsatz wird schon schwerer, und beim fünften merkt man die Belastung deutlich. Beim Bankdrücken und Schrägbankdrücken mit Kurzhanteln werden die Knie hochgenommen und die Gewichte am Ende eines Teilsatzes auf die Oberschenkel zurückgeführt, während der Oberkörper aufgesetzt wird. Es werden auch nicht alle Übungen im 5 x 5-System ausgeführt; die Belastung wäre zu hoch.

5.7 Mike Mentzers HIT (Heavy Duty)

Mike Mentzer gilt als klassischer Vertreter des Hochintensitätstrainings (HIT), obwohl mit Casey Viator und Sergio Oliva auch andere Stars der Bodybuildingszene der frühen 1970er Jahre dieses Trainingssystem bevorzugten. Damals stand das HIT, dessen Grundzüge von Arthur Jones, dem Erfinder der Nautilus-Trainingsmaschinen, entwickelt wurden, dem klassischen Volumentraining (von engl. volume = Umfang) entgegen. Beim Volumentraining wurden die Muskeln mit vielen Übungen und Sätzen erschöpft. Man trainierte drei oder vier Übungen mit jeweils drei oder vier Sätzen pro Körperteil und zwei oder drei Körperteile pro Trainingseinheit. Eingangs wurde bereits angesprochen, daß die weite Verbreitung dieser Trainingsmethode, später noch ausgeweitet durch die Doppelsplit-Methode (von engl. split = Aufteilen), mit der zwei umfangreiche Volumentrainingseinheiten pro Tag ausgeführt wurden, vor allem dem verbreiteten Einsatz anaboler Steroide zuzuschreiben ist. Mit diesen Dopingmitteln wird die Erholungsfähigkeit des Körpers enorm gesteigert; nur so konnten die hohen Trainingsumfänge überhaupt verkraftet werden.

Mike Mentzer entwickelte aus dem HIT-System, das zur Förderung der Erholungsfähigkeit auf wenige, dafür aber hochintensive Sätze pro Trainingseinheit setzte, sein eigenes Trainingssystem, das er »Heavy Duty« (schwere Pflicht) nannte. Dabei wurde der Trainingsumfang noch einmal reduziert und der Erholungsaspekt noch stärker betont. Trotzdem verlangen die sehr kurzen Trainingseinheiten dem Körper alles ab; selbst erfahrene Athleten geraten damit schnell ins Übertraining. Doch bei vorsichtigem Einsatz kann ein wenige Wochen dauerndes Heavy-Duty-Training eine gute Abwechslung darstellen und durch die veränderte Anforderung an den Körper auch neues Muskelwachstum auslösen.

Tab. 14 Vorbereitung auf Heavy Duty*

Allgemeines Aufwärmen	5-7 Minuten	
Übung	**Sätze**	**Wdh.**
Montag, Mittwoch, Freitag		
• Kniebeugen	3-2-1	10
• Rudern vorgebeugt	3-2-1	10
• Bankdrücken	3-2-1	10
• Nackendrücken	3-2-1	10
• Kreuzheben	3-2-1	10
• Langhantelcurl	3-2-1	10
• Wadenheben	3-2-1	10

* Nach: Mentzer, M.: Heavy Duty. Heilbronn 1995, Sportverlag Ingenohl

Zunächst sollte dem Rat Mentzers Folge geleistet und eine einwöchige Trainingspause eingelegt werden. Darauf folgt ein dreiwöchiges Einleitungstraining, bei dem dreimal pro Woche nur wenige Übungen trainiert werden. Erst dann geht man zum Heavy-Duty-System über. Wer bereits häufiger nach dem HIT-System trainiert hat, der kann das Vorbereitungstraining auf eine Woche beschränken. Die Neulinge sollten sich aber an die drei Wochen halten, denn in der ersten Woche werden drei Sätze mit mittlerer Intensität ausgeführt, in der zweiten zwei

Tab. 15 Mike Mentzer Heavy Duty*

Allgemeines Aufwärmen	5-7 Minuten	
Übung	**Sätze**	**Wdh.**
Montag: Brust, Schultern, Trizeps		
Fliegende Bewegung	1	8-12
• alternativ: Kabelzüge über Kreuz oder Butterfly-Maschine		
im Supersatz mit		
Schrägbankdrücken	1	8-12
Seitheben	1	12-15
Seitheben vorgebeugt	1	12-15
Mittwoch: Lat, Trapez, unterer Rücken, Bizeps		
Überzug an der Maschine	1	10-12
• alternativ KH Überzug		
im Supersatz mit		
Latziehen mit engem Untergriff	1	8-12
• alternativ Klimmzug		
Langhantelrudern vorgebeugt	1	8-12
Schulterheben	1	8-12
Hyperextensionen		
• alternativ Kreuzheben	1	8-12
Langhantelcurl	1	8-12
Freitag: Beine, Bauch		
Beinstrecken in der Maschine	1	10-15
• alternativ Sissy-Kniebeuge		
im Supersatz mit		
Kniebeuge		
• alternativ Beinpressen	1	10-15
Beincurl	1	10-15
• alternativ Kreuzheben mit fast gestreckten Beinen		
Wadenheben	1	10-15
Situps	1	10-15
• alternativ Bauchpressen		

* Vom Autor modifiziert, in enger Anlehnung an: Mentzer, M.: Heavy Duty. Heilbronn 1995, Sportverlag Ingenohl

und in der letzten Vorbereitungswoche nur noch ein Satz von jeder Übung. Dabei geht man in der dritten Woche am Ende des einen Satzes bis zur Muskelerschöpfung und darüber hinaus, wenn die Belastung am Ende der letzten Wiederholung noch für einige Sekunden gehalten wird, bevor das Gewicht langsam abgesenkt wird.

Das eigentliche Heavy-Duty-Training beschränkt sich auf sehr wenige Sätze: einen erweiterten Satz mit Vorerschöpfung und wenige weitere Sätze, die ohne Vorerschöpfung bis zum Muskelversagen durchgeführt werden. Zu Beginn der Trainingseinheit wird eine große Muskelgruppe durch eine (bis zur völligen Muskelerschöpfung durchgeführte) Isolationsübung vorerschöpft. Danach geht man ohne Pause weiter: Die Muskelgruppe wird mit einem weiteren Satz trainiert, bei der die noch ausgeruhten unterstützenden Muskeln mithelfen, den Zielmuskel weit über das übliche Maß hinaus zu belasten. Man führt z.B. Fliegende Bewegungen für die Brust aus, direkt gefolgt von schwerem Schrägbankdrücken. Dabei helfen die ausgeruhten Trizepse und Schultern den bereits erschöpften Brustmuskeln. Auch der zweite Satz wird bis zum völligen Muskelversagen durchgeführt, mit ein oder zwei Teilwiederholungen, bis nichts mehr geht. Die Anstrengung dabei ist wirklich unglaublich; die Brust muß viel mehr Arbeit leisten, als wenn sie durch mehrere normale Sätze ans Limit gebracht wird. Nach einer kurzen Pause, um wieder zu Atem zu kommen, folgen nur noch wenige weitere Sätze. Eine Trainingseinheit dauert, inklusive Aufwärmen, nur 20-25 Minuten.

Eine Warnung ist angebracht: Auch wenn Sie meinen, noch weitere Sätze trainieren zu können – davon sollten Sie unbedingt absehen. Die wahre Belastung durch dieses hochintensive Training spürt man erst Tage später: Sie äußert sich nicht nur in einem ordentlichen Muskelkater, sondern auch in einer deutlichen Erschöpfung des zentralen Nervensystems. Das merkt man schnell an den bekannten Übertrainingssymptomen wie Gereiztheit und Einschlafstörungen. Die großen Muskelgruppen wie die Brust, der Rücken und die Beine werden im Heavy-Duty-System zwar nur mit einem Supersatz pro Woche trainiert, doch die Belastung ist so hoch, daß nach spätestens vier Wochen eine einwöchige Trainingspause eingelegt werden sollte, bevor Sie zu einem anderen Trainingsprogramm wechseln. Wenn Sie nach einigen Monaten erneut zum Heavy-Duty-System übergehen, dann können Sie pro Jahr mehrere kurze Abschnitte dieses extrem harten Trainings einsetzen. Damit nutzen Sie die Vorteile dieses Systems, ohne die Nachteile erleiden zu müssen. Dazu zählen nicht nur das unvermeidlich einsetzende Übertraining, sondern auch Überlastungserscheinungen bei Sehnen und Gelenken. Durch die Beschränkung auf nur wenige Sätze können nämlich deutlich höhere Gewichte bewegt werden und das geht, im Wortsinn, »auf die Knochen«.

Am Ende von drei oder vier Wochen Heavy Duty folgt wieder eine Woche Trainingspause, bevor das Training mit einem anderen Programm wieder aufgenommen wird.

5.8 Volumen-Training

Das Volumen- oder umfangreiche Training ist im vorliegenden Buch schon einige Male erwähnt worden. Dabei handelt es sich um das klassische Bodybuildingtraining, das jedem Hantelsportler vertraut ist. Millionen Athleten in aller Welt haben über viele Jahrzehnte damit Muskelmasse aufgebaut, auch der Autor hat mit diesem Training zu Beginn seiner Kraftsportlaufbahn sehr gute Erfolge erzielt.

Tatsächlich bietet das Volumentraining einige Vorzüge, die es gerade dem Neuling erlauben, sich vorsichtig in die noch ungewohnte Welt des Kraftsports einzufinden. Man trainiert in der Regel nach dem Pyramidensystem, d.h. der erste Satz einer Übung wird mit einem mittleren Ge-

Tab. 16 Volumen-Programm

Allgemeines Aufwärmen	5-7 Minuten	
Übung	**Sätze**	**Wdh.**
Montag: Brust & Rücken		
LH Bankdrücken		
• weit & eng	4 x	15
KH Schrägbankdrücken		
• mit/ohne Drehung & überschert	4 x	15
Fliegende Bewegung		
• Lehne flach, 30 & 60 Grad	4 x	15
Klimmzug		
• eng, weit, Ober-/Untergriff	3 x	10
LH Rudern vorgebeugt	4 x	12
• eng, weit, Ober-/Untergriff		
KH Schulterheben	4 x	15
Mittwoch: Beine & Bauch		
LH Kniebeuge		
• sumo & normal	2 x	12
Sissy-Kniebeuge	2 x	12
LH Kreuzheben		
• mittelschwer	4 x	12
Wadenheben stehend		
• Fersen ein-/auswärts, gerade	4 x	12
Wadenheben sitzend		
• Fersen ein-/auswärts, gerade	4 x	12
Bauchpressen		
• Füße aufgesetzt, Beine angehoben	3 x	12
Hantelrollen	2 x	12
Freitag: Schultern & Arme		
LH Curl	3 x	12
KH Curl sitzend	3 x	12
Konzentrationscurl stehend	2 x	12
LH Drücken über Kopf	3 x	12
Seitheben	2 x	12
Seitheben vorgebeugt	2 x	12
LH Trizepsdrücken über Kopf	3 x	12
Armstrecken rückwärts		
• Hammer- & gedrehter Griff	2 x	12

wicht ausgeführt, und bei den darauf folgenden Sätzen wird das Gewicht schrittweise erhöht, wobei in der Regel die Wiederholungen abnehmen. Man beginnt z.B. das Bankdrücken mit einem Gewicht von 50 kg und führt 15 Wiederholungen aus, dann folgt ein Satz mit 60 kg und 12 Wiederholungen, gefolgt von 10 x 70 kg und 8 x 80 kg. Durch die relativ leichten Gewichte zu Anfang werden Muskeln und Psyche langsam an die Höchstbelastung herangeführt. Beim letzten, schwersten Satz sind die Muskeln gut vorbereitet und vor einer Verletzung ziemlich gut geschützt.

Der große Unterschied zum HIT oder Einsatztraining besteht darin, daß der Muskel mit mehreren Sätzen pro Übung erschöpft wird. Dabei wird die Kraftausdauer durch die vielen Wiederholungen optimal gefördert. Das führt zu einer verstärkten Bildung von kapillaren Blutgefäßen, die den Muskel immer besser mit Nährstoffen versorgen können. Entsprechend steigen die Kraft- und die Ausdauerleistungsfähigkeit. Schon nach kurzer Zeit kann man die längeren Trainingseinheiten gut durchstehen.

Gerade der Anfänger im Kraftsport muß zunächst lernen, mehr Muskelfasern zu aktivieren. So steigert er die Kraft zügig und der Körper ist gezwungen, die Muskelfasern ständig zu verstärken, um die wachsenden Lasten weiterhin bewältigen zu können. Entsprechend stellen sich rasch gute Fortschritte ein; die Muskeln wachsen und die Kraft nimmt immer weiter zu. Nach einiger Zeit kontinuierlichen Trainings wird es aber zunehmend schwerer, neue Fortschritte zu erzielen. An diesem Punkt muß der Kraftsportler dazu übergehen, die Programme und Trainingsmethoden häufiger zu wechseln. Nur durch ständig wechselnde Anforderungen gelingt es jetzt noch, neue Muskelfasern zu aktivieren, um die Kraftleistung weiter zu steigern. Gleichzeitig nimmt die Gefahr des Übertrainings zu, da der erfahrene Athlet in der Lage ist, bei den Übungen viel mehr Gewicht, d.h. auch mehr Muskelfasern einzusetzen. Daher empfiehlt es sich jetzt, den Trainingsumfang zu verringern, indem man entweder weniger Sätze oder auch weniger Trainingseinheiten durchführt.

Deswegen muß nicht auf das Volumentraining an sich verzichtet werden, doch um die Vorteile des ständigen Wechsels der Anforderungen zu nutzen, sollten jetzt verstärkt kürzere Programme und neue Übungen zum Einsatz kommen. Das nachfolgend aufgeführte Trainingsprogramm ist als moderates Volumenprogramm zu betrachten; bei dreimaligem Training pro Woche wird jede Körperpartie einmal trainiert. Bei 8-12 Sätzen pro Körperteil und insgesamt 25-30 Sätzen pro Trainingseinheit braucht man dafür 60-90 Minuten.

5.9 Supersatz-Training

Das Supersatz-Training war in den 1970er Jahren sehr populär. Bodybuilding-Stars wie Arnold Schwarzenegger und Franco Columbo trainierten damit; ihr Vorbild sorgte für eine weite Verbreitung dieser Trainingsmethode.

Beim Supersatz-Training werden die Sätze in Paaren ausgeführt; dabei werden jeweils antagonistische (griech. antagonist = Gegenspieler) Muskeln bzw. Muskelgruppen zusammen trainiert. So wird einerseits die Erholungszeit zwischen zwei Sätzen verkürzt, was die Intensität deutlich erhöht; andererseits wird das leichte Training, das der Antagonist jeweils leistet, wenn sein Gegenspieler belastet wird, zur schnelleren Erholung genutzt (ein Gedankengang, der ebenfalls auf Arthur Jones zurückgehen soll). Wenn man also Langhantelcurls für die Bizepse ausführt, werden die Trizepse als Gegenspieler ebenfalls leicht gefordert. Wenn sofort im Anschluß daran enges Bankdrücken für die Trizepse ausführt wird, sind sie bereits für die Belastung aufgewärmt. Gleichzeitig müssen die Bizepse beim engen Bankdrücken ebenfalls leichte Arbeit leisten (d.h., »Abbremsen«, wenn die Hantelstange zur Brust abgesenkt wird), was ihre Durchblutung und damit die Erholung von den vorhergehenden Bizepscurls beschleunigt. Zwischen zwei Supersätzen werden dann 2-3 Minuten Pause eingelegt, um neue Kräfte zu sammeln.

Das Prinzip läßt sich auf alle gegenüberliegenden Muskelgruppen anwenden; nicht nur Bizeps und Trizeps, auch Brust und Rücken bzw. vordere und hintere Oberschenkel sind beliebte Paarungen für Supersätze. Ja selbst vordere und hintere Wadenmuskulatur bzw. innen- und außenliegende Unterarmmuskeln können in Supersätzen trainiert werden. Je größer die jeweils belasteten Muskeln und je höher das Gewicht, desto anstrengender wird die Geschichte. Deshalb wird für ein Supersatz-Training die Anzahl der Sätze reduziert; dadurch und wegen der wegfallenden Pausen bei den Supersätzen trainiert man ziemlich flott. Das Supersatz-Training eignet sich also gut für Tage, an denen man nur wenig Zeit aufbringen kann.

Die Supersatz-Methode läßt sich als Trainingsprogramm anwenden; d.h. man trainiert konstant für vier bis sechs Wochen danach oder man fügt von Zeit zu Zeit einen Supersatz-Tag in das normale Trainingsprogramm ein, um Abwechslung in den Alltag zu bringen. Als weitere Alternative können zwei Übungen einer Trainingseinheit als Supersatz trainiert werden, um die Intensität des Trainings zu erhöhen.

Egal wie man sie einsetzt, wenn man sich für Supersätze entscheidet, sollte auf Anzeichen von Übertraining geachtet werden. Sobald sich Gereiztheit und Schlafstörungen einstellen bzw. übergroße Erschöpfung, wechseln Sie lieber das Programm. Schließlich handelt es sich um eine sehr fordernde Trainingsmethode, die große Anforderungen an Muskeln und Kreislauf stellt. Nachfolgend ein Ganzkörperprogramm und ein Split-Training. Das Ganzkörperprogramm fällt sehr kurz aus, ist aber extrem hart. Zu Beginn werden Kniebeugen und Kreuzheben in einem Supersatz kombiniert. Wählen Sie dafür leichte bis mittelschwere Gewichte, bis Sie sich dabei einigermaßen sicher fühlen und verschnaufen Sie zwischen den beiden Supersätzen lange genug, um ausreichend Kraft für einen neuen Satz zu sammeln. Bankdrücken und vorgebeugtes Rudern als zweite schwere Paarung sowie Langhantelcurls in Kombination mit Trizepsdrücken haben es ebenfalls in sich. Das Split-Programm auf Seite 181 dagegen verteilt die schweren Übungen auf unterschiedliche Tage, daher können die Trainingseinheiten auch ruhig etwas länger ausfallen.

Tab. 17 Supersatz-Programm I

Allgemeines Aufwärmen	5-7 Minuten	
Übung	**Sätze**	**Wdh.**
Dienstag & Freitag		
LH Kniebeuge	2 x	10-15
im Supersatz mit		
LH Kreuzheben	2 x	10-15
LH Bankdrücken	2 x	8-10
im Supersatz mit		
LH Rudern vorgebeugt	2 x	8-10
LH Curl	2 x	10-12
im Supersatz mit		
LH Trizepsdrücken liegend	2 x	10-12

* * *

Tab. 18 Supersatz-Programm II

Allgemeines Aufwärmen 5-7 Minuten

Übung	Sätze	Wdh.	Übung	Sätze	Wdh.
Montag			*Mittwoch*		
KH Schrägbankdrücken	2 x	10-12	**LH Kniebeuge**	2 x	10-12
im Supersatz mit			*im Supersatz mit*		
Klimmzug eng mit Untergriff	2 x	10-12	**Kreuzheben mit fast gestreckten Beinen**	2 x	10-12
KH Überzug	1 x	10-12			
im Supersatz mit			**Sissy-Kniebeugen**	1 x	10-12
Fliegende Bewegung	1 x	12-15	*im Supersatz mit*		
			LH Kreuzheben	1 x	10-12
KH Drücken über Kopf	2 x	10-12			
im Supersatz mit			**LH Curl**	1 x	10-12
LH Rudern aufrecht	2 x	10-12	*im Supersatz mit*		
			Bankdrücken eng	1 x	10-12
Reevescurl	1 x	10-12			
im Supersatz mit			**Wadenheben**	2 x	10-12
KH Trizepsdrücken über Kopf	1 x	10-12	*im Supersatz mit*		
			Bauchpressen	2 x	10-12
Freitag					
LH Rudern vorgebeugt	2 x	10-12	**Kurzhantelcurl abwechselnd**	1 x	10-12
im Supersatz mit			*im Supersatz mit*		
Bankdrücken	2 x	10-12	**Bankdip**	1 x	10-12
Arnold-Pressen	1 x	10-12	**Konzentrationscurl stehend**	2 x	12-15
im Supersatz mit			*im Supersatz mit*		
LH Rudern aufrecht	1 x	10-12	**Armstrecken rückwärts**	2 x	12-15